건강과 평생몸만들기

서국웅 · 김태운 · 백영호
오덕자 · 신상근 · 서국은

부산대학교 출판부

머 리 말

첨단과학과 기계문명의 발달로 인해 현대 사회는 과거보다 매우 편리해졌다. 그러나 오늘날 많은 사람들은 이러한 편리함의 역기능으로 인한 운동부족현상과 불규칙한 생활양식, 서구화된 영양섭취의 결과 생활습관병이라는 무서운 질병을 탄생시켰다. 이에 경각심을 가진 현대인들은 웰니스(wellness)와 웰빙(well-being)에 관심을 가지게 되었다.

체력과 건강유지 증진을 위한 웰빙건강체력을 유지하고, 보다 멋진 인생을 즐길 수 있는 평생체력을 갖추기 위하여 스포츠와 여가 활동에 투자를 아끼지 않고 있다.

"하루를 건강하게 보내려면 아침에 사과를 먹고, 한 주일을 즐겁게 보내려면 음악을 듣고, 평생을 즐겁고 건강하게 살려면 운동을 하라"는 말은 평생몸만들기와 건강생활의 지침이 되는 격언이다.

본서는 웰빙과 웰니스를 추구하는 현대인들이 건강증진과 평생몸만들기를 통해, 복잡한 사회 속에서 어떻게 살아야 행복을 증진 시킬 수 있는 지를 판단 할 줄 아는 실천적 지혜를 갖춘 인간과 자연이 더불어 존재하는 생태학적인 삶을 영위하는데 보탬이 되도록 집필하였다.

내용면에서는 건강, 체력과 운동처방, 비만과 체중조절, 동맥경화, 골다공증, 당뇨, 혈압 등 생활 습관병과 성공적인 노화를 위한 운동과 영양을 강조하였고 생활 속에서 유의해야 할 흡연, 알콜, 스트레스와 피로회복, 바른 자세와 걷기의 생체역학, 운동 상해와 응급처치에 관하여 엮어 보았다.

본 교재를 만듦에 보탬이 된 참고문헌들과 실험논문의 저자들에게 머리 숙여 감사를 드린다. 출간위해 늦게까지 도와준 부산대학교 대학원 체육학과 자연과학전공 원생들과 윤웅진 출판부장님께 감사드리며, 향후 보다 나은 교양서가 되도록 지속적인 노력과 정성을 다 할 것을 다짐해 본다.

2008 년 7월

교재편찬위원회 드림

목 차

제1장 건강, 체력, 웰빙건강체력과 운동

1. 건강

건강이란 흔히 "질병이 없고 허약하지 않은 상태"라고 인식되어 왔다. 그러나 오늘날의 건강개념은 건강과 질병의 연속성으로 파악하려는 개념으로 변천되어 왔다. 즉, 건강은 변화하는 환경에 대해 적응 또는 대항하여 생리적 항상성(homeostasis)을 유지하는 과정으로 이해하고 있다.

건강의 중요성은 건강을 상실했을 때 한층 더 실감할 수 있다. 즉, 어떤 질병이나 상해로 인해 신체적 고통이나 불편을 당하면 더욱 더 심각성을 느끼게 된다. 따라서 건강을 흔히 질병에 비유하여 논하게 되는 것이다.

1946년 세계보건기구(World Health Organization, WHO)에서는 그 헌장 내용 중 "건강이란 단지 질병이 없고, 허약하지 않을 뿐만 아니라, 신체적·정신적 및 사회적 안녕의 완전한 상태"(Health is complete state of physical, mental and social well-being and not merely the absence of disease or infirmity)라고 규정하고 있다.

이와 같이 세계보건기구가 건강의 정의를 "건전한 정신은 건전한 신체에 수반한다"라는 격언과 같이 신체적인 면뿐만 아니라, 정신적인 면까지도 포함하고 있어, 정신적 건강과 신체적 건강을 분리해서는 생각할 수 없음을 나타내고 있다. 더 나아가서 자기에게 주어진 사회적 역할의 원만한 수행 여부가 건강한 인간을 가름하는 생활개념으로써 건강현상을 규정하고 있으나 특히 사회적 건강을 지칭하는 "social well-being"의 의미를 사회복지 개념으로 이해한다면 이는 보건의료와 관련된 사회제도나 의료시설 등과 같은 사회적 건강을 위한 조건일 뿐 그 자체가 건강이라고 할 수는 없다.

오늘날 건강의 개념은 단순히 질병이 없는 상태만이 아니라 건강을 유지하고 증진 시켜 높은 수준의 안녕(wellness)상태를 추구하는 것으로서 개인과 사회와 물리적 환경 사이의 생태학적인 상호작용에 대한 이해로 바뀌고 있다. Shamansky & Claussen(1980)은 건강증진을 최적의 건강상태가 되도록 돕고 스트레스에 견디는 능력을 강화하는 것이라 하였으며, 건강증진은 질병통제 이상의 삶의 질을 향상시키는 것과 관련된 생활양식의 변화를 가져오게 한다.

그리고 WHO의 health for all by the 2000과 같은 목표설정은 질병예방과 건강증진을 위한 주요 전략으로 생활양식의 변화에 광범위한 관심을 갖도록 자극하였다. 그러므로 질병을 예견하고 건강을 증진시키기 위해 건강을 유도하는 생활양식을 분석하고 서술하는 과정이 필요하다. Walker는 건강을 증진시키는 생활양식을 자기 주도적 활동과 인식의 다차원적 유형으로 개인의 성취, 자아실현, 안녕수준을 유지하고 향상시키는 것으로 정의하고 자아실현, 건강책임, 운동, 영양, 대인간 지지, 스트레스 관리의 6가지 영역으로 분류하였다.

① 자아실현 : 목적의식, 개인의 발전, 자기인식과 만족경험
② 건강책임 : 자신의 건강에 대한 책임, 건강교육, 건강전문지식숙지
③ 운동 : 규칙적, 지속적인 운동
④ 영양 : 적절한 영양과 음식선택
⑤ 대인간 지지 : 친밀감, 사회성 및 사교성
⑥ 스트레스 관리 : 스트레스 근원 인식, 스트레스 조절 및 이완

이와 같이 변화해가는 상황 중에서 만족할 만한 생활을 영위할 수 있는 상태로 건강을 받아들이려고 할 때, 인간의 발육·발달 과정 혹은 지리적·문화적 환경과의 관계에 있어서의 어느 표준적인 생활모델을 상정하고 거기서 건강을 생각하는 쪽이 현실적이며 구체적인 판단의 목표가 된다. 개인의 생활은 연령에 따라 혹은 활동의 장에 의하여 여러 가지이며, 유동적으로 변화해 가는 것이다. 이와 같은 생각에서 신체적인 건강, 정신적인 건강, 사회적인 건강에 대하여 다음과 같이 정의하고 있다.

1) 신체적 건강

어느 지역에 있어서 어느 연령집단의 생활을 상정하고 거기서 활동을 주목하고, 그것에 대하여 신체적·형태적 및 기능적 측면에서 충분히 완수할 수 있는 상태로 신체적 건강을 확인 할 수 있다. 이 때 생활 및 활동을 규정하는 것은, 예를 들면 아동에게는 아동의 생활과 활동이 있는데, 이는 당연히 어른 및 고령자와는 다른 것이다. 그러므로 이것들은 같은 기준으로 판단하는 것은 의미가 없는 것인데, 그 이유는 한 동질 집단에서의 판단이 필요 없기 때문이다. 또 형태적 측면에 대해서는 적응제어계 기능에서 신체적 상태를 판단할 수가 있다. 이러한 관점에서 건강의 정도를 관찰하는 것이 각종 신체검사 및 건강진단이며, 여기에는 체력 테스트 등도 포함해서 생각할 수 있다.

2) 정신적 건강

인간이 사회적으로 존재하는 이상, 자기가 속한 사회에서의 자치체계가 이때의 기준이 된다. 이 가치체계는 본래 거기서 생활하는 사람들에 의해 만들어지는 것이나, 현실은 탄생한 시점에서 입각한 가치체계 중에 넣게 되고, 그것이 기준이 되는 것이 일반적이다.

인간은 자기 스스로가 많은 가치체계에서 선택한 가치를 가지며, 이성적인 판단하에서 행위를 통제하고 풍부한 정감 중에서 자기를 평가할 수 있는 조건만 충족시킬 수 있다면 그것이 개인에 대해서 건강한 것이라고 생각할 수 있다. 이러한 사회에서 얻은 가치규범을 기준으로 하여 정신적인 건강을 판단할 수가 있다.

3) 사회적 건강

인간 생활에 있어서 사람의 관계를 무시할 수 없는 것이며, 따라서 이 사회관계에서 생활이 성립된다고 볼 수 있다. 따라서 거기서 생활하는 것은 그 사회에서 필요로 하는 기능을 다하고 있다고 보며, 이로써 하나의 역할을 완수한 것이 된다.

이렇게 관찰해 보면, 어떤 개인이 생활하고 있는 사회에서 그 일원으로서 충분히 기능을 발휘하면서 사회생활을 영위하고 있는가가 판단의 기준이 된다. 다시 말해서, 현대사회는 많은 복잡한 사회관계를 동시에 갖지 않으면 안 되는 사회이다. 그중에서 지체 없이 생활에 대응하고, 적응해갈 수 있도록 된 상태를 사회적 건강이라고 볼 수 있다.

결국 건강이란 육체의 병이 없을 뿐만 아니라, 올바른 사고방식을 가지고 다른 사람과 잘 조화를 이루며 주어진 여건에서 자신이 담당한 일을 잘 해나가는 데 불편이 없는 상태라고 말할 수 있다. 따라서 보다 바람직한 건강상태를 유지 . 증진시키기 위해서는 환경과의 대응을 고려하면서, 적극적인 건강행위(health behavior)에 기여할 수 있는 생활양식(life style)이 무엇보다 중요한 것이다.

2. 체력

체력이란 용어 그대로 몸에 해당하는 체(體)와 역학적인 힘을 뜻하는 력(力)만을 뜻하는 것이 아니고 오히려 능력으로서 의미가 더 크다. 다시 말해서 근육, 신장, 생리적 기능 등 운동 기능만을 지적하는 것이 아니고 능력으로서의 힘과 함께 기억능력 등과 같이 인간의 몸의 모든 기능을 종합하여 발현하는 작업능력으로서의 뜻이 포함되고 있다. 따라서 체력이란 인간생활을 영위해 가는데 기초가 되는 신체적 능력이라 말할 수 있다.

체력은 건강과 다르게 수량적으로 나타낼 수 있는 것이다. 따라서 체력이란 어떤 방법에 따라 외적으로 측정할 수 있으며 정확하게 평가가 가능한 것이다.

체력이란 말에는 행동체력과 방위체력이 포함되는데 행동체력은 신체를 보다 적극적으로 활동하고자 하는 능력(체력이나 기능, 근력, 민첩성, 지구력 등)이고 방위체력은 생활환경의 변화나 외부에서 오는 스트레스에 대하여 인간의 생명을 유지하려는 생존능력(감염, 피로, 불쾌감 등의 스트레스에 대한 저항력)이 포함된다(박철빈, 1995).

체력이 떨어지면 일상 활동에서 약해지고 건강상태에도 영향을 준다. 체력의 저하를 막고 건강을 유지하기 위해서는 자기에게 적합한 규칙적인 운동을 하는 것이 좋다. 그러기 위해서는 자기의 체력수준을 파악하고 적합한 운동을 시작하는 것이 현명한 방법이다.

체력(physical fitness)은 과거에는 전쟁에서의 생존이나 격렬한 운동 경기에서의 승리를 위해 필요한 적응력으로서 순발력이나 스피드 등이 강조되는 운동체력만을 의미하였으나, 오늘날에는 건강과 관련된 신체 수행 능력으로서 전신지구력이나 유연성 등이 강조되는 건강체력(health-related physical fitness)으로 이해되고 있다. 즉, 건강체력은 활기찬 일상생활을 영위할 수 있는 튼튼한 몸과 스트레스를 이길 수 있는 건강한 정신, 그리고 원만한 사회생활을 할 수 있는 능력으로 인간의 삶의 질을 결정하는 기본적인 요소라 할 수 있다.

따라서 일반인들에게는 운동 경기에서 최대 경기 수행 능력을 발휘하는 데 필요한 체력인 운동체력보다는 건강하게 일상을 영위하는데 필요한 신체 수행 능력이며 동시에 성인병의 예방과 밀접한 관계를 가지고 있는 건강관련 체력의 증진이 더욱 중요한 의미를 지닌다.

그러나, 체육활동과 관계되는 체력을 말할 때는 운동을 일으키는 힘인 근력과 순발력, 운동을 지속시키는 힘인 지구력, 운동을 정확하고 원활하게 하는 힘인 조정력과 유연성 등을 행동체력으로 나타낼 때가 많다.

1) 체력의 정의(definition of physical fitness)

체력이란 피로 없이 일상생활에 있어 작업을 왕성하게 수행하고 여가를 추구하며, 특히 갑작스러운 위기나 응급상황에 충분히 적용할 수 있는 힘이나 에너지로서의 개인적 능력이라고, 일반적으로, 정의하고 있다(physical fitness is the ability to carry out daily tasks with vigor and alertness, without undue fatigue and with ample energy to engage in leisure time pursuits and to meet unforeseen situation and unexpected emergencies. Harrison Clarke, 1995)

WHO에서는 "체력이란 주어진 상태에서 근육운동이 요구되는 작업을 만족스럽게 수행하는 데 필요한 능력"이라 했으며 Karpovich는 "근육의 운동이 요구되는 특수한 과제를 수행하기 위한 적응력" Updyke, Johnson은 "체력이란 신체적 작업이 요구되는 모든 기관의 양호적, 신체적, 조건 및 기능"이라 했다. 이와 같이 체력이란 주어진 작업을 효과적으로 수행할 수 있는 능력(ability, function, performance)을 말함이며, 기능(skill)은 아닌 것이다.

2) 체력의 구성요소

(1) 행동체력

행동체력이란 근력과 순발력처럼 운동을 일으키는 능력과 근지구력이나 전신지구력과 같이 운동을 지속시키는 능력, 그리고 평형성 · 교치성 · 민첩성 · 유연성등과 같이 운동을 조절하는 능력을 말한다.

① 근력

근력은 근육이 수축할 때에 발생하는 힘인데, 근육의 수축에는 등척성 수축과 등장성 수축 등이 있다. 근력은 근육의 횡단면적에 비례하며 1㎠당 약5~9kg의 힘이 발휘된다.

② 순발력

근육이 짧은 시간에 폭발적으로 수축하는 힘을 말하며[순발력=속도×근력]으로 나타낼 수 있으므로 근력과 근수축 속도를 적절히 조절하여야 큰 순발력을 발휘할 수 있다.

③ 지구력

운동을 오랫동안 지속할 수 있는 능력으로, 근력을 계속해서 발휘할 수 있는 근육 자체의 지구력인 근지구력과 산소와 에너지원의 공급을 맡고 있는 호흡 · 순환기계의 기능을 포함한 몸 전체의 지구력인 전신지구력이 있다.

④ 협응력

근육과 신경계의 영향을 받아 운동을 효과적으로 수행하는 능력으로, 평형성 · 민첩성 · 교치성 등을 통틀어 조정력이라 한다. 평형성은 신체의 균형을 잡아 안정된 자세를 유지할 수 있는 능력이고, 민첩성은 재빠르게 방향을 전환시킬 수 있는 능력이고, 민첩성은 재빠르게 방향을 전환시킬 수 있는 능력이며, 교치성은 동작을 정확하고 부드럽게 할 수 있는 능력이다.

⑤ 유연성

신체의 굴신 범위를 넓혀서 동작을 부드럽게 하는 능력으로, 신체 각 관절의 가동성 크기와 근육의 신전성 크기에 의해 좌우되며, 이것은 조정력에도 영향을 끼친다.

(2) 방위체력

방위체력이란 인간이 생활환경으로부터 생존을 영위할 때 신체의 내·외적으로 물리·화학적, 생물학적, 생리적, 정신적 자극 등과 같은 여러 가지 자극을 견디거나 이겨 낼 수 있는 능력을 말한다. 사람에 따라 방위체력의 실현은 다르며, 기관, 조직의 구성 체온조절, 면역, 신체적, 정신적 스트레스에 대한 저항력 및 의지, 판단, 동기유발 등이 행동체력에도 많은 영향을 미친다.

[표-1] 체력의 구성요소(Ikai, 1975)

- 체력 (physical fitness)
  - 신체적요소 (physical factor)
    - 행동체력 (for performance)
      - 형태 (structure) —— 체격(physique)
      - 기능 (function)
        - 근력(muscle strength)
        - 지구력(endurance)
        - 순발력(power)
        - 평형성(balance)
        - 유연성(flexibility)
        - 협응성(coordination)
    - 방위체력 (for protection)
      - 구조 (structure) —— 기관, 조직의 구성 (structure of tissue and organ)
      - 기능 (function)
        - 체온조절(temperature regulation)
        - 면역(immunity)
        - 신체적 스트레스에 대한 저항력 (capacity of preventing physical stress)
  - 정신적요소 (mental factor)
    - 행동체력
      - 의지(will)
      - 판단(judgement)
      - 동기유발(motivation)
    - 방위체력 —— 정신적 스트레스에 대한 저항력 (capacity of preventing mental stress)

3. 건강체력(health-related fitness)

1) 건강체력

건강체력은 건강을 증진하고 신체 활동을 효율적으로 수행하는데 필요한 체력의 종류로 심폐 지구력, 근력, 근지구력, 유연성, 신체조성 등의 체력요소가 포함된다고 에서는 정의하고 있다(교육인적자원부, 2007).

체력은 세대적 배경과 문화, 그리고 학자에 따라서도 다양하게 정의된다(김종태, 1984). 김의수(1984)는 체력을 신체적성이라고 하였으며 김진원(1982)는 신체활동의 기초가 되는 신체적 능력으로 정의하고, 이는 형태와 기능면에서 고려되어야 한다고 하였다.

Johnson(1979)은 신체적 작업이 요구되는 모든 기관의 양호한 신체적 상태 및 기능이라고 정의하였다. Phillips(1979)는 체력을 격렬한 신체활동을 합리적으로 수행하기 위한 능력이라고 하였으며, Heyward(1991)는 과도한 피곤함이 없이 직업적이고 오락적인 일상 활동을 수행해 나가는 능력이라고 정의하였다.

한편, 세계보건기구(WHO, 1967)는 주어진 조건하에서 근육 움직임이 요구되는 작업을 만족스럽게 수행하는데 필요한 신체적 능력으로 정의하였다.

이와 같이 체력은 매우 다양하게 정의되고 있으며, 이는 체력이라는 용어 자체가 추상적이고 그 정의에 내포된 의미도 매우 광범위하기 때문이다(체육청소년부, 1992). 이와 관련하여 Karpovich 등(19971)은 체력을 정의 할 때 일반적으로 건강과 체력에 관한 철학적인 문제와 측정검사의 구성요인에 대한 고려, 즉 측정론적 문제 등 두 가지 장벽에 부딪히게 되는데, 이러한 장벽은 다양한 체력의 정의를 낳게 하는 원인이 된다고 하였다(강상조, 1975).

그러므로 체력을 명쾌하게 정의 내리기는 어렵지만 학자들의 견해를 종합하여볼 때 체력이란 신체활동의 능력을 의미하는 광의의 개념으로 일반적으로 활기찬 신체활동을 수행할 수 있는 능력, 스트레스를 이길 수 있는 건강한 정신, 그리고 원만한 사회생활을 할 수 있는 능력으로 정의할 수 있으며, 체력은 활기찬 생활을 통해 삶의 질을 높이는데 기여하므로 질병이 없는 소극적인 수준의 건강에 머물지 않고 보다 활동적으로 생활 할 수 있는 고차원의 건강을 추구하는 과정에서 큰 비중을 차지하는 필수적인 요소라 할 수 있다.

신체적 체력은 기능을 효율적이고 효과적으로 작용시킬 수 있는 신체적 능력이다. 이것은 적어도 5가지 건강체력과 6가지 운동기술체력으로 구성된 실제적 상태로 각각은 전체적인 삶의 질에 공헌한다. 신체적 체력은 일을 잘하는 것, 여가시간을 즐기는 것, 건강해지는 것, 운동부족에 의한 질병에 저항하는 것, 위급상황에 대처하는 것 등과 관련이 있다. 신체적 체력을 발달시키는 것은 많은 것들의 결과이지만, 최적의 신체적 체력은 규칙적인 운동이 없이는 불가능하다.

건강체력의 5요소는 신체조성, 심폐지구력, 유연성, 근지구력, 그리고 근력이다. 건강체력의 각각의 특성은 좋은 건강과 운동부족에 의한 질병의 위험과 직접적인 관련이 있다.

건강체력의 각 요소의 적절한 체력을 유지하는 것은 질병 예방과 건강 증진에 필수적이다. 그러나 건강의 혜택을 취하기 위하여 예외적으로 높은 수준의 체력을 갖는 것은 필수적이지 않다. 높은 수준의 건강체력은 건강의 혜택보다는 수행하는데 더욱 많은 관련이 있다. 예를 들어, 적절량의 근력은 대부분 축구나 무거운 것을 들어 올리는 일과 같은 활동에서 향상된 수행을 하는데 도움이 된다.

2) 건강체력요소(component factors of health-related fitness)

1980년에 AAHPERD(America Alliance for Health, Physical Education, Recreation, and Dance)에 서는 체력을 〈표 1-2〉와 같이 분류하고 있다. 즉, 운동기술에 관련된 체력과 건강에 관련된 체력을 높이 평가하고 있으며, ACSM(American College of Sports Medicine)에서도 청소년의 체력은 경기에 관련된 내용보다도 건강에 관련된 내용이어야 한다고 하였으며, 최근에는 좋은 건강(good health)과 운동부족증을 줄이기 위해 미국과 캐나다에서는 체력하면 '건강에 관련된 체력'을 지적하고 있다. 지금까지의 트레이닝 실험 결과에서 스피트와 파워 업 등의 체력수준은 유전에 의한 것이 크고, 트레이닝 가능성(trainability)이 적은 것을 시사하고 있다. 또 그것에 대한 개인의 능력 수준은 운동습관에 좌우되는 것이 적고, 건강과의 깊은 관계도 인정되고 있지 않다. 반면에 심폐지구력, 근력/근지구력, 신체조성, 유연성의 4요소 수준은 일상의 운동습관과 깊은 관계가 있고, 운동부족에 의해서 그들의 수준이 저하되며, 그것이 생활습관병과 건강 장해의 요인이 되어 위험성이 높다는 것은 분명하다. 따라서 전자는 스포츠 선수의 중요한 운동능력에 관계되는 체력(motor fitness or sports fitness)이고, 후자는 일반인의 건강에 관계되는 체력(health-related fitness)이라고 생각할 수 있다.

체력의 분류와 요소(AAHPERD, 1980)

(1) 건강체력요소(health-related fitness components)
  ① 심폐기능(cardiovascular-respiratory function)
  ② 신체조성(body composition)
  ③ 유연성(flexibility)
  ④ 근력(muscular strength)
  ⑤ 근지구력(muscular endurance)

(2) 운동기술체력요소(motor skill-related fitness components)
  ① 순발력(power)
  ② 민첩성(speed)
  ③ 교치성(agility)
  ④ 평형성(balance)
  ⑤ 협응성(coordination)
  ⑥ 반응시간(reaction time)

최근에 신체적 체력은 각종 운동선수들에게 필요한 운동기술체력과 일반인들이 일상적인 활동에 필요한 건강체력으로 분류된다. 민첩성, 순발력, 균형성, 조정력, 반응시간, 스피드 등은 운동기술체력 요인에 포함되고, 근력, 근지구력, 심폐지구력, 유연성 및 신체조성은 건강체력의 구성요인들이다.

① 근력

근력이란 근육이나 근조직이 한번 수축할 때 발휘할 수 있는 최대 힘으로 정의되며, 이는 근수축에 동원되는 근섬유의 수에 의하여 결정된다. 근력의 크기는 근육의 횡단면적에 비례하며 체력으로서의 근력은 절대근력 보다는 절대근력을 체중으로 나눈 상태근력으로 평가하는 것이 바람직하다고 보고 하였다(김성기, 1996).

힘을 발휘하는 근수축의 형태는 크게 동적수축과 정적수축으로 구분되며, 이는 다시 등척성 수축, 등장성 수축, 그리고 등속성 수축으로 세분화하였다. 등장성 수축은 다시 구심성 수축과 원심성 수축으로 나눌 수 있다.

근력향상을 위한 트레이닝방법은 근수축의 형태에 따라 다양하게 연구되었다.

óshea(1996)도 근력과 근지구력을 함께 발달시키기 위해서는 최대 혹은 최대에 가까운(90%)부하로서 적은 반복수(5~6회)로 하는 것이 가장 효과적이라고 하였다. 그러므로 근력강화에는 무거운 부히로 적은 횟수의 운동이 효과적이다.

② 근지구력

근지구력은 반복해서 근수축을 하거나 오랫동안 근수축을 유지하는 근육의 능력을 정의한다. 따라서 근육이 피로하기 전에 수행할 수 있는 근수축의 반복횟수가 많을수록 근지구력이 좋다고 평가할 수 있다. 근지구력은 동일한 움직임이나 압력 반복하는 능력인 동적 근지구력과 일정기간 동안 근의 긴장을 지속하는 능력인 정적 근지구력으로 구분된다(김성수, 정일규, 1995).

동적 근지구력의 경우에는 활동근의로서의 혈액 유입과 순환에 의한 산소 및 에너지 공급능력과 밀접한 관련이 있으며, 정적 근지구력은 근수축의 형태가 등척성 수축으로서 운동시에 수축근으로의 혈액 유입이 제한되므로 근의 에너지 저장과 동원 능력에 의해 크기가 좌우된다. 따라서 근지구력 측정시에는 이 두 가지 요소가 모두 고려되어야 한다(정성태 등, 1994).

정적 근지구력을 측정하는 방법으로 오래매달리기, 팔굽혀 오래버티기 등이 있으며, 동적 근지구력을 측정하는 방법은 턱걸이, 윗몸일으키기, 팔굽혀펴기 등이 있다(Bosco et al, 1983).

③ 심폐지구력

심폐지구력은 최대산소섭취량과 밀접한 관계를 가지고 있다. 최대산소섭취량이란 인체가 최대로 운동하는 중에 섭취할 수 있는 단위 시간당 산소의 양을 말한다(Astrand et al, 1996). 또한 최대산소섭취량은 유산소성 과정에서 방출할 수 있는 에너지의 단위 시간치를 의미하기도 하며, 이러한 관점에서 최대유산소성파워와 같은 의미로 쓰이고 있다. 최대산소섭취량은 최대심박출량, 최대일박출량, 심장용역, 헤모글로빈의 양 등과 매우 높은 상관관계가 있으며, 이는 호흡순환계 기능 및 조직에서의 산화과정 등을 반영하는 가장 합리적인 생리적 지표가 되고 있다. 그러므로 최대산소섭취량이 큰 사람은 작은 사람에 비해 같은 수준의 운동부하라도 상대적으로 힘들이지 않고 쉽게 운동할 수 있는 능력을 가진 사람으로 평가할 수 있다(김진원 1994). 또한 장시간 트레이닝을 하면 동일한 운동량으로 최대산소섭취량을 증가시킬 수 있어 강도 높은 운동량에 견딜 수 있는 능력이 생긴다고 하였다.

호흡순환계 기능은 연령의 증가에 따라 점차 떨어지며, 이것은 최대산소섭취량, 최대심박수, 1회박출량, 심박출량의 감소를 나타낸다. Jones(1988)은 최대산소섭취량은 15~25세에 최고에 도달하며, 그 후 연령이 증가함에 따라 매년 1%씩 감소하며, 일반인이든 운동선수든 간에 연령이 증가할수록 최대산소섭취량은 감소한다고 하였다.

최대산소섭취량을 평가하기 위한 가장 적합한 측정방법으로는 트레드밀과 자전거 에르고미터를 이용한 all out test가 주로 이용되고 있다.

④ 유연성

유연성은 동적, 정적상태에서 관절의 가동성, 근육의 굴근과 신장의 수축력, 신장성, 탄력성 전도성의 능력 등에 의하여 정확하고 부드러운 움직임을 조정하는 능력을 의미한다(채홍원, 1991).

유연성의 발달은 6세경부터 향상되다가 청소년기의 시작인 9~12세경부터 그 수준이 점차적으로 저하되므로, 청소년기는 물론 성인의 요통이나 생리통과 관련하여 중요하며 유연성이 발달됨에 따라 신체활동 시 발생할 수 있는 상해의 위험이 줄어든다. 또한 유연성이 나쁘면 신체활동 범위가 제한되어 같은 일을 할 때에도 더 많은 노력이 필요하게 된다(체육청소년부, 1992).

유연성은 관절운동의 내용에 따라 동적 유연성과 정적 유연성으로 구분된다. 동적 유연성은 일정한 동작을 연속적으로 할 때에 그 동작의 원활함에 관여하는 유연성을 말하며, 정적 유연성은 정지 상태에서의 몸의 움직임을 나타낼 때 부드러운 몸의 동작을 의미한다.

유연성을 평가하는 방법으로 체전굴, 전후굴, 브리지 테스트 등 있다.

⑤ 신체조성

신체조성(body composition)은 신체를 구성하고 있는 성분을 말한다. 신체는 체지방과 단백질, 무기질, 수분 등으로 구성되어 있으나 일반적으로 신체조성의 평가는 체지방(body fat)과 나머지 제지방 성분의 상대적인 비에 관심을 갖는다. 지방은 인체의 생리적 기능과 조절에 필수적인 필수지방과 여분의 에너지를 저장하고 있는 저장지방으로 구분된다. 인체의 체지방량은 필수지방과 저장지방을 포함하는 것으로 체지방률은 인체의 총 체중에 대한 체지방량을 제외한 부분, 즉 인체의 지방을 뺀 부분으로 근육, 뼈, 피부 및 내장 기관을 포함한 모든 신체 조직을 말한다.

체중 가운데 체지방이 차지하는 백분율로 표시되는 체지방률(percent body fat)은 건강과 관련된 신체조성을 한눈에 판단할 수 있도록 하는 지표이다.

Hebbelinck(1984)은 체지방이 건강의 적신호로서 고혈압, 당뇨병, 심장병 등에 심각한 영향을 미치는 요소이며, 체지방률로 나타내는 신체조성비는 건강과 관련된 체지방 수준을 한눈에 확인시켜주는 지표라고 보고하였다.

체지방은 실험실에서 수중체중법을 통해 가장 정확하게 측정할 수 있다. 그러나 수중체중법은 복잡한 실험장비 및 전문 지식이 요구되고 측정시간이 많이 소요되기 때문에 현장에서의 적용은 현실적으로 어려움이 많다. 따라서 현장에서는 간편한 피하지방 두께 측정법, 생체 전기저항 분석법, 둘레 측정과 같은 인체계측법 등이 많이 이용되고 있다.

(3) 건강체력테스트(AAHPERD, health-related fitness test)

체력 측정은 운동능력을 보려고 한 것에서 시작했으며, 기술적 요소의 큰 종목이 포함되어 있다. 앞장에서도 설명했듯이 미국, 캐나다에서는 체력 테스트를 '건강에 관련된 체력'의 진단으로 포착하여 기술적 요소가 큰 종목과 경기력에 관계하는 종목은 필요없다고 생각했다. 따라서 제자리넓이뛰기와 소프트볼 던지기 등과 같은 기술적 요소가 큰 종목 즉, skill-related 종목을 없애는 경향으로 바뀌었다. 또 ACSM에서도 청소년의 체력에 대해서 체력 측정을 생각할 때 중심이 되어야 하는 것은 경기에 관련된 내용보다는 건강에 관련된 내용이어야 한다고 했으며, 구체적인 항목으로는 '유산소성 능력, 신체조성, 관절의 유연성, 근력, 지구력'을 들고 있다.

이와 같이 미국, 캐나다에서는 체력하면 '건강에 관련된 체력'을 말하며, 그 종목으로서는 athletic/skill/performance-related 종목을 제외하게 되었다. 이 같은 측정종목의 변화는 체력 테스트를 주로 병의 예방관점에서 포착하고 있기 때문이다.

1980년부터 실시된 AAHPERD의 건강에 관련된 체력테스트 요인과 test battery를 정리하면 다음과 같다

① cardio-respiratory function : 1 mile run or 9-minute run 또는 1.5 mile run or 12-minute run(13세 이상의 학생이 선택)
1 mile run은 걸어도 관계없으나 가능한 거리를 가장 빠르게 달리도록 하며, 계측단의 초(sec)로 기록한다.
9-minute run은 9분 동안 걸어도 관계없으나 가능한 멀리 달리도록 하며, 계측단위는 m 또는 yard로 기록한다.

② body composition(leanness/fatness): triceps and subscapular skinfold의 합계.
skinfold caliper로써 우상완부 배면과 우견갑골 하단의 측정 부위를 잰다. 3번 측정하여 중간 값을 취하며, 두 부위(two site)의 skinfold thickness의 합계를 mm 단위로 기록한다.

③ flexibility: sit-and-reach test, 12×12×21 inches의 box로써 lower-back과 hamstring의 체전굴을 평가하고 4회 실시하여 가장 좋은 점수를 cm 단위로 표시하며 1초간 측정 자세를 유지한다.

④ muscular strength/muscular endurance : modified sit-ups(복근의 근력과 지구력을 평가)를 60초 동안 가능한 정확한 동작으로 실시한 횟수를 기록한다(팔은 가슴에 교차한 상태로 꼭 꺾어야 한다). 상지근력은 건강보다 운동능력과 관계가 깊다는 판단하에 측정항목에서 제외되었으며, 대신에 체간의 근력부족이 운동부족병의 대표적인 증례의 하나인 요통발생과 관련이 있다는 전제하에 윗몸일으키기(sit-ups)의 측정이 선정되었다.

4. 웰빙건강체력

1) 웰빙(well-being)

최근 웰빙(well-being)은 건강과 몸과 마음을 중요시하는 21세기 소비사회에 서 새로운 트랜드의 핵심으로 자리 잡아가고 있다. 새로운 트랜드로서의 웰빙의 개념은 단순히 잘 먹고 잘 살자는 의미 이상을 내포하고 물질적 가치보다는 정신적 만족을 우선시하는 현대인에게 나타나고 있는 현상이다.

웰빙을 추구하는 사람들은 육체적으로 질병이 없는 건강한 상태뿐 아니라, 직장이나 공동체에서 느끼는 소속감이나 성취감의 정도, 여가생활이나 가족 간의 유대, 심리적 안전등 다양한 요소들을 웰빙의 척도로 삼는다. 몸과 마음, 일과 휴식, 가정과 사회, 개인과 공동체 등 모든 것이 조화를 이루어 어느 한쪽으로 치우치지 않은 상태가 웰빙이다.

1959년 Halbert Dunn이 자신의 글에서 처음 사용한 이후(심형석, 송경진, 2004) 이 개념은 환경과 신체, 마음, 정신의 모든 국면이 가장 조화롭고 만족스런 상태를 뜻하는 용어로 발전되어 왔고, 웰빙은 개인의 안녕과 건강, 삶의 질 향상 그리고 지속적인 삶을 추구하는 것으로 풍족함과 건강 등 복지의 개념이 들어 있다. 즉 웰빙은 행복, 삶의 만족, 질병이 없는 상태를 모두 포함하는 포괄적 개념이다(Lee & Sirgy, 2005).

질병이 없는 상태의 웰빙은 개인이 건강생활을 추구하는 것을 의미하며, 점차 삶의 질 개선까지도 포괄하고 개인의 건강은 스스로의 생활양식에 달려 있으며, 이를 위한 정보획득과 관리가 필요하다는 사회적 인식이 확산되고 있다.

따라서 행복이나 삶의 만족을 추구하는 웰빙은 인간이 어떻게 살아가야 하는가에 대한 해답으로 제시되고 있다. 이러한 측면에서 웰빙은 육체적·정신적 건강의 조화를 이루는 라이프스타일이나 문화를 의미한다.

2) 미래사회와 건강체력

미래사회가 노동보다는 체육을 중심으로 하는 여가를 중시하는 사회로 변화될 것이라는 점이다. '삶의 질'이 중시되고 '감성'이 강조되는 사회가 될 것이다. 이런 점에서 볼 때 미래사회에서 체육의 역할은 더욱 더 확대될 것으로 기대할 수 있다. 또한 미래사회가 체험중심, 감성중심의 사회로 전환 될 것이라는 전망은 체육활동에 대한 수요가 더욱 늘어날 것이라는 기대를 갖게 한다.

또한, IT 기술의 발전으로 미래사회의 인간관계는 직접적인 대인접촉이 대폭 줄어들고 사이버공간에서의 공동체 활동이 크게 늘어가게 됨에 따라 인간성의 황폐화, 고독감, 소외감 등이 심화되고, 대인 접촉에 대한 갈증을 불러일으키게 될 것으로 예상된다. 이에 따라 체육활동에 참여하여 사람과 사람간의 만남을 통해 인간성을 회복하려는 수요가 늘어날 것으로 전망된다. 체육활동을 통해 미래사회의 구성원들은 인간적인 만남의 공간을 만들어 내개 될 것이다.

또한편 미래 사회는 급속한 실버사회로 진전되면서 체육의 중요성이 더욱 강조될 것이다. 미래사회에서의 체육활동은 단순한 여가증진의 차원을 넘어서서 개인의 삶의 질 향상과 함께 행복한 노후생활을 위한 기본전제가 될 것이기 때문이다. 체육은 개인차원이 아니라 국가 차원에서도 의료비의 절감이나, 지역공동체 등의 관점에서 최우선순위의 정책분야로 자리매김하게 될 것이다.

미래사회는 기본적으로 경제적 풍요, 여가시간의 증대와 개인의 삶의 질 향상이라는 전제를 바탕으로 하고 있는데, 이는 결국 자본의 확대재생산이 개인적 삶의 영역에 영향력을 미치게 된다는 것을 의미한다(조현제, 2007).

최근 미국의 주요 도시를 중심으로 전개되고 있는 '엑티브 리빙 무브먼트'는 질병예방과 시민의 건강 증진을 위한 주요 대안으로서 일상생활, 신체활동, 물리적 생활환경 등의 세 가지 요소에 주목하고 있다. 엑티브 리빙은, 통근, 통학, 쇼핑, 여가활동, 직장과 학교생활 등 일상화된 생활 속에서 신체활동의 양을 늘리고 도시의 물리적 생활환경을 생활형 신체활동에 적합한 구조로 정비함으로써, 신체활동이 일상생활에 통합된 건강증진 전략으로 요약될 수 있다. 생활형 신체활동의 증진을 통한 건강증진 전략은 운동참여 형태에 대한 면밀한 조사와 물리적 생활환경과 신체활동 사이의 상관관계에 대한 신중한 검토를 통해 도출될 수 있었다. 미국의 이러한 전략적 접근에는 신체활동 부족으로부터 발생되는 막대한 규모의 사회·경제적 비용이 배경으로 작용하였음은 물론이다(ALbD, 2005).

전통적 접근이 주로 장기적이고 집중적인 운동을 통해 체력과 건강을 증진시키는 방법, 즉 운동형 신체활동(recreational physical activities) 촉진을 선호했다면, 새로운 접근 방법은 전통적 접근을 포함하여 일상적이고 반복적인 생활 행태 속에서 신체활동을 늘리는 접근 방법, 즉 생활형 신체활동(utilitarian physical activities) 촉진을 더불어 선택하고 있다는 점에서 차이가 있다(ALbD, 2005).

운동형 신체활동은 조깅을 하거나 테니스 게임을 하는 것과 같이 운동을 목적으로 수행된다. 반면에 생활형 신체활동은 가게나 극장에 가기위해 걷는 것과 같이 특정 목적을 달성하기 위해 행해진 신체활동을 의미한다. 지역의 물리적 생활환경은 운동형과 생활형 신체활동 모두에 영향을 준다. 주변의 공원, 다양한 용도의 오솔길, 안전한 보행로, 오프스페이스와 레크리에이션 활동을 위한 시설을 가진 환경은 운동형 신체활동을 촉진하게 된다. 생활형 신체활동과 관련하여, 도보나 자전거 또는 대중교통을 이용한 통근과 통학이 편리한 환경은 도보나 자전거타기가 일상적이고 반복적인 생활의 일부분으로 통합될 수 있도록 한다. 지역사회의 물리적 생활환경을 신체활동이 편리하고 안전하게 이루어질 수 있도록 조성한다면 신체활동은 일상적 삶 속에서 자연스럽게 확대될 수 있을 것이다(H. Frumkin, L. Frank, R. Jackson, 2004).

그러나 무엇보다도 엑티브 리빙 무브먼트에서 우리가 특히 주목해야 할 점은 사회 구성원들의 행태특성을 매우 사려 깊게 이해하고자 하였다는 것으로 보인다. 개인의 인식과 행동을 현재의 물리적 조건에 맞게 변화하도록 강요하거나 기대하기보다는 사회가 시민의 생활특성을 고려하여 물리적 환경을 정비함으로써 그들의 행태와 습관이 자연스럽게 변화할 수 있도록 조장하고 유도하는 전략을 채택하고 있다는 것이다(유지곤, 2007).

3) 웰빙건강체력

오늘날 실제로 건강의 통합적 개념을 인식하고 있는 연구들(Thoits & Hewitt, 2001)에서는 건강과 웰빙이 상호 교환적인 용어로 사용되고 있어 건강(health)과 웰빙(well-being)을 엄밀한 의미에서 동일한 개념으로 파악될 수도 있다. 그러나 건강이 질병이나 신체적 상태를 중심으로 평가되어온 오랫동안 전통적으로 고려되며, 좀 더 뚜렷한 통합적인 건강 상태를 의미하는 용어로 웰빙이 사용되기도 한다.

어느 사회에서든 생존의 문제가 더 이상 쟁점이 되지 않을 만큼 사회경제적 발전이 이루어지면서 자연히 삶의 질에 대한 관심과 기대가 높아지게 된다. 이미 충분한 경제적 발전을 성취한 서구사회에서는 최근 삶의 질에 대한 담론에서 건강이 핵심적인 가치로 등장하였다.

라이프스타일이란 일반적으로 개인이 사회생활의 여러 영역에서 선택적으로 살아가는 방식을 의미한다. 건강증진을 위하여 라이프스타일이 가장 중요한 요인으로 부상하게 된 것은 개인의 건강이란 누가 지켜 주는 것도 의료인들에게 전적으로 의존할 것도 아니며, 자신이 필요한 정보를 스스로 획득하고 자신이 책임을 져야 한다는 관점이 확대되었기 때문이다. 또한 건강 라이프스타일을 구성하는 주요 행동지침으로서 금연, 적절한 음주, 약물의 오용 방지, 적절한 식생활과 영양섭취, 운동과 정상 체중의 유지, 스트레스에 대한 대처, 그리고 휴식 및 수면 등이 포함되고, 건강을 해칠 위험성이 있는 인공적 생산품을 가능한 피한다는 자연주의 원칙이 강조된다(대한가정의학회, 1996).

건강 라이프스타일을 강조하고 건강증진을 추구하는 움직임은 최근 이삼십년간 하나의 사회운동이라 할 만큼 사회적인 파급효과를 발휘하면서 서구사회를 휩쓸어 왔다. 이 같은 건강증진 운동은 많은 긍정적인 효과를 실현해 왔으나, 한편으로는 그 아이디어의 상당 부분이 설익은 채로 일반 대중에게 전달되고, 그로 인해 문제점을 노출되어지고 있다. 서로 일치하지 않은 연구 결과들, 타당성이 검증되지 않은 정보들이 여과 없이 쏟아져 나온다는 것이다.

결국 웰빙건강체력이란 「인간의 생체조절시스템을 고려한, 기본건강습관과 건강체력을 바탕으로 하여 만들어지는 것이며, 궁극적으로 행복을 증진시키기 위한 판단과 실천적 지혜를 갖춘 인간과 자연이 더불어 살아가는 생태학적인 삶을 영위하는데 필요한 신체적 · 정신적 · 사회적 건강체력을 소유한 완전한 상태」를 뜻하고 있음을 주지해야 할 것이다(교재편찬위원회, 2008).

(1) 생체조절시스템 6가지

① 빛과 공기
② 음식과 음료
③ 운동과 휴식
④ 잠과 깸
⑤ 배설과 제거
⑥ 영혼의 성향

(2) 기본건강습관

① 규칙적인 식사
② 아침 식사는 필수
③ 지속적이고 꾸준한 운동
④ 필수 수면시간(7~8시간, 부족 시, 낮잠 30분~1시간)
⑤ 금주 또는 약간의 알코올(맥주 1병, 소주 반 병 이하)
⑥ 정상 체중유지(매일 체크)
⑦ 절대 금연(심폐기능에 영향)
⑧ 스트레스 감소 및 극복
⑨ 사회적, 사교적인 삶
⑩ 피로회복, 기능성 영양식품(비타민, 무기질)

(3) 웰빙 생활습관(니어링)

① 매일 저지방 유기농 식품을 알맞게 섭취
② 흡연이나 과음은 절대 금함
③ 화장품, 세제 등 생활용품은 천연제품을 이용
④ 자주 환기를 하여 실내 공기 청결유지

⑤ 일주일 3회 이상 규칙적인 운동으로 체력증진
⑥ 가족과의 화합으로 행복지수 높임
⑦ 동료 간의 경쟁을 피하고 자신의 목표를 세워 자신과 싸운다.
⑧ 독서나 명상을 즐기고 클래식 음악감상, 공연관람 등 좋은 취미생활
⑨ 사회봉사 활동으로 보람을 느껴 마음의 기쁨과 평화를 유지
⑩ 가족이 함께 주말농장 등 숲이 많은 지역에서 즐거운 시간을 가짐

5. 운동의 유익성

성인들 중 많은 사람이 운동기능 감소증을 느끼고 있다. 운동기능 감소증(hypokinetic diseases)은 규칙적인 신체활동의 부족이 원인이거나 그와 관련되는 질병이다. 예를 들면, 좌업생활자는 운동부족으로 인해 관상동맥질환, 고혈압, 허리통증, 비만 등에 시달리고 있다. 현대 의학은 전염병을 퇴치하는데 중요한 역할을 하지만 최근 좌업생활이나 안이한 생활 때문에 생기는 퇴행성 질병(degenerative disease)은 증가하고 있는 실정이다.

〈그림 1-1〉 운동과 영양이 건강에 미치는 영향에 대한 상호작용 관계에 대해 나타내고 있다.

심장병은 모든 사망자의 55%에 달해 미국인 사망의 주원인이 되고 있다. 미국인 3명 중 1명은 60세 이전에 심장병에 걸리며, 여성 심장병의 비율은 남성보다 약간 낮지만 요통은 여성에게 가장 큰 문제이다. 최근에 이러한 질병은 아주 어렸을 때 시작되고 있다고 한다. 사실상 아주 많은 미국 어린이들이 신체적성 테스트에서 점수가 낮으므로 장래 운동기능 감소증의 비율이 줄어들지 않을 것으로 추정된다.

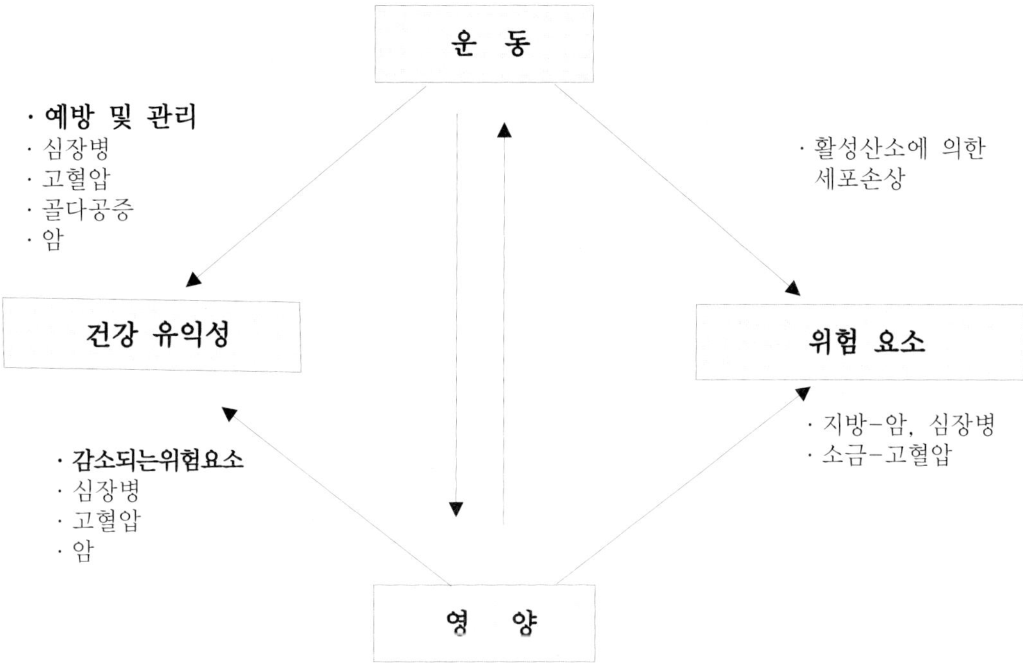

〈그림 1-1〉 운동과 영양이 건강에 미치는 상호작용

규칙적인 신체활동과 운동으로 운동기능 감소증을 줄일 수 있다. 여러 가지 과학적인 증명에 의하면 규칙적으로 운동하는 사람은 퇴행성 질병에 잘 걸리지 않는다고 한다. 사실상 활동적인 사람의 사망률은 비활동적인 사람에 비해 대략 반 정도밖에 되지 않는다. 적어도 미국 성인의 5명 중 1명은 내과의사의 지시를 받고, 규칙적으로 운동을 행하고 있다.

개인이 배우는 신체기술은 평생 동안 여가활동에 적용될 수 있어야 한다. 규칙적으로 운동을 하는 대부분의 성인들은 걷기, 유연체조, 자전거 타기, 조깅이나 수영을 하는 것으로 나타났다. 스포츠 중 볼링, 골프, 야구 그리고 테니스가 가장 인기 있는 종목이다. 각 개인은 평생 스포츠의 기술을 소유해야 하고 건강과 신체적성을 증진시키기 위해 운동의 일반적인 지식을 익혀야 한다.

개인에 따라 운동과 신체활동의 선택은 각기 달라야 한다. 신체활동은 어느 누구도 같을 수가 없다. 그러므로 신체활동 형태는 각 개인의 욕구와 흥미를 바탕으로 해야 한다. 운동과 신체활동을 선택할 때는 다음 5가지 사항을 고려한 후에 이루어져야 한다.

· 각 개인의 욕구를 결정하기 위해 현재의 건강과 체력 상태를 평가한다.
· 현재의 흥미를 고려한다(신체활동은 즐거운 것이어야 한다).
· 신체활동과 운동의 가치에 대한 이해와 지식을 활용한다.
· 활동이 개인의 욕구와 흥미에 가장 적합한지를 결정한다.
· 선택한 운동의 기술과 지식을 익힌다.

6. 운동 효과와 운동부족증

성장기의 어린이나 또 원기가 왕성한 젊은이들이나 중·노년층에 있어서의 적당한 운동은 건강을 유지하는데 절대적으로 필요하다. 운동을 계속하면 다음과 같은 효과가 있다.

1) 운동의 효과

· 혈액순환을 돕는다

운동은 심장을 튼튼히 하고 혈관의 탄력을 유지시켜 혈액순환을 원활히 해주는 동시에 체내에 산소공급을 늘려 활력을 증가 시킨다. 젊음을 오래 간직할 수 있는 비결은 심장과 체내에 들어오는 산소량에 달려 있다.

· 골격의 성장, 발달에 도움이 된다

운동을 하면 적당한 자극을 주게 되어 뼈가 단단해지고 또 성장하는데 도움을 준다.

· 근육을 발달시키고 근력을 향상시킨다

처음 운동을 하면 숨도 차고 다리도 아프지만 꾸준히 계속하면 전신의 근육이 발달하고 숨도 차지 않게 되는 것을 누구나 쉽게 경험할 수 있다.

· 안정제 역할을 한다

운동을 하면 근육 속에 있는 근방추(근육 속에 있는 감각 기관으로 중추신경과 연결되어 있음)의 활동이 커지게 되어 운동 후 근육과 신경에 자연스러운 안정과 휴식을 가져온다. 또한 운동으로 생기는 적당한 자극은 베타-엔도르핀이란 호르몬을 체내에 생기는 통증 해소에 유익한 작용을 해 심신 안정에 도움이 된다. 신경에 작용하는 또 다른 것으로 운동을 장기간 계속하면 부교감신경에 작용하여 심장 박동수의 증가를 억제하기 때문에 흥분되거나 화내는 것을 참을 수 있게 된다. 즉, 운동은 간접적으로 감정의 브레이크 역할을 한다.

· 머리를 좋게 한다

운동을 계속하면 그 결과 얻어지는 순환계 기능 향상으로 신경조직에 산소의 공급을 증가시켜 기억력을 좋게 하고 중추신경 조직의 수초화(신경을 둘러싸고 있는 막의 형성으로 신경기능과 관계 깊음)를 촉진시켜 신경기능 향상을 돕게 된다.

· 체중조절에 도움이 된다

비만증은 근본적으로 개인의 음식물 섭취량과 생활에 필요한 에너지 소비량에 따라 좌우되지만 식사의 조절과 함께 적절한 운동은 체내 생리작용의 균형과 근육의 탄력성을 유지시켜 줌으로써 결과적으로 운동은 비만해소에 많은 도움을 준다고 볼 수 있다.

따라서 운동은 생명의 원동력으로 삶의 적극적인 표현이며 과정이다. 운동은 무엇과도 바꿀 수 없는 건강을 가져다주고 활기찬 생활을 영위해 나가는데 필요한 체력과 마음의 평정을 주기 때문이다.

2) 운동효과에 영향을 미치는 요소

(1) 연령 : 대부분의 신체능력은 30세 이후에 감소한다.

(2) 성별 : 해부학적 또는 생리학적 차이 때문에 여성은 운동수행능력이 남성보다 크지 않다.

(3) 현재의 체력 수준 : 운동을 시작하기 전에 체력이 약한 사람은 운동을 통해 체력이 크게 향상될 것으로 예상된다.

(4) 운동의 형태 : 운동형태 예를 들면, 등척성운동, 등장성운동, 지구력운동에 따라 운동의 효과가 다르다.

(5) 운동 강도 : 운동의 효과는 운동 강도에 따라 다르다. 지속적인 형태의 트레이닝 프로그램에서 트레이닝 시기의 강도는 체력을 획득하는데 대단히 중요하다.

(6) 운동의 빈도와 시간 : 운동시간과 운동 빈도는 운동의 효과를 가져 올 수 있을 정도로 충분해야 한다. 운동 빈도는 주당 2~3회 이상을 권장하고 운동 시간은 30~40분 동안 하도록 한다.

3) 운동부족증

운동부족증이란 규칙적인 신체활동의 부족으로 인하여 신체의 기능에 이상이 발생하는 것을 말한다.

운동부족증의 대표적인 것으로 심장기능의 저하, 혈관의 탄력성 저하, 폐기능 저하, 근력 기능의 저하를 들 수 있으며, 신체기능을 저하시켜 성인병의 원인이 되고 있는 운동부족증의 대표적인 것을 구체적으로 살펴보면

(1) 혈액을 온몸에 보내는 심장은 운동부족에 의해 심장근이 약화되어 수축력이 저하됨으로서 심박출량이 적어진다. 따라서 혈액을 충분히 공급하기 위해서는 심장의 펌프작용이 더욱 많아지게 된다. 이는 심장에 과중한 부담을 주게 되어 심장기능을 저하시킬 뿐 만 아니라 심장병의 원인이 되기 쉽다.

(2) 혈액의 운반통로가 되는 혈관은 운동부족으로 인하여 그 탄력성을 잃게 된다. 혈관의 탄력성 저하는 원활한 혈액 공급을 어렵게 하며 고혈압을 일으키는 주요 원인이 된다. 혈액 공급이 모든 신체조직에 원활히 미치지 못함으로써 가벼운 운동에 의해서도 쉽게 피로해진다.

(3) 운동부족은 폐기능을 저하시켜 공기를 충분히 흡입할 수 없게 하며 흡입한 공기 중에서 산소를 분리시켜 혈액속의 적혈구에 전달하는 역할이 저하된다.

(4) 운동부족은 힘을 일으키는 근육의 수축력을 저하시킨다. 따라서 큰 저항에 견딜 수 있는 능력이 감소되어 작업능률이 저하되고 자세가 나빠져 질병을 유발한다.

[표 1-1] 운동부족의 영향

(1) 체력의 저하	예 : 유산소능력(최대산소섭취량), 무산소능력, 지구력(전신지구력, 근지구력), 근력, 순발력, 민첩성, 조정력
(2) 예비력 저하	예 : 심장의 예비력, 호흡의 예비력
(3) 비만	
(4) 저항력의 저하	예 : 더위, 추위에 대한 저항력, 세균, 바이러스에 대한 저항력, 외상, 질병에 대한 저항력
(5) 생활습관병의 증가	예 : 심근경색, 협심증, 당뇨병, 고혈압, 고지혈증 동맥경화
(6) 정서장애	예 : 불면증
(7) 노화촉진	

7. 대사증후군(metabolic syndrome)

혈압, 혈당, HDL콜레스테롤, 중성지방, 허리둘레 등 5가지 건강 지표에 이상 신호가 나타나는 것으로 3가지 이상 증상이 나타나면 대사증후군으로 볼 수 있다. 1998년 많은 질병이 인슐린 저항성과 관련이 있다는 연구 논문이 발표되었으며, 인슐린 저항성은 당내인성장애, 고인슐린 분비혈증, 혈중지방 증가, 고밀도 콜레스테롤 감소, 고혈압과 관련이 있다.

[표 1-2] 대사증후군의 정의(WHO)

	남자	여자
허리둘레	90cm 이상	85cm 이상
공복혈당	100 이상	
중성지방	150 이상	
HDL-C	40 미만	50 미만
혈 압	최고 130, 최저혈압이 85 이상	

일반적으로 고혈압, 당뇨, 고지혈증의 진단이 내려지기 바로 직전의 단계로, 여러 가지가 복합적으로 나타나는 단계로 향후 심혈관계 질환의 발생률을 높인다는 것이다. 흔히 고혈압, 당뇨 등의 각각의 질환에 대한 위험성은 잘 알고 있지만, 이것들이 복합적으로 나타날 경우 그 위험도에 대해서는 잘 모르고 있다. 이런 위험성을 각각을 하나씩 갖고 있을 때와 동시에 갖고 있을 때에는 그 위험성이 3배 이상이다. 고지혈증, 심혈관질환, 고혈압, 당뇨병, 복부비만 등의 질병은 각각의 다른 이름으로 불리지만, 사실 그 뿌리는 같다.

대사증후군의 원인으로는 인슐린이 제대로 작용하지 않은 인슐린 저항성(제2형 당뇨병)이다. 음식물을 섭취하면 췌장에서는 인슐린이라는 호르몬이 분비된다. 인슐린은 음식물에 의해 만들어진 포도당이 세포 속으로 들어가도록 돕는 역할을 한다. 포도당은 활동을 위한 주 에너지원으로 인슐린 없이는 활용되기 어렵다. 만약 인슐린이 제대로 역할을 못해 포도당이 세포 속으로 들어가지 못하고 혈액 속을 떠돌게 된다. 이를 인슐린 저항성이라고 한다.

잦은 과음과 과식으로 인한 복부비만과 내장비만은 인슐린 저항성을 일으켜 대사증후군으로 연결시키는 가장 중요한 원인이 된다. 내장지방의 표준치는 4.8cm이며, 과잉 축적되면 쉽게 분해되어 혈액 속으로 유리지방산이 대량 유입된다. 이 유리지방산은 인슐린 작용을 방해해 포도당이 세포 속으로 들어가는 것을 막고, 세포 안으로 들어가 쓰이지 못한 포도당은 고스란히 내장지방으로 축적되게 된다. 대사증후군의 원인인 인슐린 저항성은 혈액 내 인슐린 양을 증가시키고 혈당을 조절하지만 넘칠 경우, 혈관 내벽의 세포를 증식시키는데 이로 인해 혈관이 좁아지게 되고,

동맥경화가 발생한다.

고지방, 고칼로리 음식에 노출이 되어 처리하는 능력이 부족하며, 몸속에 남아도는 열량은 대사증후군을 일으키는 가장 근본적인 원인이 된다. 고열량 음식 섭취와 운동부족 등 잘못된 생활습관이 대사증후군을 일으키는데 이것을 치료하기 위해서 가장 중요한 것은 근본적인 원인을 치료하는 것이다.

[연구 문제]

1. 건강에 관한 정의와 종류를 서술하시오.
2. 운동부족증과 대사증후군에 관하여 서술하시오.
3. 연령별 운동효과와 유의점에 관하여 서술하시오.
4. 체력에 대하여 분류하고 그 기능에 대하여 서술하시오.
5. 건강체력요소에 대하여 열거하고 그 기능들에 대하여 서술하시오.
6. 생체조절시스템과 기본건강습관에 대해 서술하시오.
7. 미래사회 건강체력과 웰빙건강체력에 관해 서술하시오.

[참고 문헌]

교육인적자원부(2007). 체육과 교육과정 고시, 2007-79.

김성기(1996). 체격, 체력이 건강의식에 미치는 영향. 중, 고등학생을 중심으로, 서울대학교 대학원석사 학위논문.

김의수(1984). 지체부자유아의 체력검사 종목선정에 관한 연구, 서울대학교 체육연구소논문집, 제 5권 1호. pp.67-85.

김종택(1984). Canonical Correlation에 의한 운동능력 요인을 강조한 청소년 체력장과 건강요인을 강조한 청소년 체력장과의 상관관계 연구, 한국체육학회지. 제23권, 제1호.

김진원(1994). 운동생화학, 태근문화사.

김태운, 서국웅, 백영호(2001). 평생몸만들기와 건강생활, 부산대학교 체육과학연구소.

대한가정의학회(1996). 한국인의 건강증진, 서울: 고려의학.

문화관광부(2004). 국민체력 실태조사.

박재환, 김문겸(1997). 근대사회의 여가문화, 서울대학교출판부.

박철빈(1995). 건강과 운동, 서울. 태근문화사.

백영호(1995). 체육측정평가방법론, 진영문화사.

백영호(2003). 최신 운동영양학, 제일출판사.

서국은, 신상근, 나재철, 이재규(1999). 운동과 건강생활, 으뜸출판사.

손상희(1997). 소비사회의 청소년 소비문화, 한국가정관리학회지. 15(4).

심형석, 송경진(2004). 웰빙 비즈니스, 박영출판사.

양점홍(2002). 최신 트레이닝학, 부산대학교출판부.

유지곤, 미래사회의 체육시설. 제26회 체육진흥세미나발표집.

이건순(2005). 웰빙 식생활과 건강, 라이프사이언스.

이동춘, 서유진, 박영만 공저(마쯔모또 가쯔야, 2001). 건강과 생체의 기능, 세종출판사.

장경태, 박기용, 조한무, 이한경, 김형묵, 안용준 공역(1997). 트레이닝 방법론, 대한미디어.

전영옥(2005). 웰빙문화의 등장과 향후 전망, 삼성경제연구소 연구보고서.

정하돈(2007). 안셀름 그륀의 베네딕도 이야기, 분도출판사.

조현제(2007), 미래사회와 체육복지. 제26회 체육진흥세미나발표논집.

채홍원(1991). 트레이닝 이론, 체력과학을 중심으로, 서울. 형성출판사.

체육청소년부(1992). 학생체력검사제도 개선연구, 체육청소년부.

ALbD(2005). Take Two Walks and Call Me in the morning: Making the Case for Active Living, Public Health Combined Conference, held on 10 May 2005 in Columbus, Ohio.

Astrand, P. O., & Rodahl, K.(1986). Textbook of Work Physiology, Physiological Bases of Exercise, 3rd Ed. MecGrawhill, pp.332-337.

Bosco, J. S. and Gustafson, W. B.(1983). Measurement and Evaluation in

Physical Education, Fitness and Sports. Englewood Cliffs, N. J. Prentice-Hall Inc. pp.112-116.

H. Frumkin, L. Frank, R. Jackson(2004). Urban Sprawl and Public Health: Designing, Planning, and Building for Healthy Communities, NW & Washington DC: Island Press.

Heyward, V. H.(1991). Advanced Fitness Assessment & Exercise Prescription, Human Kineties Books, Illinois.

Jones, N. L.(1988). Clinical exercise testing, 3rd Ed. Philadelphia. W. B. Sounders Co. pp.63-73.

Lawrence D. Frank, Peter O. Engelke & Thomas L. Schmid(2004). Health and Community Design: The Impact of the Built Environment on Physical Activity, NW & Washington DC: Island Press.

Lee Dong-Jin & Sirgy M.J.(2005). Well Being Marketing Seoul, Pakyoungsa.

Phillips, D. A.(1979). Measurement and Evaluation Physical Education, N. Y., John Willey and Sons.

WHO(1967). Exercise test in relation to cardiovascular function, Report of a WHO. Meeting, Genova.

제2장 근력 · 근지구력 및 심폐지구력

1. 근력 및 근지구력

근력과 근지구력의 유지와 향상은 이 두 가지가 다 보통의 일상생활 중 기능적인 것들을 수행하는 데 필요하므로 건강한 삶을 위해서는 필요 불가결하다. 본장의 목적은 근력과 근지구력의 전문 용어를 분명히 이해하고 근수축에 관한 지식과 근력 및 근지구력을 육성시키는 방법을 제시하는 것이다.

· 지근섬유 - 유산소 대사시 높은 에너지와 느린 수축성을 지닌 근섬유의 형태

· 근력 - 근육이나 근군이 발휘할 수 있는 외적인 힘의 정도를 측정한 것

1) 세 가지 형태의 근조직

근조직의 세 가지 형태 즉 평활근, 심근, 골격근은 기능과 구조면에서 다르다. 평활근 조직은 긴 방추모양의 섬유로 구성되어, 각 섬유는 보통 한 개의 핵만을 가지고 있다. 이 섬유는 신체부위의 벽에 위치하고 있기 때문에 내부기관의 이동체로서 작용을 한다. 심근조직은 이름 그대로 심장에만 있고 그 섬유는 서로 얽혀있다. 평활근과 심근은 불수의적으로 작용한다. 골격근 조직은 길고 원통형의 복합핵 섬유로 구성되어져 있다. 골격근은 골격계의 운동수행시 힘을 발생시키며 수의적으로 조절된다.

2) 골격근 섬유의 몇 가지 다른 형태

골격근은 어떤 사람이 달리기, 미용체조, 춤을 추거나 그리고 스포츠에 참가할 때 활동하는 근육이다. 골격근은 속근섬유와 지근섬유의 두 가지 다른 형태의 섬유

로 이루어진다. 오랜 시간이나 유산소 운동시는 지근섬유가 사용되고, 근력이나 순발력이 필요한 운동에는 속근섬유가 사용된다.

장거리 주자들의 근육은 지근섬유의 수가 훨씬 많은 반면 단거리 스프린트들은 속근섬유를 많이 형성하게 된다는 것이다. 근지구력 트레이닝은 지근섬유를 증가시키는 것 같다. 근 생검법을 사용하여 운동선수의 운동 잠재 능력을 알아보는 경우도 있지만, 근 섬유의 비율이 경기에 있어서 승리를 예상하는 데 효과적인 방법은 아니라고 한다.

3) 근력을 육성시키기 위한 효과적인 운동방법

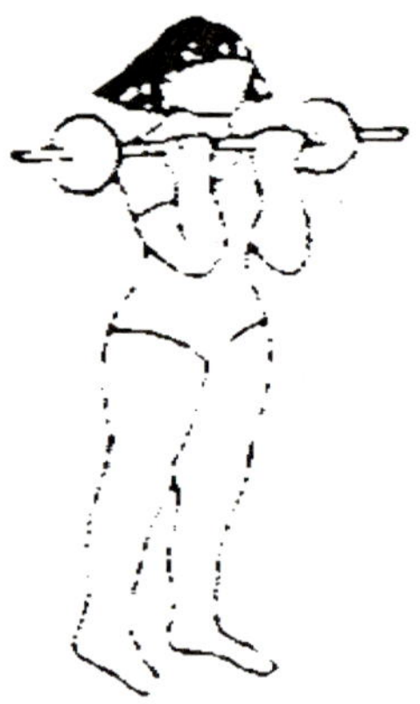

대부분의 근력과 근지구력 운동은 등장성, 등척성, 등속성 근 수축 등으로 분류될 수 있다. 등척성과 등장성 운동의 결합 뿐 아니라 세 가지 운동방법 모두가 근력과 근지구력을 향상시키는데 효과적이다. 최소한의 기구들이 필요한 가장 인기 있는 운동 형태는 등장성과 등척성이기 때문에 이러한 형태의 운동이 효과적인 방법이 될 것이다.

4) 등장성 운동

등장성은 동적인 저항에 대한 근의 수축이다. 바벨이나 중량기구 혹은 저항으로서 자신의 체중을 사용하는 팔굽혀 펴기, 턱걸이 등이 등장성 운동의 한 예이다.

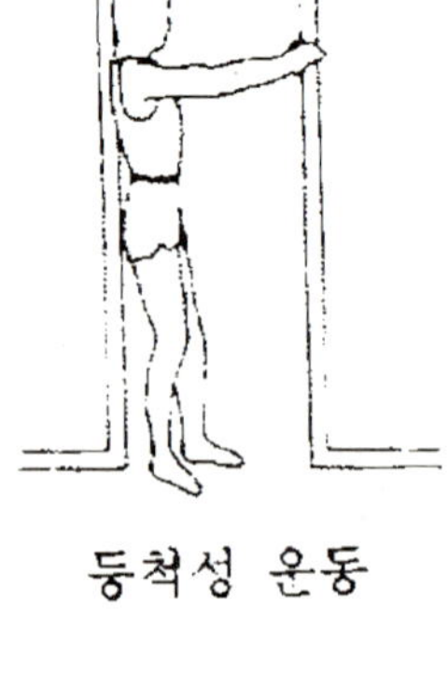

등척성 운동

5) 등척성 운동

등척성 운동은 계속적인 저항에 대한 것이나 문설주 혹은 벽과 같은 움직이지 않는 물체에 대해 수행되는 정적인 근수축이다.

6) 등속성 운동

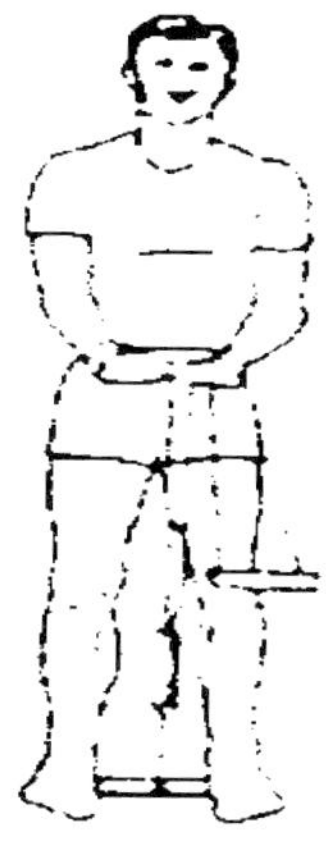

등속성 운동은 관절의 전가동 범위를 계속적인 저항으로 행하는 등장성 운동이다. 이 운동을 수행하기 위하여 저항을 가하거나 유지시키는 데 필요한 사이벡스와 같은 기구가 개발되었다.

7) 근력을 발달시키기 위해서는 적당량의 운동과 최소량의 운동(트레이닝의 역치)이 필요하다

체력의 다른 요소와 마찬가지로, 근력을 발달시키기 위하여 기본적인 운동원리가 적용되어야 한다. 더욱 강한 근력을 발휘하기 위해서는 근육에 과부하를 가해야 하며, 최고의 효과를 얻기 위해서는 그 부하는 점진적인 것이어야 한다. 트레이닝의 역치는 운동의 효과가 나타나는 시점으로 점진적으로 근육을 과부하 시키는 최고의 방법으로 트레이닝의 역치이상과 적성의 목표 범위 내에서 운동을 하는 것이다.

〈표 2-1〉 근력의 훈련 역치점과 목표 범위

	훈련역치점		목표범위	
	등척성	등장성	등척성	등장성
강도	최대 수축이용	첫 세트에서는 최대 부하의 1/2을 이용, 둘째 세트에서는 최대 부하의 3/4이용, 셋째 세트에서는 최대부하 이용	최대 수축력 이용	훈련역치점과 같음
지속 시간	5~8초 동안 최대 힘 이용	운동시 4회 반복하며 각 세트를 2회씩 운동한다.	5~8초 동안 최대힘 이용, 매일 3회 반복	각 운동시 3~10회 반복하여 각 세트를 3회씩 운동한다.
빈도	주3회	주 3회	2일에 1회씩	2일에 1회씩

근육 육성을 위한 역치점과 목표범위는 〈표 2-1〉에 나타나 있다. 역치와 목표범위는 등척성과 등장성 운동에 따라 다르기 때문에 각각 분리하여 설명되어 있다.

8) 근력 운동의 형태별 장 · 단점

근력을 향상을 위해 사람들은 등장성 운동이 등척성 운동보다 더 효과적이라고 한다.

이에 대한 설명은 〈표 2-2〉에 나타내었다.

〈표 2-2〉 등척성 및 등장석 운동의 장 · 단점

등장성	등척성
◦양자 모두 근력을 육성시키나 등장성 운동이 근력육성에 훨씬 더 효과적이다. ◦대부분의 작업은 등장성 운동과 같이 관절을 움직여 행하는 것이므로 이러한 운동으로 작업 능률을 향상시킬 수 있다. ◦등장성 운동은 지구력 육성에 도움이 된다. ◦전가동 범위에 걸쳐 운동을 수행할 때는 관절의 모든 각도에서 근력을 육성시킬 수 있다.	◦가장 중요한 장점은 기구 없이 좁은 공간에서 운동이 가능하다. ◦이러한 운동 수행 시 최대 운동이 수행되는지 알 수 없다. ◦등척성 수축은 지구력이나 순환혈관계에 손상을 입힐 수 있다. ◦등척성 운동은 모든 관절각도에서 운동이 되지 않으면 근력 육성이 불가능하다.

9) 근력 육성을 위한 효과적인 방법(등척성과 등장성 운동의 병행)

등장성과 등척성 운동의 장점을 살리기 위해서 많은 등척성-등장성 운동들이 두 가지 운동의 특성을 이용한 여러 가지 기구들과 함께 개발되어 왔다. 등장성 트레이닝이 근력과 근지구력을 향상시키는 데는 우수하다고 한다. 또한 등척성 트레이닝보다 등장성 트레이닝이 동기유발에 더 좋은 것이라고 한다. 그래서 두 가지 운동을 병행하는 것이 근력육성에 효과적인 방법이다. 근수축에 사용된 섬유들은 사용된 수축의 형태와는 다르게 주어진 부하에 적응한다.

10) 근지구력 향상을 위한 최소한의 운동(트레이닝 역치)과 적정량의 운동 (목표범위)

근지구력은 등척성과 등장성운동으로 향상될 수 있지만 근지구력을 향상시키기 위해서는 등장성 운동이 가장 좋은 운동이다. 등장성 운동으로 근지구력의 향상에 필요한 트레이닝의 역치와 목표 범위는 〈표 2-3〉에 나타나 있다.

〈표 2-3〉 근지구력의 훈련 역치점과 목표범위

	훈련 역치점	목표 범위
강도	근지구력 육성을 위해 폭넓은 강도가 사용될 수 있다. 조깅이나 달리기를 할 수도 있고, 자신의 체중을 이용하여 팔굽혀펴기도 할 수 있다. 이렇게 반복적으로 운동함으로써 근지구력을 높일 수 있다. 근력 육성과는 달리 들어 올리는 무게는 지속시간 만큼 중요하지 않다.	
지속시간	윗몸 앞으로 굽히기와 같은 저강도 운동은 지속시간이 적어도 30초는 되어야 한다. 팔굽혀 펴기와 같은 고강도 운동은 적어도 8회까지 반복해야 한다.	저강도 운동으로 30초 이상 수분까지 행할 수 있다. 고강도 운동으로 8회 이상 25회까지 반복해야 한다. 누구에게나 25회 이상 반복하지 않는 것이 좋다.
빈도	주 3회	주 3회~5회

11) 근력과 근지구력 운동을 실시하는데 적절한 방법 고려 필요

근력향상을 위한 다른 형태의 근수축을 효과적으로 활용하고, 근력 혹은 근지구력 운동의 어떤 형태를 실시하기 위한 일반적인 지침은 〈표 2-4〉와 같다.

〈표 2-4〉 근력이나 근지구력을 육성을 위한 일반 지침

(1) 체격을 미리 측정하여 기록해 두라. 수행할 운동과 진보정도를 확인하기 위한 것이다.
(2) 준비운동은 천천히 완벽하게 행하라. 또, 유연성 운동도 보조운동으로 행하라.
(3) 적절한 페이스로 운동을 행하라.
(4) 신체의 모든 부분이나 모든 근육군이 자극을 받을 수 있는 운동을 선택하라.
(5) 운동을 한 세트를 완전히 마친 후 다음 운동을 행하라.
(6) 갑자기 운동을 중단하지 말라. 정리 운동은 대근군을 이용한 가벼운 운동을 행한다.
(7) 단시일 내 운동의 효과를 기대하지 말라.
(8) 관절의 전가동 범위에서 등장성 및 등속성 운동을 행하라.

12) 여성에 있어서 여성다움을 잃지 않고 근력과 근지구력의 향상

여성들은 몸매를 아름답게 하거나 신체적성을 발달시키기 위하여 근육을 강화할 필요는 있지만, 우람한 근육형의 모습을 피하려는 경향이 있다. 어떤 여성 운동선수는 남성처럼 근육형이기 때문에 사람들은 여성들에 있어서 근력과 근지구력의 발달을 근육형성과 연관 지어 생각하기도 한다. 그러나 적당히 잘 짜여진 운동 프로그램은 매력적인 외모를 만드는데 도움을 주며, 남녀의 호르몬의 차이로 보통 여자들은 남성과 같이 우람한 근육이 형성될 가능성은 거의 없다는 것이다.

13) 근력, 근지구력과 운동수행력

근력과 근지구력 운동을 행할 때 등척성, 등장성, 혹은 등속성 수축 중 어느 것을 이용하여도 운동수행 능력을 향상 시킬 수 있다. 스포츠의 종류에 따라 사용되는 근육이 다르므로 기술과 운동적성을 효과적으로 개선하기 위하여 각 스포츠에 필요한 근력이나 지구력 육성에 맞는 운동 프로그램이 정규연습시 보조운동으로 사용될 수 있다.

14) 특정 근육의 근력과 근지구력의 향상 위한 운동

만약 팔을 발달시키려면 팔운동을 해야 한다. 다리를 발달시키고자 하면 다리 운동을 하여야 한다. 근력과 근지구력을 향상시키기 위해서는 세 가지의 중요한 원칙들이 있다. 첫째는 과부하의 원리로 그것은 트레이닝의 역치 이상이거나 적성의 목표범위로 근육에 과부하의 원리로 그것은 트레이닝의 역치 이상이거나 적성의 목표범위로 근육에 과부를 준다. 둘째로 점진적 과부하 원리로 천천히 시작하여 점진적으로 부하의 양을 증가시켜 나가는 것이다. 셋째로 특수성의 원리인데 이는 발달시키고자 하는 특정근육을 육성시켜야 한다는 것이다.

15) 아나볼릭 스테로이드의 위험성

아나볼릭 스테로이드는 남성 호르몬과 동일하며 이 호르몬의 동화(합성) 작용의 속성이 뼈의 성숙도를 증가시킴으로써 신체와 근육의 발달을 촉진한다. 운동 수행능력이 갑자기 향상되는 경우는 성장한 성인에게서는 거의 불가능하다는 것이 선행연구에서 밝혀지고 있다. 게다가 이러한 약품을 복용함으로 간질환, 암, 그리고 여자들에게서는 수염의 생성, 생리불순, 그리고 음성의 저음화와 같은 문제가 생길 수 있다고 한다. 비정상적인 발육상의 문제가 성장기 동안 사용한 약품 때문에 일어날 수도 있다고 한다. 스포츠에서 스테로이드의 사용은 불법이며 대다수 스포츠에서 사용 금지되고 있다. 뿐만 아니라 건강에 대한 위험성도 고려되어야 만한다.

16) 웨이트 트레이닝(weight training)

웨이트 트레이닝은 근력강화에 가장 효과적인 훈련 방법이다. 우리 몸에 여러 종류의 근육이 있는 것과 같이 많은 종류의 중량 훈련이 있다. 그러나 주요 근육군에 부하를 요하는 몇가지 훈련이 있다. 중량 훈련에 들어가기 전에 〈표 2-4〉의 근력강화 지침과 〈표 2-1〉의 등장성 근력강화 원리를 참고 하기 바란다.

근력 증가를 위한 트레이닝을 실시할 경우 10개의 원칙 중 4개의 원칙에 특히 주의를 기울여야 한다. 이것은 바로 특수성, 과부하, 점진성, 그리고 적응성의 원리이다.

특수성(specificity)은 자신이 필요로 근육들을 가능한 특정한 부위를 단련 하는 것이고, 과부하(overload)는 인체의 기관들에 더 많은 부담을 주는 것을 의미한다. 적응성(adaptation)은 신체가 트레이닝에 의해 가해지는 부담에 적응을 하며, 점진성(progression)은 신체가 적응 할 수 있도록 과부하는 점진적으로 가해져야 한다는 원리로 부하의 증가가 너무 빠르면 인체는 적응할 수 없게 되어 부상을 초래한다.

(1) 웨이트 트레이닝의 장 · 단점

장 점	단 점
① 근력과 근지구력 강화에 가장 좋은 방법이다	① 근력과 근지구력에 좋고 그 밖의 건강과 관련된 면에는 별 효과가 없다.
② 중량 훈련을 행하면 남녀 누구에게나 외관상 뚜렷한 변화가 일어난다.	

(2) 웨이트 트레이닝의 예

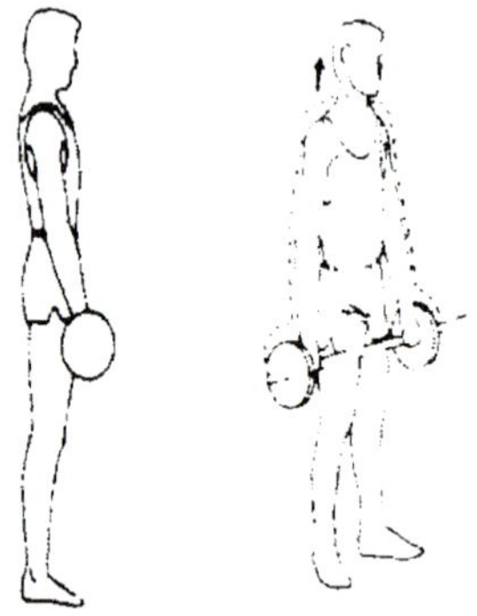

① 어깨 들어 올리기(shoulder shrug)

- 목적 : 어깨, 팔 근육 강화에 있다.
- 자세 : A) 손바닥은 몸쪽으로 한다.
  B) 바는 대퇴부에 닿게 한다.
  C) 다리는 곧바로 한다.
  D) 발은 곧바로 함께 한다.
- 운동 : A) 귀에 닿을 때까지 어깨를 올린다.
  B) 뒤로 부드럽게 어깨를 회전시킨다.
  C) 아래로 앞으로 어깨를 회전시킨다.
  D) 최대치까지 반복한다.

② 팔위로 들어올리기(military press)

○ 목적 : 어깨, 팔 근육강화에 있다.

○ 자세 : A) 손바닥을 앞으로 하고 가슴 앞에서 잡음

B) 손은 어깨보다 조금 넓게 잡음

C) 바는 가슴에 닿게 한다.

D) 발은 편한 거리만큼 벌린다.

E) 발은 평평히 다리는 곧게 편다.

○ 운동 : A) 머리 위로 바를 올린다.

B) 가슴 위치로 낮게 한 후 반복한다.

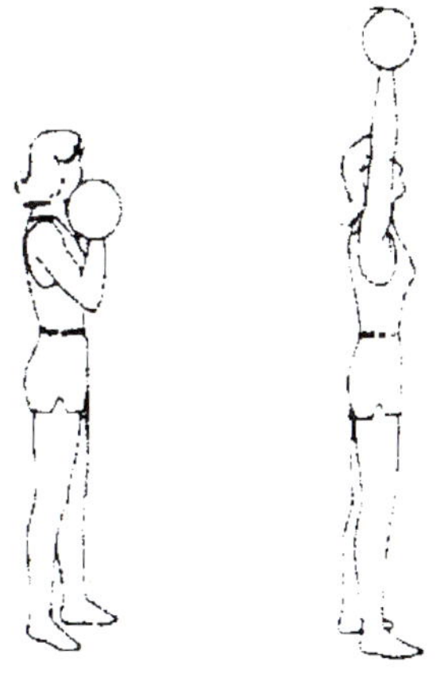

③ 반쪼그리기(half squart)

○ 목적 : 대퇴부와 히프의 근육강화에 있다.

○ 자세 : A) 선자세에서 시작한다.

B) 어깨, 목 뒤에 바를 건다.

C) 편한 자세에서 손을 편다.

D) 45° 각으로 잡는다.

○ 운동 : A) 서서히 웅크린다.

B) 등은 곧바로, 눈은 앞으로 한다.

C) 무릎은 90° 로 굽힌다.

D) 멈추고 서기를 반복한다.

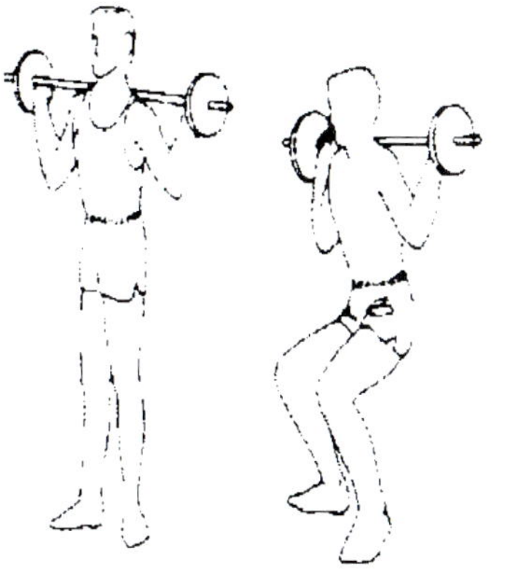

④ 팔당기기(curls)

○ 목적 : 팔의 윗부분 근육강화에 있다

○ 자세 : A) 손바닥을 몸 밖으로 한다.

B) 몸에 닿지 않게 팔을 편다.

C) 바를 대퇴부에 닿게 한다.

D) 편안한 자세로 발을 벌린다.

○ 운동 : A) 턱에 닿게 바를 움직인다.
B) 몸을 바로 세운다.
C) 팔꿈치를 몸 중심 앞으로 유지한다.
D) 팔꿈치를 몸에 닿지 않도록 한다.
E) 원래 자세로 낮춘 후 반복한다.

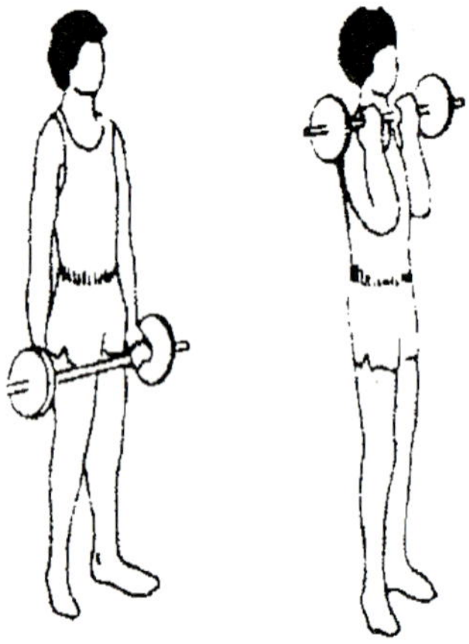

⑤ 목뒤로 팔꿈치 펴기
(elbow extension behind neck)

○ 목적 : 상완 삼두근의 강화에 있다.
○ 자세 : A) 바를 앞으로 잡는다.
B) 양손을 바의 중심에 잡는다.
C) 다리를 펴고 몸을 바로 한다.
D) 팔꿈치를 위로 향한다.
○ 운동 : A) 움직임 없이 위로 쥔다.
B) 중량을 머리 위로 올린다.
C) 원자세로 돌아간 후 반복한다.

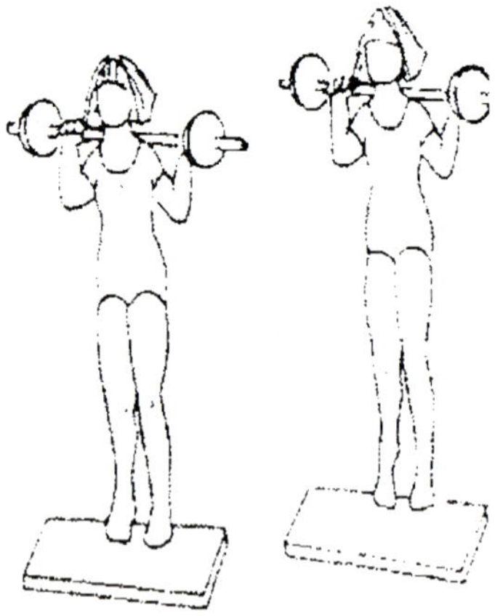

⑥ 발꿈치들기(toe raise)

○ 목적 : 장단지 근육을 강하게 한다.
○ 자세 : A) 바를 앞으로 잡는다
B) 어깨 넓이 보다 넓게 사이를 두고 양손으로 잡는다.
C) 바를 목 뒤로 하여 어깨 위에 둔다.
D) 다리를 똑바로 하고 발뒤꿈치는 바닥에 댄다.

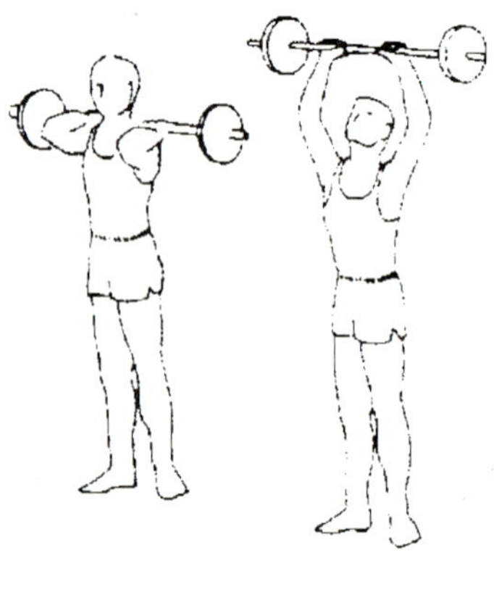

E) 발바닥은 2인치 블록에 댄다.

F) 변화

(A) 발가락을 모으고 발꿈치를 땐다.

(B) 발을 떼고 발가락을 전방을 향한다.

○ 운동 : A) 발꿈치를 들어 올린다.

B) 1초를 버틴다.

C) 발꿈치를 바닥에 내린 후 반복한다.

(7) 턱으로 끌어당기기(pull to chin)

○ 목적 : 팔과 어깨의 근육을 강화시킨다.

○ 자세 : A) 앞으로 잡는다.(부드럽게)

B) 양손을 바의 중심에 잡는다.

C) 바를 넓적다리에 댄다.

D) 다리를 펴고 몸을 똑바로 한다.

E) 머리를 똑바로 하고 눈은 앞을 직시한다.

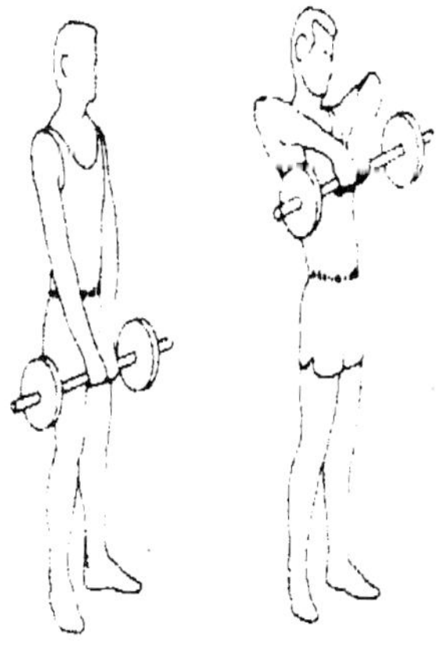

○ 운동 : A) 바를 턱까지 당긴다.

B) 팔꿈치를 몸에 가까이 한다.

C) 팔꿈치는 바의 위쪽에 있게 한다.

D) 팔을 편 자세로 내린 후 반복한다.

2. 심폐지구력

심폐기능은 체력 중 가장 중요한 요소이다. 심폐기능이 우수한 사람은 관상동맥 질환의 위험에 적게 노출된다. 심폐기능은 심폐지구력, 심폐능력, 순환계 능력 등으로 설명할 수도 있다. 심폐지구력의 의미와는 달리 이러한 기능을 높이려면 다른 많은 신체기관의 기능을 필요로 하므로 매우 복잡하다.

1) 심폐지구력은 건강한 생활을 하는데 중요한 체력 요소

규칙적인 운동을 하는 사람들은 심장병에 걸릴 확률이 적다는 사실과 이러한 운동이 이미 심장 발작의 경험이 있는 사람에게 효과적인 처방책이 된다는 사실은 연구를 통해 더욱 분명해지고 있다.

2) 심폐기능을 잘 발휘하려면 강한 심근이 필요

심장에도 근육이 있다. 심장이 더 강해지기 위해서는 몸의 다른 근육처럼 운동을 시켜야 한다. 규칙적인 운동으로 심장을 단련시키면 심장의 능력은 증가하고, 그렇게 하지 않으면 점점 약해진다.

격렬한 운동은 심장을 강하게 한다고 믿고 있으며, 규칙적으로 운동을 행하면 심장에 해가 된다는 이론적 근거가 없다.

사실 심근은 심근 자체를 신장시킬 때 크기와 힘이 증가한다. 크기와 힘의 증가는 심장이 분당 더 적은 박동으로 더 많은 양의 피를 박출하는 것이다. 예를 들면 보통사람의 안정시 심박수는 분당 70~80회이다. 반면 훈련된 선수의 맥박은 50회보다 적거나 40회까지 내려가는 경우도 있다.

3) 건강한 심장은 능률적으로 일을 수행

강한 심장은 연료의 약 반을 에너지로 전환시킬 수 있다. 잘 달리는 상태에서의 자동차 엔진은 그 연료의 약 1/4을 에너지로 전화시킨다. 이와 비교해 보면 심장은 능률적인 기계이다. 정상적인 사람의 심장은 1년에 반사적으로 4천만번 뛴다. 이 시간 동안 매일 4천 갤런(1갤론은 약 3.8ℓ) 즉 10톤 이상의 혈액을 순환시킨다. 그리고 심장은 매일 30파운드(약 13kg)의 짐을 엠파이어 스테이트 빌딩의 102층 꼭대기까지 운반하는 것과 똑같은 양의 일을 한다.

4) 심폐기능이 우수하려면 강한 혈관 조직이 필요

혈액은 동맥의 경로를 거쳐 모세혈관으로, 다시 되돌아 정맥을 통해 심장으로 흐른다. 동맥은 항상 심장으로부터 혈액을 운반해 간다. 건강한 동맥은 탄력이 있고, 그리고 혈액이 장애 없이 흐르게 하기 위해 팽창한다.

동맥의 근육층선(muscle layers line)과 신경섬유의 충격(impulse)으로 내부의 침전물 때문에 혈관직격이 좁아진 것을 죽상동맥경화증, 그리고 동맥이 굳어지고 혈관 벽의 탄력성이 없는 것을 동맥경화증이라 한다.

관상동맥을 강하게 하는 것은 건강을 유지하는데 중요한 일이다. 심장의 심실과 심방에 들어온 혈액은 직접적으로 심장에 영양을 공급하지 않는다. 오히려 심근에 있는 수많은 작은 동맥들이 관상동맥순환에 영양을 공급한다. 약한 동맥 때문에 약화된 관상동맥순환은 심장발작의 원인이 될 수 있다.

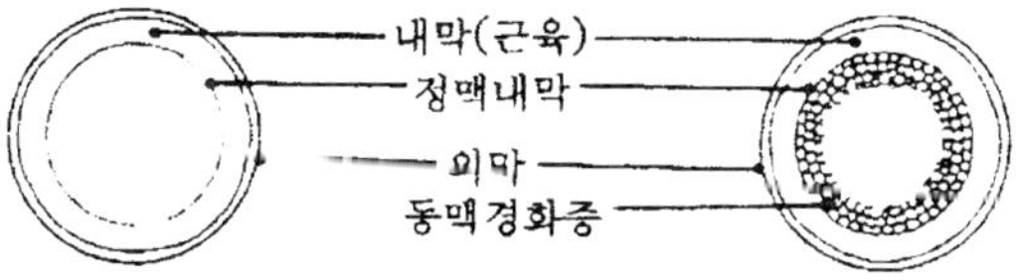

탄력있고 건강한 동맥혈관 건강하지 못한 동맥혈관

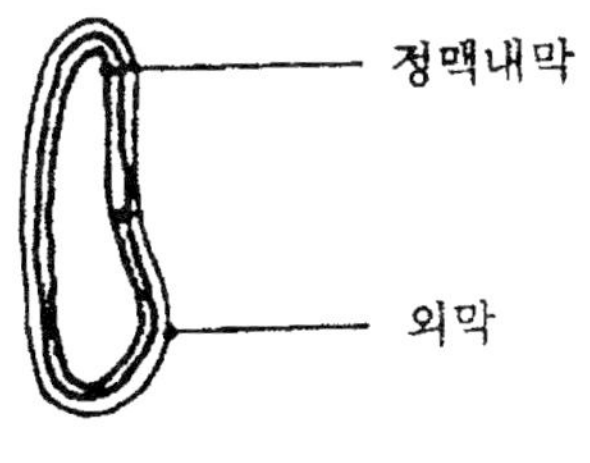

건강하나 탄력없는 정맥혈관

정맥은 얇고 동맥보다 탄력이 약한 벽으로 되어 있다. 그리고 정상이지만 동맥보다 비탄력적인 정맥은 그림에서 보는 것처럼 혈액의 역행을 막는 조그마한 판막이 있다.

골격근은 심장으로 혈액이 되돌아가는데 도움을 준다. 정맥은 근육 속에 뒤얽혀 있다. 그리고 근육의 수축이 일어날 때 혈액이 심장으로 되돌아가게 정맥을 압착시켜 밀어 올린다. 판막의 기능 부전은 혈액이 적절히 이동하지 못하게 하는 원인이 된다. 이결과로 정맥의 혈액은 정맥류(varicose vein)로 알려진 상태에 이르러 다리에 정맥혈저루(venous blood pool)가 형성된다.

모세혈관은 조직에 산소와 영양분을 공급하고 이로 인해 생성된 부산물을 조직으로부터 이동시키는 교환소이다. 정맥은 심장으로 돌아가는 길에 모세혈관으로부터 혈액을 받는다.

5) 호흡, 순환, 근육의 능력이 우수해야 만 심폐기능도 우수함

동맥을 통해 심장으로 산소를 운반하기 위해 혈액도 역시 정상상태이어야 한다. 혈액은 적혈구 세포에 있는 적당량의 헤모글로빈을 함유해야 한다. 혈액의 산소 운반 능력의 부족을 빈혈(anemia)이라고 한다. 혈액이 폐를 거쳐 이동하는 동안 적당량의 산소는 폐로부터 혈액으로 이동된다. 호흡기관의 제한은 심폐기능을 제한하게 된다. 만약 심폐기능을 높이려면 심폐기능역치이상, 심폐기능을 증진시키기 위해서는 운동 프로그램으로 빈도, 강도, 지속시간의 3가지 요소가 고려되어야 한다.

6) 심폐지구력을 높이기 위한 운동역치와 적정목표범위

심폐지구력을 증가시키는데 필요한 구체적인 운동량은 〈표 2-5〉, 〈표 2-6〉에서 기술되어 있다.

〈표 2-5〉 심폐기능운동의 역치와 지속적 혹은 유산소운동을 위한 목표범위*

	운동역치	목표범위
강도	심박수가 적정수준에 이를 때까지 운동을 계속한다. 안정시와 최대심박수는 이 수준을 결정하는데 사용되고 있다. 또 역치 심박수 이용과 심박 수를 유지하는데 는 적당한 지속시간이 필요하다.	심박수는 역치수준 이상으로 높여야 하며, 젊은 성인들의 목표범위는 일반적으로 분당 145~160회이다.
지속시간	최소 15~30분 동안 적당한 강도 이상으로 운동해야 한다. 운동할 때 강도를 높이면 운동시간은 줄어든다. 또 다른 방법의 지속시간 결정은 칼로리 소비량에 의한 것이다. 매주 1,500~2,000칼로리 소비하는데 적당한 강도와 지속시간의 운동은 심폐기능을 증진시키는데 충분하다.	초기 최소 15~30분 이상 운동하여야 한다. 적당한 시간은 30~60분이다. 적당한 강도나 지속시간의 운동으로 매주 1,500~3,000 칼로리 정도 소비하는 것이 가장 많은 사람들의 목표범위로 설정된다.
빈도	1주 3회	매주 3회 운동하고 많으면 6회까지 할 수 있다. 1주 7회는 너무 많다.

* 이 표에서 설명하고 있는 운동역치와 목표범위 값은 젊은 성인을 위한 것이다. 예외적으로 심장혈관 적성이 높거나 낮은 사람은 수정할 필요가 있다.

〈표 2-6〉 심폐기능운동의 역치와 간헐적 혹은 무산소 운동을 위한 목표범위

	운동역치	목표범위
강도	짧은 인터벌 운동 : 최고속도의 90% 달리기, 수영, 짧은 거리의 다른 운동. 2회 실시하여 심박수가 분당 120회로 반복될 때까지 걷거나 가벼운 운동을 한다. 필요한 만큼 여러 번 반복한다. 긴 인터벌 운동 : 최고속도의 80%로 달리기, 수영 3~5분 정도의 다른 운동을 한다. 같은 정도의 시간으로 걷거나 가벼운 운동을 한다.	짧은 인터벌 운동 : 90%~ 최고속도의 운동으로 달리기, 수영, 짧은 거리의 다른 운동을 한다. 심박수가 분당 120회로 회복될 때까지 걷거나 가벼운 운동을 한다. 필요한 만큼 반복한다. 긴 인터벌 운동 : 80~90%의 달리기, 수영, 3~5분 동안의 다른 운동을 한다. 같은 시간동안의 걷거나 가벼운 운동을 한다. 같은 시간동안의 걷거나 가벼운 운동을 한다.
지속시간	최소 15~30분의 적당한 강도의 운동	최소 역치 시간은 15~30분, 권장 시간은 30~60분이다.
빈도	1주 3회	1주 3회에서 6회까지로 한다. 1주 7회는 너무 많다.

* 이 표에서 설명하고 있는 운동역치와 목표범위는 엘리트 선수나 심폐기능이 예외적으로 낮거나 높은 수준의 사람은 수정할 필요가 있다.

7) 심폐기능은 유산소나 무산소 운동으로 획득

유산소나 무산소 운동 두 가지 다 심폐기능을 증진시키는데 효과적이다. Cooper와 다른 사람들은 지속적 형태의 프로그램을 행할 것을 주장한다. 반면 Astrand 와 다른 사람들은 간헐적 형태의 프로그램을 권장한다.

〈표 2-7〉은 지속적 운동과 간헐적 운동의 장점과 단점을 요약하고 있다.

〈표 2-7〉 지속적 및 간헐적 운동 프로그램의 장점*

지속적 운동	간헐적 운동
저강도-초보자 특히 나이 많은 사람이나 오랫동안 운동을 중지한 사람에게 더 좋다. 간헐적인 운동처럼 그렇게 격렬한 운동이 아니고 규칙적인 운동 수행을 위한 사람에게 더 좋다. 유산소 적성의 발달이나 운동을 지속할 수 있는 능력 대단히 우수한 수준의 적성보다 오히려 중년을 위한 운동으로, 운동으로 인한 위험을 줄여 준다.	경기를 준비하기 위한 접근, 특히 트랙이나 수영 같은 종목에 더 좋다. 시간절약-줄어진 시간동안에 더 많은 운동을 할 수 있다. 무산소능력의 발달이나 짧은 시간에 폭발적인 힘을 발휘할 수 있는 운동능력 간헐적 운동의 느낌은 운동과 휴식을 교대로 하여 변화를 주기 때문에 더 흥미 있다.

8) 심폐기능의 측정방법과 최대 산소 섭취량

최대 산소 섭취량은 전신을 이용한 최대의 운동을 할 때 1분간에 얼마나 많은 산소를 사용하는가를 실험실에서 측정할 수 있다.

분당 2~3리터를 섭취할 수 있는 일반인에 비해 우수한 장거리 운동선수는 올 아웃(all-out) 트레드밀 달리기 혹은 자전거 타기로 분당 5~6리터의 산소를 섭취할 수 있다. 최대 운동 시 많은 양의 산소를 섭취하기 위해서는 많은 양의 혈액을 심장에서 박출할 수 있는 강한 심근, 즉 충분한 양의 산소를 운반할 수 있는 혈액, 즉 혈액을 충분히 운반할 수 있는 능력과 막히지 않는 강한 동맥 그리고 근육에 공급된 산소를 사용할 수 있는 근섬유 형태를 가지고 있어야 한다.

12분 달리기, 걷기테스트 혹은 Astrand-Rythming 자전거 테스트 같은 보다 덜 복잡한 테스트들은 심폐기능 지구력을 측정하는데 사용될 수 있다.

9) 조깅

조깅은 심폐기능을 향상시키는데 이용될 수 있는데 느린 달리기 형태이다. 효과적으로 조깅을 실시하기 위해 심박수를 트레이닝 역치까지 올릴 수 있는 정도의 속도로 실시해야 한다. 일반적 지침을 위해서는 〈표 2-5〉와 〈표 2-8〉을 참고하라.

〈표 2-8〉 훈련역치 및 목표 범위의 심박수(심폐기능 향상에 필요한 심박수)

안정시 맥박		연령									
		25세이하	25~29	30~34	35~39	40~44	45~49	50~54	55~59	60~64	65세이상
50이하	훈련역치	136	133	130	127	125	121	118	115	112	109
	목표범위	136-156	133-165	130-160	127-156	121-152	121-148	118-144	115-140	112-136	109-134
50~54	훈련역치	138	135	132	129	126	123	120	117	114	111
	목표범위	138-167	135-165	132-161	129-157	126-149	123-153	120-145	117-141	114-137	111-135
55~59	훈련역치	140	137	134	131	128	125	122	119	116	113
	목표범위	140-168	137-165	134-161	131-157	128-154	125-150	122-146	119-142	116-138	113-136
60~64	훈련역치	142	139	136	133	130	127	124	121	118	115
	목표범위	142-169	139-167	136-163	133-159	130-155	127-151	124-147	121-143	118-139	115-137
65~69	훈련역치	144	141	138	135	132	129	126	123	120	117
	목표범위	144-70	141-168	138-164	135-160	132-156	129-152	126-148	123-144	120-144	117-138
70~74	훈련역치	146	143	140	137	134	131	128	125	122	119
	목표범위	146-171	143-169	140-165	137-161	134-157	131-153	128-149	125-145	122-141	119-139
70~79	훈련역치	148	145	142	139	136	133	130	127	124	121
	목표범위	148-172	145-170	142-166	139-162	136-158	133-154	130-150	127-146	124-142	121-140
80~85	훈련역치	150	147	144	141	138	135	132	129	126	123
	목표범위	150-173	147-171	144-167	141-163	138-159	135-155	132-151	129-147	126-143	123-141
85이상	훈련역치	152	149	146	143	140	137	134	131	128	125
	목표범위	152-174	149-172	146-168	143-164	140-160	137-156	134-152	131-148	128-144	125-142

(1) 발의 위치

발뒤꿈치가 먼저 땅에 닿게 한다. 발뒤꿈치는 다른 발이 닿기 전에 부드럽게 들어 올려야 한다. 그러고 나서 발을 앞으로 힘차게 내밀면서 달린다. 발끝으로 조깅을 해서는 안 된다(평발은 발은 앞 볼록한 부분으로 닿아도 괜찮다). 발끝은 앞으로 향해야 한다. 양발은 무릎 옆으로 나가서는 안 된다.

(2) 보폭의 길이

능률을 높이기 위해 비교적 긴 주폭으로 뛰어야 하고, 보폭은 보행 폭보다 몇 인치 더 길어야 한다. 가능하면 보폭을 길게 하기 위해 내 뻗어야 한다. 노인들은 짧은 보폭이 효과적이라고 생각한다.

(3) 팔동작

조깅시 다리와 팔도 함께 움직여야 한다. 90° 정도 굽혀 앞뒤로 자연스럽게 흔들며, 옆으로 흔들지 말고 뛰는 방향으로 앞뒤로 흔들어 주며 팔과 손은 부드럽게 긴장을 푼다.

(4) 상체위치

조깅시 상체는 수직이 되어야 한며, 머리와 가슴은 들며 100m달리기 때처럼 상체를 앞으로 내밀어선 안 된다.

(5) 조깅 프로그램 처방

일반인들의 조깅 프로그램 처방의 조건으로서는 조깅의 질적인 조건(주로 조깅속도)과 양적 조건(주로 조깅시간과 조깅실시의 빈도)의 두 가지로 나눌 수가 있다.

질절인 조건의 하나로서 강도의 조건 그리고 양적 조건으로서 시간의 조건과 빈도의 조건 등이 있다. 강도의 조건이라고 하는 것은 조깅의 경우에 그 속도를 어떻게 정하는가 이며, 다음 조건으로는 어느 정도의 시간으로 조깅을 할 것 인가이다. 구체적으로 속도가 빠른 조깅은 조깅에 필요한 시간은 적으며 조깅 속도가 늦은 경우는 조깅에 소비되는 시간이 당연히 길어진다. 빈도의 조건은 조깅을 어느 정도 실시해야 되는가의 조건이다. 초급자와 중급자의 걷기와 조깅 운동프로그램의 예를 〈표 2-9〉에 나타내었다.

① 초심자를 위한 조깅 처방조건으로서는

A) 질적으로 약한 조깅을 양적으로 적게 한다.

B) 질적으로 약한 조깅을 양적으로 비교적 많이 한다.

C) 질적으로 약한 조깅을 휴식시간을 많이 넣어 반복을 많이 한다.

② 중 · 상급자를 위한 조깅의 조건

A) 질적으로 비교적 높은 운동을 양적으로 많이 한다.

B) 질적으로 높은 운동을 양적으로 적게 한다.

C) 질적으로 약한 운동을 양적으로 많이 한다.

〈표 2-9〉 초보자와 중급자의 걷기와 조깅 프로그램

주	빈도/주	초보자		중급자(조깅)	
		거리(km)	목표시간(min)	거리(km)	목표시간(min)
1	3-5	1.6(걷기)	24:00	3.2	26:00
2	3-5	1.6(걷기)	22:00	3.2	25:00
3	3-5	2.4(걷기)	32:00	3.2	24:00
4	3-5	2.4(걷기)	30:00	3.2	23:00
5	3-5	3.2(걷기)	38:00	4.0	26:00
6	3-5	3.2(걷기)	36:00	4.0	27:00
7	3-5	3.2(걷기+조깅)	32:00	4.0	26:30
8	3-5	3.2(걷기+조깅)	30:00	4.0	25:30
9	3-5	3.2(걷기+조깅)	27:00	4.8	31:00
10	3-5	3.2(조깅)	25:00	3.2	20:00
11	3-5	3.2(조깅)	24:00	4.8	30:00
12	3-5	3.2(조깅)	23:00	4.8	〈29:00

이런 것들에 조건을 구체화해서 객관적으로 일반인들에게 이용하려고 하는 것이 체력의 동원율과 맥박수에 의한 프로그램 관리이다. 조깅과 같은 유산소의 운동(공기 중에 있는 산소를 들여 마셔 장시간 운동하는 것)의 강도는 그 운동에 신체가 적응하는 상태에서의 산소섭취 수준의 최대산소섭취량(운동 중 1분간에 들여 마시는 산소의 최대량)에 대한 비율로 나타낸다. 이것을 체력 동원율이라고 말한다. 독일의 넷가는 다음 〈표 2-10〉와 같이 일상생활 가운데서 각 운동의 비율을 나타냈다. 운동 프로그램 초기에 조깅을 시작 하려는 사람은 체력 동원율을 40%정도에서 연습을 행하는 것이 좋다.

〈표 2-10〉 1975년 독일 넷가의 체력동원율

100%	빠르게 조깅
70%	보통 조깅
40%	급보 95m/분
30%	힘을 빼고 걷는다. 40m/분
15%	rest

(일상생활에서의 직장인들에게 체력동원율은 대개 15% 전도이다.)

신체적 트레이닝에 있어서 초심자는 체력 동원율 50~55%, 중급자는 60~65%, 그리고 트레이닝은 오랫동안 계속된 사람도 체력 동원율 70%에서 실시하는 것이 일반적이다. 이 체력동원율을 구체적으로 알기 위해서는 심박수(맥박수)를 재는 것이 좋다. 심박수는 20세를 넘으면 차츰 감소하는 경향을 가지고 있다.
이점을 고려해서 작성한 것이 〈표 2-11〉과 같다.

이 표에 의해서 지금부터 조깅을 시작하려고 하는 30대의 일반인의 심박수는 분당 110회 정도의 강도에서 시작하며 40세의 사람은 심박수 분당 105회 정도의 강도에서 시작한다. 다음에 이와 같은 체력동원율의 운동을 어느 정도의 시간으로 실시하면 좋은가라고 말하는 것이 문제가 되며 〈표 2-12〉에 나타난 수치가 적당하다.

〈표 2-11〉 운동강도에 대한 연령별 심박수

강도 \ 연령	20~29세	30~39세	40~49세	50~59세	60세 이상
100%	190	185	175	165	155
90%	175	170	165	155	145
80%	165	160	150	145	135
70%	150	145	140	135	125
60%	135	135	130	125	120
50%	125	120	115	110	110
40%	110	110	105	100	100

〈표 2-12〉 조깅 시간과 강도(체력동원율)의 혼합강도(최대산소섭취량에 대한%)

운동강도 \ 시간	5분	10분	15분	30분	60분
가벼운조깅	70%	65%	60%	50%	40%
중간 정도의 조깅	80%	75%	70%	60%	50%
빠른 조깅	90%	85%	80%	70%	60%

가벼운 조깅은 보통 운동을 하지 않는 사람이나 실시하려고 하는 사람에게 적당한 것이다. 이 표에서 70% 운동 강도의 5분이라고 하는 것은 20대의 사람이 실시하는 것이며, 중·장년자는 적당하지 않다. 고령자, 비만자, 혈압이 높은 사람, 당뇨가 있는 사람 등은 50%의 운동 강도로 30분, 40%의 운동 강도로 60분 정도의 운동이 적당하다.

이와 같은 조깅운동을 어느 정도의 빈도에서 실시하지 않으면 안 된다고 말하는 점에 대해서는 주 1회에서도 트레이닝에 효과는 있으나 주 2회, 3회, 6회로 빈도를 증가하면 효과가 더욱 증가 되는 것으로 생각되어진다. 어느 쪽의 경우도 1회만 실시하는 것보다는 매일 조금씩 실시하는 것이 효과적이다.

가벼운 조깅 입문에서 중급 이상의 단계로 가는데 필요한 기간은 개인차가 크다고 말할 수 없으나, 연구진의 실험에 의하면 2~3개월 이상의 연습기간이 필요한 것으로 생각된다. 어느 정도 조깅을 효과적으로 하기 위해서는 어느 정도의 속도로 달릴까 또 어느 정도 피로할 때까지 달리기를 계속해야 효과가 있을까에 대한 지표는 없으며, 어디까지나 안전하게 달린다는 것과 자신에게 맞는 프로그램을 계획해서 생활에 습관화 시켜 합리적으로 실천하는 것이 중요한 것이다.

[연구 문제]

1. 근력, 근지구력, 심폐지구력에 대해 정의하세요.
2. 등장성, 등속성, 등척성 운동을 설명하고 그 예를 기술하세요.
3. 등장성 운동이 근력을 형성하는데 가장 효과적인 운동인 이유를 서술하시오.
4. 웨이트 트레이닝의 장·단점과 운동방법을 기술하세요.
5. 심폐기능 향상을 위한 운동방법을 설명하시오.

[참고 문헌]

강희성, 김기진, 김태운, 김형묵, 장경태, 전종귀(2006). 운동과 스포츠 생리학, 대한미디어.

김태운, 서국웅, 백영호(2001). 평생몸만들기와 건강생활, 부산대학교 체육과학연구소.

민경선, 김형렬, 배기열, 손기수, 민진아 공역(이케가미 하루오, 2000). 운동처방의 실제, 학문사.

백영호(2004). 최신운동영양학, 제일출판사.

백영호(2005). 체육의 측정과 평가, 제일출판사.

양점홍(2002). 최신트레이닝학, 부산대학교출판부.

이동춘, 서유진, 박영만 공역(마쯔모또 가쯔야, 2001). 건강과 생체의 기능, 세종출판사.

제3장 유연성 · 평형성 · 민첩성 · 순발력 및 스트레칭

1. 유연성

유연성이란 근과 관절의 가동범위를 측정한 것이다. 사람에 따라서 유연성의 정도는 아주 다양하다. 유연성이 극히 부족한 사람은 운동 수행시 고통을 느끼기도 하고 운동을 잘 수행할 수도 없다. 그 반대로 유연성이 아주 우수한 사람들은 곡예사, 체조선수 그리고 무용수로서 성공을 거두기도 한다. 모든 사람들은 개인적 필요에 따라 다르지만 일상생활을 효과적으로 수행하기 위해서는 어느 정도의 유연성이 필요하다.

1) 유연성과 신체의 각 관절에 따른 특이성

한 부위의 유연성 검사는 그 사람의 전체적 유연성을 나타내는 것은 아니다. 예컨대, “팽팽한 슬와근”은 발가락 닿기 검사(toe-touch)로 가능하지만 신체 관절의 가동범위는 부위마다 다르게 나타날 수도 있다.

2) 유연성을 발달시키기 위한 효과적인 방법

유연성 운동은 동적인 운동과 정적인 운동의 두 가지 형태가 있다. 이 두 가지 모두 유연성을 향상시키는데 효과가 있다.

(1) 동적 스트레칭(적극적 스트레칭)

적극적 스트레칭은 종종 동적 혹은 탄력적 스트레칭 운동이라고도 하며 근에 가해지는 스트레칭의 정도를 늘이기 위해 신체에 운동량을 더 할 수 있는 탄력적 운동이나 급격한 움직임을 포함하고 있다. 예컨대, 육상경기의 허들 같은 물건 위에 한쪽 발을 올려놓고 그 반대 다리의 뒤편 근에 스트레치를 가하기 위해 몸을 앞으로 굽혀 뻗는 것을 "허들선수의 걸음걸이 운동"이라고 부른다.

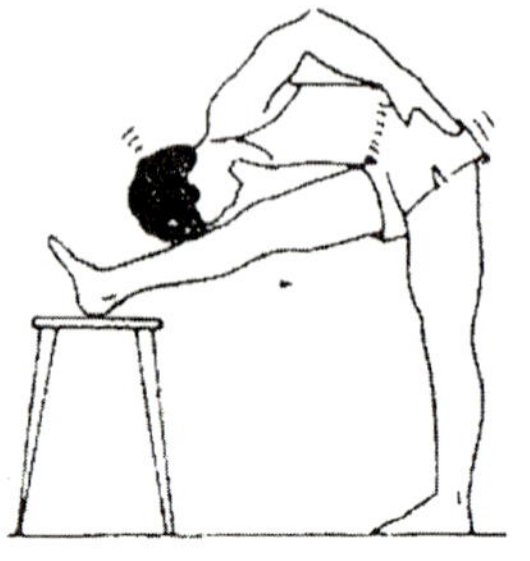

(2) 정적 스트레칭(소극적 스트레칭)

소극적 스트레칭 운동은 정적 스트레칭 운동이라고 한다. 이 운동은 근에 서서히 그리고 지속적으로 스트레칭을 가하는 것이다. 이런 형태의 운동은 근육의 길이를 서서히 늘이면서 몇 초 동안 스트레칭 된 자세를 그대로 유지하고 있는 것이다.

이런 운동의 예를 들면 앉아서 다리 펴 몸 앞으로 굽히기가 있는데 이 운동은 앉은 채로 앞으로 두 다리를 곧게 펴고 다리 뒷 근육이 가능한 많이 늘어나도록 앞으로 상체를 숙인다. 또 이때 파트너가 뒤에서 등을 서서히 눌러주거나 근육이 보다 더 스트레치 될 수 있도록 자기가 자신의 다리를 잡거나 끌어당기는 것도 좋다. 그러나 이 스트레칭을 할 때는 탄력적으로 하거나 급격한 몸동작을 해서는 안 된다.

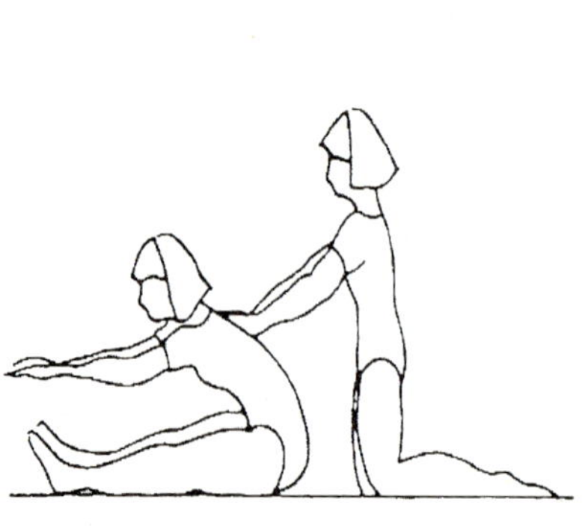

3) 유연성을 발달을 위한 트레이닝의 역치와 적정량의 운동(목표도달점)

다른 체력 종목과 같이 유연성 발달에 필요한 운동 원칙은 다음과 같다. 유연성을 발달시키려면 근육은 정상적인 길이보다 더 길게 스트레치 되어야 한다(과부하). 유연성을 위한 트레이닝의 역치점과 목표도달점이 〈표 3-1〉에 나타나 있다. 트레이닝의 역치점과 목표도달점이 동적 혹은 정적이냐에 따라 다르기 때문에 각기 다르게 구별한다.

〈표 3-1〉 유연성의 트레이닝 역치와 적성 목표점

	트레이닝의 역치		목표점	
	동적	정적	동적	정적
강도	보통 이상으로 근육을 팽팽히 스트레칭 시킨다.	보통 이상으로 팽팽히 근육을 신전시킨다(스트레칭). 가능한 많이, 서서히 하도록 한다. 필요한 경우 파트너가 도와주는 것이 좋다.	두 가지 스트레칭 방법 중 어느 것이든 정상적 길이 보다 10%정도 더 늘어나도록 한다. 가벼운 통증은 느낄 수노 있지민 심한 경우는 비정상이며 이러한 것은 근이나 관절에 어떤 문제가 생겨 발생하는 것이다.	
지속 시간	6번씩 동적 스트레치를 가 한다.	6초간 스트레칭된 자세를 유지 하고 있다.	6~12번 실시한다. 실시하는 경우는 매번 1~3회씩 반복한다.	6~15초 동안 스트레칭 된 자세를 유지하고 있다. 1~3회씩 반복한다.
빈도	매주 3일간 실시	매주 3일간 실시	매주 최소 3일 이상 실시	매주 최소 3일 이상 실시

4) 유연성 운동의 두 가지의 다른 형태의 장 · 단점

동적은 혹은 정적인 유연성 운동의 장 · 단점이 〈표 3-2〉에 나타나 있다. 유연성을 발달시키는 데는 두 가지 모두 효과적이지만 대부분의 사람들은 정적 스트레칭을 더 선호하고 있다. 스포츠 시합에 참가하기 위하여 훈련을 하고 있는 사람에게는 동적 스트레칭이 더 효과적일 수 있지만 정적 스트레칭을 먼저 한 수동적 스트레칭을 하면 가장 좋은 효과를 얻을 수 있다.

〈표 3-2〉 유연성 운동을 실시하는 데 있어서의 지침

(1) 과거 부상을 당한 적이 있는 근육에 대해서는 동적인 유연성 운동은 피한다.
(2) 등에 통증이 있는 경우에는 동적인 발가락 닿기(toe-touch)는 피하도록 한다.
(3) 동적인 스트레칭을 행할 경우 탄력적 운동은 과도한 신전을 행하지 않도록 부드럽고 쉬운 것을 택하도록 한다.
(4) 운동은 유연성을 발달시킬 필요가 있는 모든 근육군과 관절군에 대해 실시하도록 한다.
(5) 근 길이를 정상 이상으로 늘이지 않는 운동은 현재의 유연성을 유지는 시켜주지만 증가시키지는 않는다.
(6) 유연성 증가를 위해서는 근육과 관절에 적정한 과부하를 가해야 한다.

5) 신체의 사용부족 · 부상 · 질병 등은 관절의 가동 범위를 감소시킴

관절염이나 칼슘 침사는 관절에 손상을 입히기도 하고 염증은 움직일 수 없을 만큼 강한 통증을 유발시키기도 한다. 가동의 전 범위를 사용하여 관절을 움직이지 아니하면 근육과 인대의 단축이 발생한다. 즉, 좋지 않은 자세나 신체의 일부가 깁스로 움직이지 못하는 것과 같이 오랫동안 정적인 자세로 고정하면 근육 조직이 단축되고 가동성이 약해진다. 반대쪽 근육은 무시하고 한쪽만을 지나치게 발달시키는 부적당한 운동은 유연성을 제한하는 불균형을 초래하게 된다.

6) 신체의 특정 부위 길이와 유연성과의 관계

일반적으로 알고 있는 것과 반대로, 하지장 혹은 동체의 길이와 유연성 검사 결과는 그다지 관계가 없는 것으로 나타났다.

7) 유연성의 발달과 자기 수용기적 신경근 촉진법

일반적으로 호평을 받고 있는 정적 스트레칭 운동의 한 가지는 자기수용기적 신경근 촉진법이다.

마비 환자의 재활을 위한 물리치료과정으로서 먼저 개발된 이 기법은 유연성을 발달시키는데 효과가 좋다는 것이다. 이 방법을 사용하려면 먼저 스트레치된 근육을 수축시켜야 한다. 그리고 그 길항근이 수축하도록 정적인 스트레치를 가해 줄 수 있는 파트너의 도움이 필요하다.

예를 들면, 장단지근을 스트레치 시키려면 발끝으로 장단지를 먼저 수축시킨 다음 파트너가 정강이 쪽으로 발가락을 서서히 미는 동안에 자신의 정강이 앞쪽 근을 정강이 쪽으로 의도적으로 당김으로써 수축을 한다.

〈표 3-3〉 동적인 것과 정적인 스트레칭 운동의 장 · 단점 비교

정적스트레칭	동적스트레칭
(1) 안정도 : 근육에 대해 지나친 스트레칭을 하거나 근통증을 유발할 위험성이 적다. (2) 여러 가지의 근통증을 줄이는 데 사용된다. (3) 다리와 동체의 유연성에는 효과가 적다. (4) 스트레칭 된 근육은 반사성 수축을 유도하지 않는다. (5) 스트레칭 된 근육이 이완되거나 보다 큰 스트레칭을 할 수 있는 상호신경지배의 장점이 없다. (6) 반대 근육군의 수축에 의해서 가해지는 더 큰 외력 및 파트너가 필요하다	(1) 과도한 스트레치에 부상의 위험성이 크다. 조직에서 상처가 있는 오래된 부상의 경우는 특히 더하다(병리학 적으로 금지함). (2) 과부하를 가하기 위한 운동량으로서 활용함. (3) 다리, 동체의 유연성에서 더 효과적이다.(어떤 연구에서는 차이가 없다 고도 한다) (4) 반사성 수축을 유도하지만 운동량이 소멸 되었으므로 수축을 하는 동안 근육에 가해지는 부하는 과부하가 아니기 때문에 유연성에 나쁘지는 않다. (5) 반대 근육군이 항상 운동을 하므로 스트레칭 된 근육은 보다 큰 스트레치를 가해 주는 신경 비대의 장점에 의해 이완된다.

8) 유연성의 연령과 성별에 따른 영향

어린이는 성장해 가면서 성인이 될 때 까지 유연성이 증가하며 성인기 이후 유연성이 점차 줄어든다. 일반적으로 여학생들이 남학생들 보다 유연성이 더 좋다. 이것은 아마 남녀의 활동 정도와 형태의 차이 뿐 아니라 관절의 해부학적 차이로 인한 것이라고 한다.

한편, 〈표 3-3〉은 동적 및 정적인 스트레칭 운동의 장·단점을 비교한 것으로 유연성 운동에 도움이 될 것으로 판단되어 진다.

2. 평형성

평형성이란 움직이는 상태에서 균형을 유지하는 정도를 말하며 신체의 안전유지와 사고 및 위험을 예방하는데 중요한 역할을 한다. 유아는 평형감각을 발달시킴으로써 바르고 좋은 자세를 유지시킬 수 있으며 안정된 동작으로 운동을 수행해 낼 수 있게 된다.

평형성은 신체를 일정한 자세로 유지할 수 있는 능력을 말하며, 이 평형성은 일상생활이나 스포츠 현장에서 밸런스(balance), 신체의 미적 표현능력, 균형, 안정상태를 유지하는데 중요한 요인으로 작용하고 있다. 이와 같은 평형성은 반사운동에 의해 무의식적으로 이루어지는 경우가 많으나, 자세유지를 위한 신체 움직임의 조절은 체내의 귀환구조(feedback mechanism)가 관계하고 있다. 즉 근이나 건 내의 근방추나 골지기관으로부터 근의 길이나 장력의 변화에 따라 구심성 자극을 발사하고 전도하며, 원심성 자극에 의해 근의 긴장상태가 조절된다. 다시 말해서 전정기관으로부터 신체의 기울기나 동요에 대한 정보가 나오고 그것에 의해 근의 긴장이 조절되는 것이다. 또 뇌나 삼반고리관으로부터 오는 정보 이외에도 시각, 청각, 피부 등에서 오는 정보를 종합하여 자기의 체위를 목적한 바에 잘 대처하도록 밸런스를 조절하고 있다. 이러한 작용이 원활하게 이루어지도록 신체의 안정성을 일정하게 유지할 수 있는 능력을 평형성이라고 한다.

〈평형성 측정의 예〉

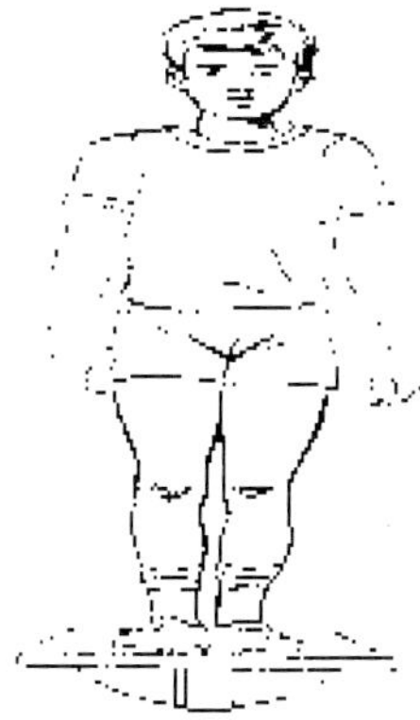

3. 민첩성

민첩성이란 재빠른 동작으로 신체를 잘 조정하고 부드럽게 반응할 수 있는 능력 혹은 신체 동작에 있어서 전신적인 동작인 부분적인 동작을 신속하게 변경한다든지, 운동의 반향을 재빠르게 바꿀 수 있는 능력이라 할 수 있다. 다른 말로는 mobility, shiftness 등으로 표현되고도 있으며, Johnson 등(1986)은 “몸의 위치와 방향을 빠르고 정확하게 전환시킬 수 있는 신체적 능력”으로 Jensen 등(1972)은 “신체의 일부분 혹은 전체를 가능한 한 빠른 속도로 움직이면서 빠르고 효과적으로 방향을 전환할 수 있는 능력” 등으로 정의하고 있다. 민첩한 움직임을 테스트하는 경우에는 신경 전달 속도와 근수축의 빠르기 등 두 가지가 주체가 된다.

인간의 신경 전달 속도는 구심성 신경일지라도 70~120m/sec걸리며, 원심성의 신경을 포함해 체내를 한 바퀴 도는 데는 빨라도 약 120m/sec를 요한다고 한다. 이것은 개인차가 있으며, 민첩한 움직임의 주체는 근수축의 빠르기에 의존하는 것이다.

근수축의 빠르기를 측정하려면 어떤 동작을 하도록 하여 이것의 소요시간을 계측하면 된다. 일반적으로 많이 사용하고 있는 민첩성 테스트는 반응시간 측정과 start dash 때의 반응 동작, 손가락의 테이핑(tapping), 다리의 스텝핑(stepping) 등이 있고, 근수축면의 민첩성 테스트에는 셔틀 런(shuttle run), 어질리티 런(agility run), 부메랑 런(boomerang run), 지그재그 런(zig zag run) 등이 있으며, 반복 동작의 빠르기를 중심으로 한 것으로서는 버피 테스트(burpee test)등이 있다. 이와 같은 테스트들은 영국을 중심으로 모든 나라에서 운동능력의 battery test 항목 중의 하나로 사용하고 있으며, 또한 이들 대부분은 민첩성을 측정하여 평가의 자료를 얻기 위한 테스트 종목으로 이용하고 있다.

〈민첩성 측정의 예〉

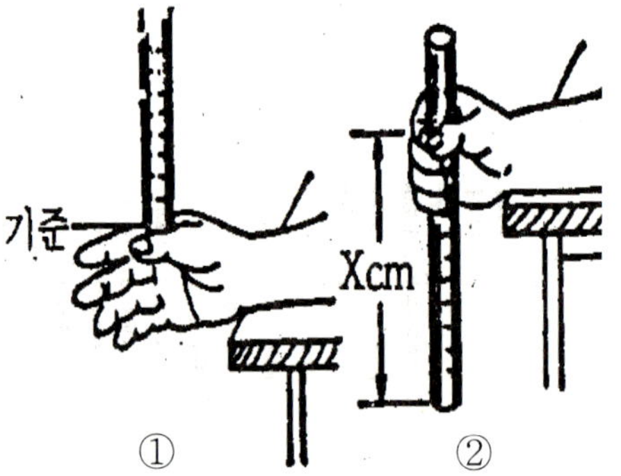

봉 반응 테스트

4. 순발력

순발력의 정의를 Nelson(1969)은 "가장 짧은 시간 내에 최대의 힘을 발휘할 수 있는 능력"이라 하였다. 일반적으로 파워는 신체활동에서 근육이 수축하면서 일어나는 힘을 의미하지만, 순발력이라 함은 빠르고 순간적인 근수축에 의해 일어나는 파워를 의미한다. 즉, 축구에서는 슈팅하는 순간, 배구에서 스파이크 순간, 테니스에서 임팩트하는 순간, 태권도에서 돌려차기 하는 순간 등 최대의 빠른 시간 내에서 순간적으로 폭발적인 힘을 집약시킬 수 있는 파워를 의미한다.

즉, 순발력이란 단위시간 내에 이루어지는 작업이라 정의하며 힘과 속도의 적으로 다음과 같이 나타낼 수 있다.

P(파워)=F(힘)×V(속도)=F×D(거리)/T(시간)=작업량/시간=작업률

유도나 씨름경기에서 키가 작고 단단한 선수들이 거구의 선수들을 힘이 아닌 기교로 즉, 스피드 있고 타이밍이 맞는 절묘한 기술로써 넘어뜨리는 모습을 자주 볼 수 있다. 그리고 높이뛰기 세계기록을 보유한 경험이 있는 소련의 부르멜 선수는 신장이 큰 것뿐만이 아니고 수직도의 기록도 104cm라는 놀라운 능력을 소유했었다. 이밖에 다양한 운동 현장에서 근육의 힘과 속도가 가해진 파워의 중요함을 엿볼 수 있으며, 이러한 파워는 체육이나 스포츠 분야에서는 "최대의 노력으로써 동적으로 그리고 순간적으로 힘을 발휘하는 능력"을 순발력이라고 한다.

〈순발력 측정의 예〉

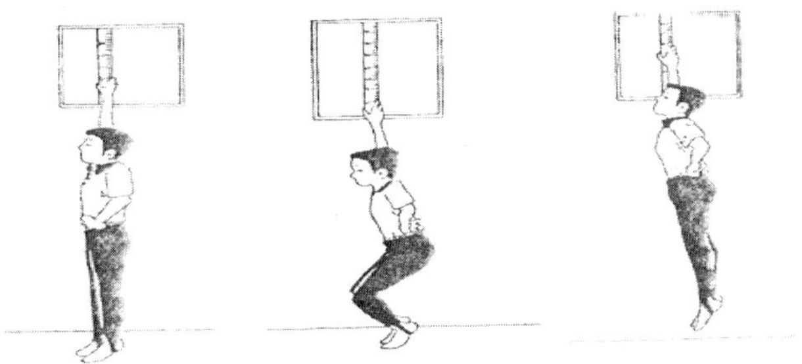

제자리 높이뛰기

5. 스트레칭

스트레칭은 배우기가 쉽다. 그러나 스트레칭에는 올바른 방법과 그릇된 방법이 있다. 올바른 방법은 스트레칭 되는 근에 주의를 기울여 긴장을 풀고 지속적으로 스트레칭 하는 것이다. 불행히도 많은 사람들에 의해서 행해지고 있는 그릇된 방법은 상하로 반동을 주거나 통증이 있는 지점을 스트레칭 하는 것이다. 이러한 방법은 사실 이롭기보다는 해로운 영향을 미칠 것이다. 모든 참가자가 규칙적이고 정확하게 스트레칭을 행한다면 모든 운동이 훨씬 쉽게 이루어진다는 것을 알게 될 것이

다. 타이트한 근이나 근군을 이완시키는 데는 어느 정도의 시간이 소요될 것이지만 유쾌한 기분을 느끼며, 운동 시 발생되는 각종 스포츠 상해를 예방하는 장점이 있다.

1) 쉬운 스트레칭

스트레칭을 시작할 때는 쉬운 스트레칭에서 10~30초를 소비하도록 한다. 스트레칭을 부드럽게 느껴지는 상태까지 실시하고 이완시키도록 한다. 긴장감은 자세를 유지함에 따라 서서히 완화되어야 한다. 만일 그렇지 않다면 스트레칭을 약간 쉽게 하거나 편안한 긴장도를 찾도록 한다. 쉬운 스트레칭은 타이트한 근을 완화시켜주고, 본 운동을 적극적으로 실시할 수 있도록 신체조직을 준비시키는 역할을 한다.

2) 전문화된 스트레칭

쉬운 스트레칭 실시한 후 서서히 전문화된 스트레칭으로 나아가도록 한다. 마찬가지로 반동을 주지 않도록 한다. 부드러운 긴장을 느낄 때까지 1인치만 더 움직이고, 10~30초 동안 유지하도록 한다. 신체의 적정한 컨트롤 하에서 실시하도록 한다. 역시 근 긴장이 감소 될 것이지만 그렇지 않다면 약간 쉽게 늦추도록 한다. 전문화된 스트레칭은 근을 훌륭히 가다듬어 주며 유연성을 증가시켜 준다.

3) 호흡

호흡은 느리고 리듬 있게 실시되어야 한다. 예를 들어 스트레칭을 하기 위해 몸을 앞으로 굽힐 때 숨을 내쉰 후 스트레칭이 유지되는 동안 서서히 들이마시도록 한다. 스트레칭을 실시하는 동안 숨을 들이 마시지 않도록 한다.

4) 셈하기

처음에는 매 스트레칭 동안 조용히 초를 세도록 한다. 이것은 장시간 동안 적당한 긴장을 확실히 유지할 수 있도록 할 것이다. 한동안 계속된 후에는 본인의 느낌에 의해 스트레칭 할 수 있을 것이다.

[연구 문제]

1. 자기 수용기적 신경근 촉진(PNF)에 대해 설명하시오.
2. 동적 스트레칭과 정적 스트레칭을 비교 분석 하시오.
3. 순발력과 평형성에 대해 서술하시오.

[참고 문헌]

강희성, 김기진, 김태운, 김형묵, 장경태, 전종귀(2006). 운동과 스포츠 생리학, 대한미디어.

김태운, 서국웅, 백영호(2001). 평생몸만들기와 건강생활, 부산대학교 체육과학연구소.

백영호(2004). 최신운동영양학, 제일출판사.

백영호(2005). 체육의 측정과 평가, 제일출판사.

서울 YMCA (1995). 유아 체육의 실제, 서울 YMCA 서대문지회, 27. 51

유승희, 송종국, 김형돈, 윤형기(2000). 체육측정평가, 서울: 산과들출판사

Barry L. Johnson, Jack K. Nelson(1986). Practical Measurements for Evaluation in Physical Education, Macmillan Publishing Company.

Sharkey, B, J. (1974). Physiology Fitness and Weight Control, Missoula. MT: Mountain Press.

제4장 운동처방과 안전

1. 운동처방

항상 신체를 건강한 상태로 유지하기 위해서는 자신의 체력수준에 알맞은 운동을 규칙적으로 하여야만 한다. 그런데 이제 우리나라도 모든 도시인들의 생활이 대문 앞에서 차타고 나가면 집 앞 차에서 내리는 생활로 변화 되어가고 있어, 걷기조차 어려워지는 생활양식으로 변화하고 있다. 직장에서도 대부분의 시간을 의자에 앉아서 지내는 좌식생활을 하고 있다. 이로 인하여 체력과 생리직 예비력이 저하되고 각종 질환 발생률이 높아짐에 따라서 운동에 의한 체력 증진이 건강관리에서 매우 중요한 의미를 갖게 되었다.

건강을 유지 · 증진하기 위해서나 비만, 고혈압, 당뇨병, 고지혈증, 협심증, 요통, 관절염, 골다공증 등의 생활습관병을 예방하고 치료하기 위해서는 자신의 건강상태와 체력수준에 알맞은 적당한 운동을 선택하여 규칙적으로 실시하여야만 한다.

그렇다면 건강상태와 체력수준에 알맞은 적당한 운동을 처방한다고 할 때 '운동처방'이라고 하는 것은 어떤 절차를 거쳐서 정해져야 하며, 어떤 의미를 가지고 있는지가 문제가 될 것이다. 흔히 운동을 한다고 하면 등산이나 조깅, 수영, 사이클, 줄넘기, 맨손체조 혹은 골프나 테니스, 헬스운동이라고 하는 특정 운동종목을 생각하기가 쉽지만 그렇지가 않다는 것을 알아야만 한다.

최근 운동생리학, 스포츠의학 등의 연구 분야에서 효과적인 운동방법의 개발은 큰 진보를 보이고 있으며, 그 학문적 논리를 정립하여 운동처방이라는 새로운 학문 영역이 개척되어졌다.

운동처방이란 용어는 질병에 따라 약을 제조하는 것과 같이 약의 처방이란 말에서 파생된 것으로서, 1972년 필라델피아에서 개최된 전 미국 스포츠 의학회 American College of Sports Medicine(ACSM)의 연차 총회의 재활 특별분과에서 제창되었으며, 체력의 향상과 건강의 유지 · 증진을 목적으로 개인의 체력수준, 건강상태, 연령, 성별 등을 고려한 운동의 종류와 운동의 형식을 선택해주고 그 질과 양을 어떻게 실시하여야 하는가를 구체적으로 제시하고 있다.

그러므로 자신에게 알맞은 적당한 운동을 결정하기 위해서는 의학적 검사와 운동부하검사를 통해서 운동하는 사람의 성별, 연령, 체력수준, 건강상태, 운동경험 등 개인의 신체적 여건을 충분히 고려한 전문가의 운동처방을 받아야 한다.

이러한 개인별 운동처방은 그 사람이 할 수 있는 운동종목, 운동강도, 운동시간, 운동빈도를 그 사람에게 가장 적합하도록 결정하여 운동효과는 높이고, 갑작스런 사고의 위험을 줄여줌으로서 안전하게 운동을 할 수 있도록 한다.

따라서 운동처방은 자신의 건강유지 · 증진이나 질병치료에 어떠한 운동을 어떻게 하여야 되는지를 판단할 수 있는 근거를 제시해 줄 뿐만 아니라, 운동의 효과와 안전을 보장하는 과학적인 지침을 제공하는 것이라고 할 수 있다.

2. 운동처방의 순서

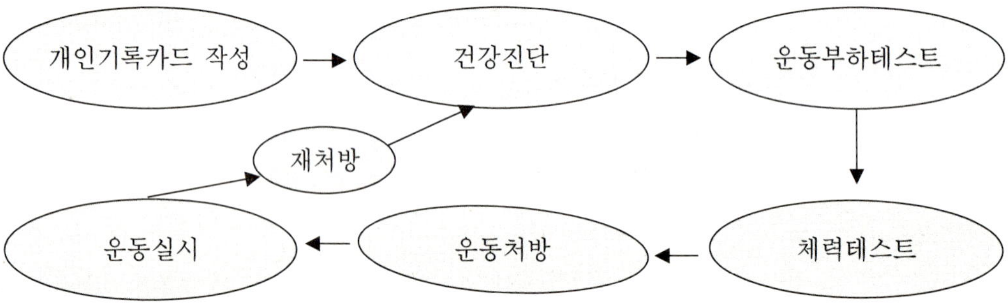

〈그림 4-1〉 운동처방순서

1) 개인기록카드 작성

건강의식을 포함한 신체의 특성을 알기 위한 최소한의 내용으로 성명, 성별, 연령, 직업, 과거의 질병기록, 과거의 운동 유무, 현재 실시하고 있는 운동종목, 컨디션 상태, 식욕, 수면상태, 대변상태, 음주, 흡연, 생활습관, 복용하고 있는 약의 종류, 비만 상태 등을 기재한다.

2) 메티칼 체크

먼저 합병증의 유·무를 진단한다. 그러기 위해서 일반적인 진찰을 비롯해 뇨검사, 혈압측정, 혈액의 화학적 검사, 심전도(부하시험), 또 필요에 따라 심장초음파 검사 등도 실시한다. 특히 빠져서는 안 되는 것이 심혈관계에 대한 운동부하검사이다.

각자의 목표체중을 설정하는 기준을 정한 뒤, 심장, 체중 검사에 더해 피지후 측정 또는 체지방량 측정(임피던스법, CT촬영법)도 실시한다. 그리고 운동한 뒤의 안정성을 확보하기 위하여 뼈, 관절계통의 점검도 잊어서는 안 된다.

3) 운동부하 테스트

운동부하검사로는 트레이드밀, 혹은 자전거 에르고미터를 사용한다. 이 중 자전거 에르고미터는 운동량의 정량화가 쉽고, 뼈·관절의 부담이 적은 것 등의 이점이 있다. 자전거 에르고미터에 의한 부하검사는 1분마다 부하 강도를 높이는 점증법과 연속적으로 부하를 높이는 램프 점증법이 있다. 운동 중에 심근에 허혈 장해가 생기면 심전도상의 변화로서 ST의 저하, T파의 변화, 운동 중에 출현하는 심실성 기외수축(ventricular ectopy)이 있다. 특히 운동강도가 높아져 최대산소 섭취량 수준에 이르러면 혐기성대사가 독점하는 비율이 크게 되거나, 흉통을 수반하거나 하는 경우에는 허혈성심질환의 진단은 보다 확실하게 된다.

4) 체력테스트

개인의 건강상태와 체력에 맞게 운동처방을 실시하기 위해서는 다음의 항목을 평가한다.

· 체격의 요소
· 운동을 발현시키는 신체의 각 요소의 근력계(악력, 배근력, 각력 등)
· 운동을 유지시키는 호흡순환기계(심장, 폐기능, 혈관망)의 발달
· 운동을 조정하는 신경계(평형성, 민첩성, 교치성, 협응성 등) 등을 측정한다.

5) 운동 실시 때의 유의점

· 운동을 실시할 때는 항상 준비운동과 정리운동을 철저히 실시할 것.
· 체력수준에 따라 입문과정, 초급과정, 중급과정, 상급과정으로 나누어 실시할 것.
· 운동을 실시한 지 3개월 후 다시 운동처방을 받는다〈그림 4-1 참조〉.
· 운동요법을 개시하기 전에 운동이 가져다주는 유용성에 대해서 충분히 인식할 수 있도록 대상자에게 교육을 한다.
· 트레이닝을 계속할 수 있는 의지를 강화한 뒤에도, 체중과 체지방률의 검사, 혈압, 생화학검사, 가능하면 체력테스트도 정기적으로 실시하여 운동의 성과를 확인할 수 있도록 한다.
· 가벼운 운동에서 강한 것으로, 운동의 종류 등도 적절하게 바꾸어 가면서 자신의 체력에 적당한 페이스로 실시한다. 획일적인 운동처방의 강요는 하지 않는다.
· 운동일지를 만들어 일상생활의 운동량을 체크하거나, 행동요법 잘 조정한다.

3. 운동처방의 원리

1) 과부하의 원리

과부하(over-load)란 일상생활 중에 받는 자극보다 더 강한 자극을 의미한다. 이와 같은 과정을 어느 일정 기간 이상 계속하거나 또는 반복하면 그 기능은 발달한다. 이것이 과부하의 원리이다.

2) 점진성의 원리

점증부하(progressive-load)는 운동기간 중 운동의 양과 질을 점진적으로 증가시켜가는 것을 의미한다. 인체는 갑자기 강한 부하를 받으면 견디어낼 수 없고 피로해지기 때문에 처음에는 가벼운 부하로부터 시작하지 않으면 안 된다. 그러나 언제나 가벼운 부하로 머물러 있으면 기능은 그 부하와 평행한 상태에 머무른다. 따라서 피로해지지 않고 기능을 발달시키기 위해서는 점차 부하를 높여가는 것이 필요하다. 이것이 점진성의 원리이다.

3) 반복성의 원리

트레이닝은 정기적으로 반복 시행함으로서 효과를 얻을 수 있다. 간헐적 혹은 일시적, 집중적인 운동은 충분한 효과가 기대되지 않을 뿐만 아니라, 때로는 사고의 원인이 되기도 한다.

4) 개별성의 원리

개별성의 원리는 대상자의 특성에 맞게 운동을 실시함으로서 보다 큰 효과를 얻을 수 있다는 것이다. 따라서 운동의 종류, 운동강도, 운동시간, 운동방법 등을 선택할 때 반드시 개인의 성, 연령, 발육단계, 체형, 체력수준, 건강상태, 숙련도, 심리적 특성 등을 고려해야 한다.

5) 특이성의 원리

운동의 효과는 과부하의 원칙에 의해 운동부하를 적용한 신체의 계통 또는 일부 기관이나 조직에 한정되어 나타난다. 구체적으로 특정 에너지 시스템을 포함한 특정 근육집단의 기능개선은 각각 그 해당 에너지 시스템 또는 해당 근육집단과 밀접한 관계가 있는 운동을 통하여 이루어지는데 이를 특이성(specificity)의 원리하고 한다. 예를 들면 웨이트 트레이닝은 근의 비대나 근력을 증대시키는 것에 비하여 장거리 달리기는 호흡순환계의 지구력은 향상되지만 근비대는 일어나지 않는다.

4. 운동처방의 요소

운동처방을 구성하는 4가지 요소로 운동빈도, 운동강도, 운동시간, 운동형태를 들 수 있다. 운동의 형태는 높은 강도의 운동으로서 단시간 내의 무산소적 운동, 낮은 강도의 운동으로서 장시간의 유산소적 운동이나 유산소적 운동과 무산소적 운동을 혼합시킨 운동 등이 있다.

좋은 운동 프로그램을 작성하는 데 있어서 중요한 것은 즐겁게 할 수 있도록 하는 것은 당연한 것이며, 일반인들에 있어서는 호흡순환계의 지구력 향상이 운동 프로그램에 대단히 중요한 것이며, 근력, 근지구력, 유연성의 향상이 복합적으로 이루어지도록 구성해야 한다.

즉, 운동처방은 어떤 운동을 어느 정도로 얼마만큼의 시간동안 얼마나 자주 하여야 하는가를 제시할 수 있어야 한다. 즉 운동처방은 운동빈도, 운동강도, 운동시간, 운동형태 등의 요소로 구성된다.

1) 운동빈도(frequency)

운동빈도란 처방된 종목, 강도, 시간으로 구성된 운동 프로그램을 1주일 동안에 실시한 날짜수를 의미한다. 운동은 규칙적이고 지속적으로 실시해야 하지만, 얼마나 자주하느냐에 따라서 그 효과는 달라질 수 있다. 운동빈도는 일반적으로 주당 운동회수(예: 3일/주)로 나타내며 적정한 운동빈도는 운동처방의 목적과 개인의 수준에 따라서 결정되어야 한다. 운동빈도의 설정은 개인의 여건이나 상태가 배려되어야 하나 이러한 조건이 충분한 경우에는 운동의 효과와 운동 후에 나타나는 피로가 우선적으로 고려되어야 한다.

운동빈도를 더 높이면 그에 따라 효과가 커지는 것은 분명하나, 피로가 축적되면 부작용이 초래되므로 주의하여야 한다.

2) 운동강도(intensity)

운동강도는 어느 정도로 운동을 할 것인가를 결정하는 중요한 척도가 된다. 일반적으로 운동의 강도는 %HRRmax, %HRmax, %$\dot{V}O_2$max, %1RM, 주관적 운동강도 등으로 표시하는데 개인의 수준에 따라서 강도는 다르게 처방되어야 하지만 항상 운동강도의 적정 범위를 고려하지 않으면 안 된다. 즉 운동강도는 안전한계와 유효한계 범위 사이에서 채택되어야 한다는 말이다. 안전한계란 그 이상의 강도에서는 위험을 수반할 수 있는 운동강도이며 유효한계란 그 이하의 강도에서는 운동의 효과를 기대하기 어려운 운동강도이다.

(1) 산소섭취량

가장 많이 보급되고 있는 방법으로 운동생리학적으로 가장 기본적인 방법으로 1

분간에 걸친 산소섭취량(혹은 산소소비량)에 의해 운동 강도를 나타낸다. 개인의 최대산소섭취량[maximal O2 intake($\dot{V}O_2max$, mℓ/kg/min)을 측정해서 이것을 100%로 하고 어떤 운동에서 소비된 산소가 $\dot{V}O_2max$의 몇%에 상당하는지를 운동 강도로 나타낸다. 이것이 %최대산소섭취량(%$\dot{V}O_2max$)이다. 자전거 에르고미터나 트레드밀을 사용해서 최대운동부하를 주었을 때의 O_2 섭취량을 측정한다.

(2) 목표심박수

목표 심박수(target heart rate)범위를 계산해서 적절한 운동강도를 결정할 수 있다. THR 범위는 트레이닝 효과를 달성하기에 충분하고 트레이닝 효과에 필요한 총 운동량을 달성하면서도, 오래 운동하기에는 충분히 낮은 심박수의 범위를 말한다. 보통 참여자들에게 적당한 THR 범위는 최대 심박수의 70~85%이다.
THR을 계산하는 첫 단계는 최대 심박수를 추정하는 것이다.

다음을 완성하시오.

220 – 연령(년) = 연령에 의해 추정된 최대 심박수
예 : 50세 일 경우
220 – 50 = 170회/분
참여자의 연령을 이용하시오 :
220 – ________________ (년) = ______________ 회/분

두 번째 단계는 THR 범위를 계산하는 것이다.

최대 심박수의 70% = THR범위의 최저치
예 : 170회/분의 70% = 119회/분
참여자 : 0.70 × __________ 회/분 = __________ 회/분
최대 심박수의 85% = THR범위의 최고치
예 : 170회/분의 85% = 145회/분
참여자 : 0.85 × __________ 회/분 = __________ 회/분

(3) 자각적 운동 강도(rating of perceived exertion; RPE)

Borg(1973)가 제창한 것으로 자각적으로 느끼는 주관적 운동 강도가 심박수와 정비례하는 관계임을 인식하고, 운동중의 생체부담도를 감각적, 주관적으로 파악하는 방법이다.

이는 운동을 하고 있을 때의 자각적 부담정도를 표에 의해 수량화한다. 이 방법을 이용하기 위해서는 운동의 종류는 정상운동이고 전신운동인 것이 적합하다. 또한 일정한 강도의 운동일 것이 요구되며, 어느 정도 강도의 운동을 적어도 5분 이상 계속한 시점의 자각적인 느낌을 이용하여 수량화한다. 즉, 각개인의 자각적 운동 강도와 심박수와의 관계를 어느 정도 안정시키는 것이 필요하다.

일정강도의 운동을 지속한 시점에서 느끼는 자각적 감각을 RPE로 적용해서 강도를 추정하면 좋다. 자각적 부담도를 20까지의 정수로 기준화해 두고 그 스코어를 10배한 것이 심박수가 되는 것처럼 고안되고 있다(예, 약간 힘들다 13×10=130). 이 관계는 늘 정확하다고 말할 수 없지만 운동에 익숙해지면 잘 일치하게 될 것이다.

〈표 4-1〉 주관적 운동 강도(Brog, 1983)

RPE 점수	$\%\dot{V}O_2$ max	강도의 느낌정도	맥박수/분(bpm)					기타감각
			20대	30대	40대	50대	60대	
20 19	100	운동을 할 수 없을 정도로 고통	190	185	175	165	155	몸 전체가 고통스럽다.
18 17	90	대단히 힘들다	175	170	165	155	145	무리, 100%와 차가 없다고 느낌. 숨이 막힘, 약간 말함.
16 15	80	힘들다	165	160	150	145	135	멈추고 싶다. 목이 탐. 참고 버팀.
14 13	70	약간 힘들다	150	145	140	135	125	어디까지 할 것인지 불안, 긴장. 땀에 흠뻑 젖음.
12 11	60	약간 쉽다	135	135	130	125	120	언제까지나 계속할 수 있다. 충실, 땀이 남.
10 9	50	쉽다	125	120	115	110	110	땀이 나는지 안 나는지 마음이 걱정된다.
8 7	40	대단히 쉽다	110	110	105	100	100	즐겁고 기분이 좋지만 어딘가 부족하다.
6 5	30	운동을 거의 하지 않는 것처럼 편하다	90	90	90	90	90	움직이는 편이 즐거운지 정말로 알 수 없다.
4 3	20		75	75	75	75	75	

3) 운동시간(time)

준비운동과 정리운동을 제외한 주운동시간은 보통 15~60분이다. 가장 일반적인 운동시간은 20~30분이다. 이 정도의 운동시간은 최대운동능력을 향상시키는데 반드시 필요하다.

체력수준이 낮은 사람은 초기에는 운동 강도보다는 운동 지속시간을 증가하는 것이 좋으며, 부상예방이나 운동을 기피하지 않게 하기 위해서는 운동시간을 60분을 초과하지 않도록 하는 것이 좋다. 노인은 운동의 위험도, 심폐기능, 체력수준 등을 고려해서 낮은 강도의 운동을 오래 하는 편이 안전하다. 비만에 대한 감량, 당뇨병의 운동요법 등을 목적으로 하는 경우, 운동에 의한 에너지소비를 조금이라도 많게 하기 위해서는 가벼운 운동을 장시간 실시하도록 한다.

4) 운동형태(type)

운동처방의 목적에 따라서 운동의 형태가 선별되어야 한다. 심폐지구력을 개선하기 위해서는 달리기, 자전거 타기, 수영 등 유산소 운동을 하여야 할 것이며 근력이나 근지구력을 개선하려면 웨이트 트레이닝이나 서킷 트레이닝 등의 운동을 선택하여야 할 것이다. 또한 질병이나 개인적인 특수한 상황에 따라서도 운동의 형태는 달라져야 한다.

5. 체력요소별 운동처방 지침

체력 테스트에 의해서 확실히 밝혀진 체력 진단표로부터 다른 체력요소와 비교하여 낮은 요소가 있는 경우에는, 그것을 강화시키기 위한 대책을 운동처방 속에 포함시키는 것이 바람직하다. 그러기 위해서는 각 체력요소에 대하여 그것을 강화시키기 위해서는 어떻게 하면 좋은가를 염두에 두고, 문제가 된 체력요소에 대하여 강화시킬 수 있는 운동종목을 포함시키면 된다.

1) 전신지구력

전신지구력을 높이기 위해서는 호흡·순환계에 상당히 장기간에 걸쳐서 중정도 이상의 자극을 부가할 필요가 있다. 유산소 운동의 대부분은 호흡·순환계에 지속적인 자극을 주기 때문에 전신지구력을 강화시키는 운동이라고 말할 수 있다.

2) 근지구력

최대근력의 1/3내지 1/4의 근력으로 할 수 있는 동적운동을 피로할 때까지 실시함으로서, 근지구력을 효율적으로 높일 수 있다. 전신지구력을 강화시키는 운동에 의해서도 각근 등과 같은 지구력을 높일 수 있다. 복근과 상완근의 지구력을 높이기 위해서는 윗몸일으키기나 엎드려 팔굽혀펴기 등을 피로할 때까지 매일 2~3set 정도를 실시한다.

3) 근력

근력을 효율적으로 트레이닝하는 방법으로서 정적근력 트레이닝법과 동적근력 트레이닝법이 있다. 정적근력 트레이닝법은 최대근력에 가까운 힘을 5~10초간 지속적으로 발휘하고, 수분간 휴식을 사이에 두고 몇 sets를 반복하는 것이다. 동적근력 트레이닝법은 10~20회 운동으로 피로상태에 빠지는 부하강도에서 리드미컬한 동적 근운동을 더 이상 할 수 없을 때까지 실시하고 수 분 간 휴식을 사이에 두고 몇 sets를 반복한다.

4) 순발력

순간적인 근력의 발휘가 요구되는 운동을 반복하면 얻어진다. 그때 완전히 피로할 때까지 지속하는 것이 아니라 순발력이 약간 저하하기 시작한 시점에서 1set를 끝내고, 적당한 휴식을 취하고 다음 set를 실시한다. 1회에 수 set를 반복한다.

단거리 질주, 도약, 투척, 수영, 럭비, 유도, 씨름 등의 스포츠에서는 순발력을 필요로 하는 장면이 많기 때문에 이들 스포츠를 즐기고 있는 사이에 자연적으로 순발력이 양성된다.

5) 민첩성

테니스, 탁구, 배드민턴, 스쿼시, 축구, 핸드볼 등의 구기는 민첩성을 양성하는데 가장 효과적인 스포츠이며, 이들 스포츠를 즐기는 가운데 자연적으로 민첩한 행동이 이루어지게 된다. 이 외에도 스키, 스케이트, 검도, 펜싱 등도 이 목적에 적합한 운동이다.

6) 유연성

관절의 가동역을 통증을 느끼지 않을 정도로 의식적으로 넓히려고 노력하는 것이 유연성을 길러주는데 도움이 된다. 이때 반동을 이용하여 관절을 굽히거나 신전시키는 것은 위험하다. 천천히 굽혀가는 편이 안전하고 또한 효과도 크다. 유연체조는 일반적으로 유연성을 높이는데 도움이 된다. 스트레칭은 유연성의 발달에 특히 효과가 높은 운동이다. 스포츠 종목 중에서 체조, 수영 등과 같은 것은 유연성 발달에 도움이 된다. 또한 여러 가지 스포츠 활동이 끝나고 체온이 아직 높게 유지되고 있는 동안이나 목욕을 하고 난 후가 유연성 트레이닝에 가장 좋은 시기이다.

7) 평형성

평형성에는 신경계가 밀접하게 관여하고 있기 때문에 발육기에 트레이닝을 하면 잘 발달된다. 한편 평형성은 나이가 듦에 따라 일단 저하되기 시작하면, 그 밖의 다른 체력요소에 비하여 회복이 늦다고 알려져 있다.

스포츠 종목 중에서 스케이트, 스키, 기계체조, 도수체조, 댄스 등은 평형성을 높이는데 적합한 운동이며, 눈감고 외발서기의 연습도 상당히 효과가 있다.

6. 성 · 연령을 고려한 운동처방

1) 청소년기의 운동처방

청소년기에 보이는 신체 각 부위들의 급격한 발육과 성의 구별에 있어 평생 지속되는 신체적 건강의 토대를 제공한다. 아울러 학교 수업과 시험, 이성과 감정의 부조화 등으로 인한 스트레스를 해소시켜 강한 자신감과 긍정적이고 진취적인 생각을 가지게 한다.

심폐지구력과 근력을 향상시켜 심장을 강하게 하고, 근육을 크고 튼튼하게 한다. 또한 청소년기 이후에 나타나는 유연성 감소를 예방할 수 있다.

청소년기의 운동은 적절한 체중 유지에 도움이 되며, 특히 운동 중 분비되는 엔돌핀은 마음을 편안히 하고 기분을 상쾌하게 하여, 정서적으로 불안한 시기를 이겨내는데 도움이 된다.

매일 학교, 학원수업과 시험 등에 시달리다 보면 운동은 커녕 잠잘 시간도 부족하다. 따라서 방과 후나 주말은 물론 휴식 시간을 이용하여 운동하도록 하며, 규칙적으로 운동을 하도록 한다.

〈표 4-2〉 청소년 운동프로그램

	증 상	내 용
심폐지구력 운동	운동종류	빠르게 걷기, 달리기, 자전거타기, 줄넘기, 계단오르내리기, 에어로빅, 수영 등 유산소운동이다. 친구들과 어울려 농구, 축구 등 구기종목을 하는 것 역시 권장한다.
	운동강도	초기 운동강도는 최대산소섭취량의 50~85% 수준에서 상해를 입거나 체중의 감소가 나타나면 운동강도를 낮추도록 한다.
	운동시간	1회 20~30분 정도이다. 충분한 시간이 없다면 10분씩 2~3번 나누어 운동한다.
	운동빈도	일주일에 3번이다. 자신의 시간 계획에 맞추어 규칙적으로 실시한다.

〈표 4-2〉 청소년 운동프로그램(앞장 연결됨)

	증 상	내 용
근력 운동	운동종류	철봉, 윗몸일으키기, 팔굽혀펴기 등 자신의 체중을 부하로 쉽게 이용할 수 있는 운동이다.
	운동강도	중량부하운동의 경우 성인의 근력강화운동에 준하여 실시한다.
	운동시간	
	운동빈도	
유연성 운동	운동종류	생활 속에서 쉽게 할 수 있는 팔, 어깨, 허벅지, 허리 등 신체 각 부위의 스트레칭이다.
	운동강도	반동 없이 천천히 근육을 늘어뜨려 근육에 약간의 통증이 느껴지는 지점까지 실시한다.
	운동시간	한 동작을 최소한 10~30초간 유지한다.
	운동빈도	운동 전후 준비운동 및 정리운동의 형태로 실시한다. 휴식시간을 이용하여 실시하면 몸과 마음의 긴장 이완에 도움을 준다.

2) 여성의 운동처방

운동처방에 있어서 운동의 원칙이나 방법은 성별간에 차이가 없으며 운동량에 차이가 있게 된다. 일반적으로 운동을 실시하는 이유는 개인마다 다르나, 여성의 경우 특별한 경우를 제외하고는 대부분의 목적이 운동을 통해 체중을 조절하고 몸매를 유지하는 것이다. 여성의 운동프로그램은 대부분 남성에 비해 운동의 질과 양을 낮추어서 작성하고, 개개인의 운동능력에 따라 운동강도를 적용하는 것은 매우 중요하다. 특히 여성은 남성에 비해 지방이 많으며, 제지방체중이 적고 지구성 능력이 낮기 때문에 운동강도를 적절하게 조절해야 한다. 성인 여성의 경우 유산소운동은 최대산소섭취량의 50~60% 정도의 강도로 30분 이상의 운동을 지속하는 것이 바람직하다.

또한 운동프로그램은 잠재적인 상해의 위험과 더불어 신체적 스트레스를 고려하여 구상하기 때문에 처음 몇 개월간은 운동지속시간 및 운동빈도를 적절하게 줄여 운동상해를 예방할 수 있도록 설계한다. 잠재적인 상해를 최소화하고 운동의 효과를 거두기 위해서는 걷기와 수영을 권장할 만하다. 최근에는 여성들에게 있어서 근력운동프로그램이 근관절기능을 강화시키고 근골격계의 기능저하를 예방할 수 있는 운동으로 권장되고 있다.

3) 고령자의 운동처방

고령자들의 생리적 기능 및 체력은 성인기에 비해 저하된 상태에 있으며, 각종 질병의 유병률이 높고 개인차가 크기 때문에 개개인에게 알맞은 프로그램을 제공하는 것이 매우 중요하다.

고령자의 경우에는 운동시 피로와 상해가 일어나기 쉽기 때문에 운동 프로그램은 낮은 운동강도에서 운동을 시작하여야 한다. 또한 고령자는 운동에 적응하거나 회복하는데 많은 시간이 소요되기 때문에 준비운동과 정리운동을 반드시 하여야 한다. 본 운동시에는 큰 근육군을 사용하여 리드미컬하게 지속하는 운동이 좋다. 단순한 게임은 즐거우면서 손과 눈의 협조성, 평형감감, 유연성을 향상시키는데 많은 효과가 있다.

나이를 먹어도 운동능력은 개선될 수 있다. 그렇다고 마냥 그대로 있으면 일상생활에서 가능한 운동강도는 더욱 더 저하되고, 운동량도 감소하게 된다. 따라서 같은 운동을 한다고 해도 나이가 듦으로서 더욱 힘들게 느껴지게 되는 까닭에 운동을 멀리하게 된다. 이처럼 중년·고령층들이 일상생활에서 의식적으로 운동을 하지 않으려고 한다면 차츰 하루의 신체 활동량이 감소하게 될 것이다. 따라서 이를 개선하기위해 적절한 운동이 제공되어야 한다.

(1) 근피로의 제거와 관절의 가동범위를 향상시키기 위한 운동

노인들에게 근피로를 제거하는 것은 중요하다. 특히 다리 부위의 근피로가 축적되기 쉽다. 관절가동범위가 감소되면 운동이 제한되고 근육의 부담이 커지게 되어 근피로가 발생한다. 따라서 연골, 인대를 강화시켜 가동범위를 키우는 것이 중요하다. 스트레칭을 통해 모든 관절의 유연성을 개선시키도록 한다.

(2) 근력강화를 위한 운동

노인들은 특히 대퇴, 복부, 하배부 등의 근력의 저하가 두드러지게 나타난다. 각근력과 몸통근력은 신체를 지지하는데 중요한 요인으로 보행의 안정도와 관계된다.

다리 근육과 몸통 근육은 항상 같이 움직이는 근육으로서 동시에 강화시킬 필요가 있다. 그러나 심혈관계 기능에 문제가 있는 노인의 경우 중량운동이나 등척성 운동은 심박수와 혈압의 현저한 증가를 가져오기 때문에 가급적 삼가고 조심스럽게 접근한다.

(3) 호흡순환 기능의 향상을 위한 운동

일반적으로 운동에 적응력이 떨어지는 노인들의 경우 걷기, 가벼운 등산, 맨손체조, 스트레칭, 요가, 계단오르내리기, 느린 속도의 수영 등과 같은 강도가 낮은 유산소 운동으로 신체의 활동 수준을 높이는 것이 바람직하다.

개인차를 고려하여 운동종류를 결정하는 것이 바람직하며 특히 과다체중이나 퇴행성 관련 질환이 있는 노인은 체중의 부담이 적은 수영이나 실내 자전거타기 운동이 적절하다. 반면에 템포가 빠른 운동이나 민첩한 동작을 요하는 운동은 적절치 못하다.

7. 적정한 운동

수영이나 조깅은 모두 리드미컬한 유산소운동이라는 조건을 갖추고 있고 심장, 혈관, 대사적 측면 등에서 여러 가지 작용을 한다. 그러나 조깅은 하반신에 부하가 치우쳐서 다리 장애가 많고, 상반신의 단련이 잘되지 않는다. 유연성에도 효과가 없다. 이에 비해 수영은 상반신 단련도 되고 유연성도 트레이닝 된다. 그러나 상반신의 근육, 특히 항중력근이나 골격에 대한 부하가 약하다. 따라서 양자를 혼합하여 구성하는 것에 의해 서로의 장점을 살리고 약점을 보완하여 부하의 치우침을 없게 하여 전신을 단련할 수 있다.

적정한 운동으로 조깅, 수영, 구기 등 대표적인 스포츠의 장점과 단점에 대해서 정리하면 다음과 같다.

1) 조깅의 장 · 단점

(1) 장점

· 누구라도 언제, 어디서든지 할 수 있다.

· 자기 페이스를 유지하기 쉽다.
· 특별한 시설이나 기구를 필요로 하지 않는다.
· 심장 등에 대한 부담을 조절하기 쉽다.

(2) 단점

· 다리부담이 강하고 무릎이나 발에 통증을 일으킬 수 있다.
· 급성심장사나 열사병을 일으킬 수 있다.
· 상체단련이 되지 않는다.
· 즐거움이나 재미가 없다.

2) 수영

(1) 장점

· 몸의 한 부분에 강한 힘이 가해지지 않는다.
· 상체단련이 된다.
· 심장에 무리하지 않은 자극을 줄 수 있다.
· 비만, 요통, 천식, 임신부 등에 좋다.
· 피부나 유연성 부분에 단련이 된다.

(2) 단점

· 하체 단련이 되지 않는다.
· 시설이나 계절에 따라서 운동할 기회가 제한된다.
· 고막에 이상을 일으킬 수 있다.
· 기분을 편안하게 하기 힘들다.

3) 구기

(1) 장점

· 게임성격이 있어서 재미있다.

· 기술적 진보를 즐길 수 있다.
· 종목이 다양해서 좋아하는 것을 선택할 수 있는 여지가 크다.
· 유연성, 민첩성, 평형성의 단련이 된다.

(2) 단점

· 자기 페이스를 조절할 수 없다.
· 신체 일부분에 무리한 힘이 가해져서 부상을 입기 쉽다.
· 상대방, 동료선수, 기구 등을 필요로 한다.

8. 운동 프로그램의 구성단위

운동 프로그램은 일반적으로 1일 프로그램, 주간 프로그램, 월간 프로그램, 연간 프로그램 등으로 분류하는데, 여기에서는 운동 프로그램 구성의 기본이 되는 1일 프로그램과 주간 프로그램에 대해 살펴보자.

1) 1일 프로그램

1일 프로그램은 일간 운동 계획으로서 준비운동, 본운동, 정리운동의 3단계로 구성된다. 각 운동단계는 인체에 영향을 미침으로 반드시 구분하여 실시하여야 한다.

(1) 준비운동

준비운동은 신체의 제기능을 안정상태로부터 운동에 적합한 상태로 서서히 유도해 가는 과정으로서 생리적 반응을 일으켜 인체의 제기능을 운동적응 상태에 이르게 한다. 준비운동은 조깅, 제자리 뛰뛰기와 같은 가벼운 운동을 통하여 근육의 온도를 상승시킨 후 스트레칭을 실시한다. 준비운동의 시간은 10~15분이 적당하다.

(2) 본운동

본운동은 운동 프로그램의 목적에 해당하는 운동이다. 일반인의 본운동은 건강체력관리가 주목적이므로 심폐지구력, 근력과 근지구력 등의 에너지체력의 향상을 위한 운동이 주가 되어야 한다. 주의점은 호흡곤란이나 고통이 수반되면 운동강도를 낮추고, 전흉부의 통증이 나타나면, 운동부하검사를 통해 운동의 안전범위를 재결정하여야 한다. 본운동은 운동부하와 횟수를 점진적으로 증가시키되 상해에 유의하는 것이 중요하다. 본운동의 시간은 20~60분이 적당하다.

(3) 정리운동

정리운동운동의 목적은 인체를 안정상태까지 안전하게 되돌아갈 수 있게 하는 것이다. 운동을 갑자기 중지하면 경우에 따라 구토감, 현기증, 심한 피로 등이 남는다. 이는 운동에 의해 항진되어 있던 생리기능이 안정시 수준으로 돌아오는 과정에서 상호간의 기능적 조화를 일시적으로 상실하기 때문에 발생하는 것으로 자율신경계의 평형이 흐트러진 것이 주된 원인이다. 정리운동은 본운동의 강도를 서서히 낮춰 마무리하고 이어서 수 분간 스트레칭을 실시하는 순으로 진행한다. 정리운동의 시간은 10~15분이 적당하다.

2) 주간 프로그램

운동 프로그램을 구성하는데 있어 그 구성단위는 주간 계획으로 하는 것이 가장 이상적이다. 주간 운동 프로그램은 3~5일의 운동, 2~4일의 휴식을 배분하여 구성하되 최소한 격일제의 규칙적인 운동이 가능하게 계획되어야 한다. 운동강도를 잘 배분하여 구성함으로서 운동의 효과를 촉진시키고 지나친 피로가 유발되지 않도록 유념한다. 특히 고령자는 근피로 회복이 늦으므로 운동 중에 서로 다른 근육이 사용될 수 있도록 여러 가지 운동 항목으로서 주간 계획을 구성하는 것이 좋으며, 대상자의 특성에 따라 하루에 여러번으로 나누어 운동하도록 권장한다.

3) 운동단계

운동 프로그램은 초기단계, 발달단계, 유지단계로 구분하여 구성하되, 각 단계는 운동 프로그램 진행의 연계성을 가져야 하며, 단계별 특성이 충분히 반영되도록 한다.

(1) 초기단계

초기단계란 진행할 운동 프로그램의 시작과정으로서 운동 요령 또는 방법의 습득, 운동 중 발생할 수 있는 부작용의 최소화, 참여운동에 필요한 근력 및 신체기관의 강화를 목적으로 실시하는 일련의 적응과정이다. 초기단계는 운동경험이 없는 사람은 물론 장기간 운동을 하지 않은 사람의 운동 프로그램도 포함되어야 한다. 초기단계의 운동 프로그램은 유연성 운동과 참여할 운동의 강도를 낮추고 시간을 줄여 구성하는 것이 원칙이며, 이때 체력, 연령, 질환의 정도가 고려되어야 한다. 초기단계의 기간은 대상에 따라 4~6주 정도 소요된다.

(2) 발달단계

발달단계는 운동 프로그램의 중간 과정으로 최대의 운동효과를 추구하기 위하여 실시하는 적극적 운동단계이다. 발달단계의 운동 프로그램은 언급된 운동처방 원리에 입각하여 구성되어야 한다. 발달단계의 기간은 16~20주 정도이며 운동효과를 기대하는 만큼 충분한 휴식이 요구된다.

(3) 유지단계

유지단계는 운동 프로그램의 마지막 과정으로서 향상된 건강체력을 지속적으로 유지하기 위하여 실시되는 운동단계이다. 유지단계는 장기적으로 지속되어야 한다는 점을 고려할 때 운동종목이 재검토 되는 것이 바람직하다. 유지단계의 프로그램은 대상자의 흥미와 관심을 유발하는 여러 가지 운동을 다양한 형태로 구성하는 것이 바람직하다.

9. 안전

1) 운동전의 주의사항

(1) 신체조건

다음과 같은 조건일 때는 운동을 중지하더라도 걷기, 맨손체조, 스트레칭 등 가벼운 운동을 조그만 하는 것이 좋다. 수면부족, 강한피로감, 숙취, 강한 정신적 쇼크, 감기, 설사 그 외 몸의 이상 등 약의 사용, 특히 자율신경계, 혈압강장제, 심장에 대한 약제 등 그 약리작용이 강한 것을 사용하기 시작해서 얼마 안 되었을 때는 운동하지 않는 것이 좋다.

(2) 환경조건

추울 때의 운동은 심장이나 혈관에 강한 부담을 주므로, 고령자나 혈압이 높은 사람, 신장에 이상이 있는 사람은 겨울에 이른 아침에 운동하는 것을 피하고 기온이 상승하고 난 후에 운동하는 것은 좋다. 또 여름은 일사병의 위험성이 있으므로 이른 아침이나 저녁 이후에 운동을 하는 것이 좋다.

(3) 복장

복장은 가벼워야 하며 흡수성이나 통기성이 좋지 않은 것은 피한다. 섬유제품 중에는 시원하게 보여도 흡수성이나 통기성이 좋지 않은 것이 있으므로 주의해야 한다. 길이는 운동 중 더위나 추위를 느끼지 않을 정도면 되므로, 날씨나 운동의 격렬함에 따라 반소매나 긴소매, 짧은 팬티, 긴 팬티 등을 적당히 선택하여야 한다. 직사광선이 강할 때는 모자를 착용하고 피부를 너무 노출하지 않도록 소매가 있는 복장이 좋다. 신발은 가볍고 굽이 낮고, 너무 끼지 않고, 너무 헐렁하지 않고, 잘 맞는 것이 일반적으로 좋다. 조깅용으로는 바닥이 두껍고 탄력성이 있고 발가락 끝을 구부리기 쉬운 것이 좋다.

(4) 워밍업

워밍업은 사전에 체온을 높여 호흡·순환계·신경계·근·관절 등을 안정상태에서 운동을 행하기에 적합한 상태로 서서히 적응해 가기 위한 준비운동이다. 이것에 의해 모든 기능은 운동 적응상태가 되므로, 운동에 의한 사고의 발생을 미연에 방지하고, 또 운동능력을 충분히 발휘할 수 있게 된다.

(5) 스트레칭

스트레칭이란 근육을 신전시키는 것이다. 그 핵심은 근육을 서서히 신전해서 15~

30초간 편 채 두는 것으로서, 근육을 이완시켜 충분히 신전시키는데 있다. 스트레칭에서는 반사적인 근수축은 일어나지 않으므로 충분히 신전시키면 근은 이완되고 유연하게 되어, 운동시의 외상을 막는데 굉장한 효과를 발휘한다. 또 혈류가 촉진되므로 어깨 결림, 운동중의 근피로나 근육 경련 등을 방지하는데 도움을 준다. 그리고 운동 후에 스트레칭을 하면 피로회복을 촉진시키는 효과가 있다.

2) 운동중 주의사항

(1) 호흡이 힘들어 졌을 때

운동에 익숙하지 않는 사람이 운동을 시작하면 1~2분 정도에 호흡이 힘들어져 운동을 계속할 수 없게 되는 경우가 많다. 이와 같은 예의 대부분은 호흡·순환기계에 의한 산소유반기능이 충분히 높아지기 전에 무산소성에너지원이 고갈되거나, 혹은 혈중 젖산이 현저히 높아지기 때문에 일어나는 현상이다.

그와 같은 경우에는 일단 운동을 중지하고 휴식을 취한다. 몇 분 동안의 휴식으로 편안해졌을 때 보다 가벼운 운동부터 다시 시작하는 것이 좋다. 대부분의 사람들은 운동을 가볍게만 하면 무산소과정에서 유산소과정으로의 이동이 매끄럽게 일어나, 10분이든 20분이든 운동을 계속할 수 있을 것이다. 만약 5분 이내에 힘들어졌다면 그 운동이 그 사람에게는 너무 강한 운동이라고 생각해야 한다. 처음 5분간을 그 정도 고통 없이 지속할 수 있는 경우는 그 이후의 운동에서 비교적 자신의 페이스를 유지하기 쉽다. 힘든 것이 단순히 호흡 곤란만이 아니고 불쾌한 가슴통증을 동반하는 경우에는 의학적 주의를 요한다.

(2) 복통

달리는 중에 잘 일어나는 옆 복부의 통증은 장내가스의 축적에 의한 것이다. 장내 가스는 음식물의 장내 발효에 의해 발생하는 경우나 탄산성 음료에서 유래하는 것, 또는 음식물과 함께 들이마신 공기 등이 원인이 된다. 장내 가스의 양에는 개인차가 있으며, 또 가스가 많다고 해서 반드시 복통을 일으키는 것은 아니다.

복통이 일어난 경우에는 달리는 것을 일단 중지해서 걷기로 바꾸면 자연히 낫는 경우가 많다. 탄산성 음료를 피하고 소화가 잘 되는 음식을 먹어 위장을 조절한다.

(3) 가슴 · 심장통증

운동 중에 흉골 안쪽 부근에 심한 괴로움이나 통증을 느끼는 경우가 있다. 이것은 차가운 공기가 기관지를 자극해서 일어나는 기관지병과 심장근의 산소부족에 의한 협심통이다. 전자의 경우는 운동을 계속하는 동안 없어지거나, 또 운동이 끝난 뒤에 가래가 나오는 일이 많다. 이 경우에는 걱정할 필요가 없다. 그러나 협심통인 경우에는 주의를 요한다. 협심통의 대부분은 관상동맥에 경화가 있는 경우에 일어나는데 그 외에도 심장비대나 빈혈에 의해서도 일어난다고 알려져 있다. 협심통이 있는 경우에는 의사와 상담하고 정밀검사를 받은 후에 적절한 의학적 처치를 결정해야 한다.

(4) 하체통증

한참동안 운동하지 않던 사람이 갑자기 운동할 경우나, 지금까지 계속 운동하고 있던 사람이 운동강도나 운동종목을 바꾸거나 했을 경우에 많이 발생하는데, 그 다음날에 하퇴나 대퇴 등에 일어나는 통증의 대부분은 근육통이다. 통증이 가벼운 경우에는 운동을 중지하지 않고 계속하는 것이 오히려 효과가 좋을 때가 있다.

달리기 등의 운동을 시작하고 1~2주일 이상 경과한 수 서서히 무릎이나 다리의 관절통은 뼈나 관절, 인대에 과도한 부하가 반복해서 가해짐으로서 일어나는 것이다. 이 경우에는 운동을 수일간 중단하고, 어느 정도 회복되고 난 이후에 운동을 다시 시작한다.

운동 중에 돌발적으로 일어나는 하지의 통증은 염좌, 근의 부분 파열, 건단열, 골절 등에 의한 것이 많다. 이와 같은 경우에는 안정을 원칙으로 한다. 처치를 잘못하면 후유증을 일으킬 위험이 있으므로 의사의 진찰을 받는 쪽이 좋다.

(5) 일사병

더운 환경아래에서 힘든 운동을 하면, 열이 체내에 축적해 체온이 현저히 상승함으로서 뇌의 기능이 저하되기도 하고, 때론 치명적인 결과로 나타난다. 더운 날씨 속에서 일어나는 경우에는 일사병으로 알려져 있는데, 실내 등 햇빛이 없는 곳에서도 기온과 습도가 높으면 같은 증상이 일어난다. 이 경우 열사병이라 부른다.

처치의 기본은 심부체온을 검사하면서 먼저 체온을 내리게 한다. 체온이 39℃이상인 경우는 얼음주머니를 머리 앞부분과 뒷부분, 옆부분 및 대퇴의 안쪽에 접촉시키는 것과 동시에, 전신을 젖은 수건으로 닦는 것이 가장 이상적이다. 체온이 38℃ 이하까지 저하하면 차게 하는 것을 멈추고 상태를 살핀다. 처음의 체온이 38℃전후 혹은 그 이하인 경우에는 시원한 곳으로 옮겨서 옷을 벗기고 젖은 수건으로 닦는 처치만 한 뒤 상태를 두고 보아도 좋다. 어느 경우든 의식상실이 계속되거나 경련이 일어나거나 혹은 39℃ 이상의 고온이 계속되면 병원에 옮길 필요가 있다.

3) 운동후 주의사항

(1) 정리운동

격렬한 운동을 급하게 중지하고 안정상태로 돌아오면, 여러 가지 증상이 나타나거나 오히려 보다 강한 피로가 남는 일이 있다. 이것은 운동에 의해 높아져 있던 각종 생리기능이 안정시의 수준으로 돌아가는 과정에서 기능상호간에 조화를 잃기 때문에 일어나는 것이다. 이것을 막기 위해서는 격렬한 운동 후에 높아져 있던 기능을 서서히 안정수준으로 낮출 필요가 있다. 이것 때문에 하는 운동을 정리운동이라 한다.

가장 빈번하게 일어나는 증상으로는 현기증, 불쾌함, 의식장애 등의 뇌빈혈 증상이 있다. 이것은 운동을 갑자기 중지함으로서 인해 근 펌프작용이 갑자기 없어지고 이 때문에 혈액의 정맥환류가 감소해서 심박출량과 혈압이 저하되어 나타나는 것이다. 그러나 운동 후 1~2분간 가벼운 조깅이나 보행을 하는 것만으로도 대개 예방할 수 있다. 또 정리운동은 운동으로 인해 체내에 축적된 젖산의 제거도 촉진시키는데, 이것이 피로회복을 촉진하는 결과를 가져온다. 이 목적으로 하는 가벼운 운동을 적극적 휴식이라고도 한다.

(2) 샤워와 입욕

운동 후의 샤워는 기분을 상쾌하게 해 피로회복을 촉진하므로, 특히 많은 땀을 흘린 운동 후에는 반드시 필요하다. 단지 심한 운동 직후에 샤워를 하는 것은 피하는 것이 좋다. 운동 후 한참 동안은 피부혈관이 아주 확장해 있어서 피부 혈류량이 많고 혈압도 낮다. 이 때 냉수를 뒤집어쓰면 피부혈관이 갑자기 수축하기 때문에 혈압이 높아져서 심장의 부담이 증대한다. 이와 달리 뜨거운 샤워를 하면 피부혈관이 더 확장해서 혈압이 내려가 뇌빈혈을 일으키는 경우도 있다. 따라서 운동 후는 심박수가 안정시의 상태로 되돌아가 발한이 정지하는 것을 기다리고 나서 샤워하는 것이 좋다.

입욕도 샤워와 같이 피로 회복에 유효하다. 단지 입욕은 샤워보다 심신이 이완작용이 강하므로 하루 일과가 끝날 무렵에 하는 것이 좋고, 아침이나 낮 동안의 운동 후에는 샤워를 하는 것이 좋다.

(3) 운동 후의 식사

심한 운동 후에는 소비된 영양소를 보충하기 위해 충분한 영양을 섭취할 필요가 있다. 이 때 운동의 에너지원으로서의 탄수화물과 지방, 신체구성 요소로의 단백질 또는 염분이나 비타민 등을 적절히 섭취해야 한다.

운동 직후는 운동 중과 마찬가지로 복부 내장으로의 혈류가 적으므로 위장의 작용이 충분히 발휘되지 않는다. 이 때 다량의 음식물을 섭취하면 위장에 과대한 부담을 주게 되어 때론 구토나 불쾌감을 일으킨다. 따라서 식사는 충분히 휴식하고 난 후에 해야 하고, 운동의 격렬함에 따라서는 15~30분 정도 경과하고 나서 하는 것이 좋다.

(4) 수면

수면은 피로회복의 가장 좋은 수단이다. 수면을 충분히 취하지 않으면 회복이 늦어져 피로가 축적되고 신체조절능력도 흐트러지며, 또한, 다음날 운동시에 사고를 일으키기도 한다. 따라서 운동을 행한 당일 그 날에는 충분한 수면을 취하도록 특히 주의해야 한다.

[연구 과제]

1. 운동처방이란 무엇이며, 운동처방순서와 원리에 대해 서술하시오.
2. 운동처방요소에 대해 서술하시오.
3. 청소년과 고령자운동처방에 대해 서술하시오.
4. 운동안전에 대해 서술하시오.
5. 운동전의 주의사항에 대하여 서술하시오.

[참고 문헌]

고영한, 김상원, 박 현, 이대택, 장경태, 최대혁(2000). 체력평가와 운동처방, 한미의학.

구은영외(1997). 운동처방의 이론과 실제, 효민출판사.

국민체육진흥공단 체육과학연구원(2002). 1급 생활체육지도자 연수교재(운동처방), 서울: 대한미디어.

김태운, 서국웅, 백영호(2001). 평생몸만들기와 건강생활, 부산대학교 체육과학연구소.

노영태, 조원민, 윤양진, 황영성(2000). 현대인의 체력관리, 부산대학교 체육과학연구소.

박철호, 유창재, 박형하, 김영준(2000). 체육측정평가, 서울: 세종출판사.

백영호(1999). 성인병의 예방과 치료를 위한 영양과 운동처방 Ⅱ. 고혈압과 동맥경화에 미치는 영향, 생명과학회지 9(2), pp.231~240.

백영호(1999). 운동영양학, 진영문화사.

백영호(2005). 체육의 측정과 평가, 부산: 제일출판사.

백영호, 전병학(1999). 성인병의 예방과 치료를 위한 영양과 운동처방, Ⅰ.비만과 당뇨병에 미치는 영향, 생명과학회지 9(2), pp.222~230.

백일영(2002). 운동생리학과 운동처방 〈이론과 실험〉. 서울: 대한미디어.

서국은, 신상근, 이재규(2000). 건강관리를 위한 운동처방, 부산: 으뜸출판사.

성동진(1997). 운동처방을 위한 스포츠 영약학, 홍경출판사.

양점홍(2002). 최신트레이닝학, 부산: 부산대학교출판부.

유승희, 송종국, 김형돈, 윤형기(2000). 체육측정평가, 서울: 산과들.

이종욱(1996). 체육측정 평가 실습 지침서, 서울: 교학 연구사.

조근종(1995). 체육 측정평가, 서울: 대한미디어.

제5장 비만, 신체조성과 체중조절

1. 비만

비만은 우리 사회의 심각한 사회문제로 대두되고 있다. 건강과 장수에 나쁜 영향을 미치며, 당뇨, 관상동맥 경화증, 고혈압, 관절질환, 심리적 침체, 그리고 소외 등의 원인이 되기도 한다(Pollock & Wilmore, 1990).

체중은 여러 가지 요소로 구성되어 있으며, 이 요소들의 상대적 무게는 서로 다르게 되어 있다. 신체 전체 무게는 뼈, 근육, 지방, 혈액 그리고 내장 등에 의해 이루어지고, 또 이 신체의 무게는 제지방(lean body mass)과 체지방(fat mass)으로 나누어진다. 제지방은 지방을 제외한 신체의 다른 모든 부분의 무게를 말한다. 반면에 지방은 신체의 각 기관 즉, 심장, 간, 폐, 뇌 등에도 분포되어 있고, 주로 지방세포는 각 기관을 싸고 있거나 피부의 바로 밑층에 저장되어 있다. 이러한 지방은 에너지원으로, 내장의 보호 역할로, 신경과 세포막의 구성요소로, 그리고 열손실을 막아 주는 보호막으로 유용하다(McArdle et al., 2000).

지방의 저장량과 장소는 사람에 따라 다르고 성별에 따라서도 다르다. 여성에게 있어서 많은 지방의 축적은 아이를 임신하는 기능과 연관이 되어 있는 것으로 보고 있다.

여성의 경우, 에스트로겐(estrogen)의 영향으로 대퇴, 엉덩이, 그리고 유방에 많이 저장되고, 남성의 경우에는 에스트로겐이 적으므로 이러한 부분에 지방의 저장이 최소한이 된다(Brooks et al., 2000). 남성은 지방을 주로 등과 배의 밑부분, 그리고 장골의 윗부분에 있는 능(iliac crest)등에 저장한다.

일반적으로 평균 체지방률은 남성의 경우 15~25%, 여성의 경우 25~32%이고, 건강을 유지하기 위한 신체내 필수 지방은 남성의 경우 3~5%, 여성의 경우 11~ 14%이다.

과체중과 과지방은 다른 의미라고 할 수 있다. 과체중은 정상 수치보다 체중이 10%정도의 무게가 더 나가는 상태를 말하고, 과지방은 남성의 경우 25%, 여성의 경우 32%이상의 체지방을 가고 있는 상태로서 일반적으로 비만이라고 한다(Lohman, 1992). 그러나 이것은 일반적인 수치일 뿐이고, 각 나이에 따른 체지방 수준은 다르다고 할 수 있다. 예를 들어, 20대 남성은 15~17%가 평균 체지방률인데 반해, 60대 남성의 경우 25~29%가 평균이다. 따라서, 체지방 수준을 평가하고자 할 때는 각 연령을 구분할 필요가 있다(Lohman, 1986).

비만의 중요한 요소 중 하나가 지방세포의 수와 크기이다. 즉, 세포의 수는 거의 일정하고 지방이 축적되면 세포가 커지고 감소하면 작아진다. 그러나 어린이의 경우 지방의 세포와 크기가 함께 변하게 된다. 이것이 어린이의 비만이 어른의 비만보다 더 치료하기가 힘든 이유라고 할 수 있다(Williams, 1999).

2. 비만의 원인

인체의 에너지 대사 과정은 기계와 같이 열역학의 법칙이 적용된다. 만약 신체가 음식으로 섭취한 열량보다 대사과정에서 소비하는 열량이 더 크다면 체중은 감소할 것이고, 반대로 에너지소비보다 에너지 섭취가 더 높으면 체중 증가를 가져올 것이다.

현재 비만을 가져오는 요소에 대한 공통적인 합의는 없지만, 일반적으로 대다수의 비만 과학자들은 에너지 대사의 불균형, 유전적 · 환경적 요인들을 포함한 다양한 이론을 지지하고 있다.

1) 유전적 요인

통계학적으로 밝혀진 유전과 비만과의 상관관계를 살펴보면, 〈그림 5-1〉과 같이 부모가 모두 비만인 경우 자녀의 비만증 발병율은 80%, 부모 중 한쪽만 비만증인 경우 40%, 부모가 모두 야윈 경우 9%로 보고되어지고 있다.

또한 전체적인 비만 발생의 원인을 보면 유전적 요인이 30%, 환경적 요인이 70%로 나타났지만, 복합적인 요인에 의해 비만이 형성되는 것으로 보는 견해가 많다.

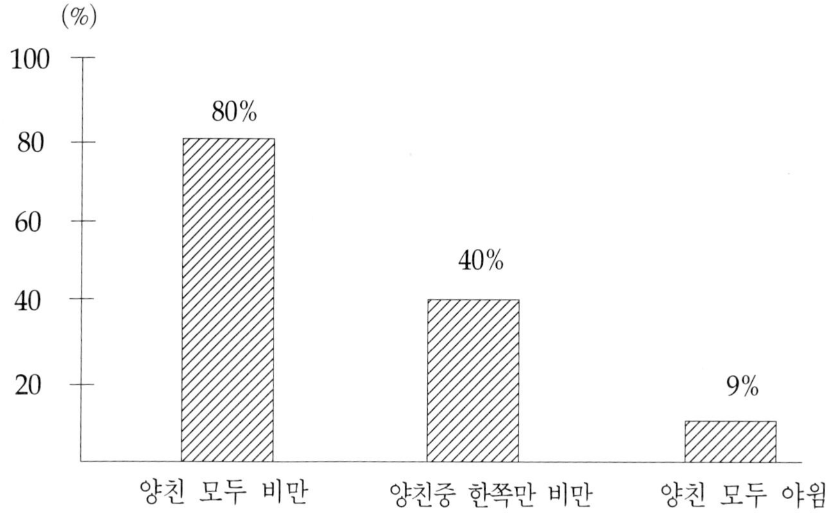

〈그림 5-1〉 부모와 자녀의 유전과 비만 상관관계

2) 환경적 요인

비만의 원인 중 환경적 요인은 크게 과식, 스트레스, 낮은 교육수준 등이 있다. 탄수화물, 지방, 단백질이 체내에 섭취되면 에너지로 쓰이지 않고 남은 것은 지방으로 전환되어 체내에 축적되어진다. 식사 회수를 줄인 1회 과식의 경우에 인슐린 분비의 증가에 의한 지방 합성계의 활성이 상승되어 비만이 형성된다.

기계문명의 발달은 인간으로 하여금 신체활동의 부족에 의한 체력의 저하, 비만증, 심혈관계 질환, 요통 등을 초래하는 중요한 원인이 되고 있다. 이러한 요인들은 운동에 의해 예방할 수 있다고 하겠다. 그러나 정확한 진단에 의한 전문가의 운동처방을 받아 실시하는 것이 원칙이라고 하겠다.

3) 에너지 대사의 불균형(섭취와 소비의 불균형)의 요인

사람은 에너지 섭취와 소비를 조절하는 기능이 있다. 신체에서 에너지가 필요하면 음식물을 받아들이고자 하는 식욕이 생겨 음식물을 섭취하게 되고, 이를 에너지로 사용한다. 그리고 에너지가 모두 소비되면 다시 받아들이는 순환을 계속 유지하지만 비만인은 이러한 균형이 높게 유지되어 남는 에너지가 지방으로 축적된다. 또한 에너지의 소비도 같은 움직임을 할 때 비만인이 정상인보다 더 많은 에너지를 소모하지만(체중이 무거운 관계로) 비활동적인 성향을 가지고 있어 무거운 체중을 그대로 유지하게 되는 경향이 있다.

3. 비만의 분류

1) 원인에 따른 분류

비만은 원인에 따라 단순성 비만과 병적 증상을 수반한 증후성 비만으로 분류된다. 단순성 비만은 비만의 90%이상을 차지하는 것으로 정상상태에서 신체대사 및 활동에 사용되는 열량보다 더 많은 열량을 섭취한 결과 발생하는 비만을 말한다.

2) 체형에 의한 분류

비만은 체형에 따라 남성형 비만증(복부 비만, android obesity)과 여성형 비만증(둔부 비만, gynoid obesity)으로 분류된다.

남성형 비만은 상체에 주로 과량의 지방이 분포하는 것을 말하며, 특히 복부에 지방이 과잉 축적된 상태를 복부형 비만이라고 한다. 복부에 축적되는 지방은 존재하는 장소에 의해 내장지방(vital organ fat)과 피하지방(subcutanous fat)으로 나누어진다. 내장지방은 복강내의 내장 주위에 축적되는 지방이다. 앞서 말한 것처럼, 우리나라 40대 사망률이 급격히 증가한 이유는 심혈관계질환이 가장 높았다는 결과는 배가 나오는 중심성 비만증이 40대 이후의 사망원인에 중요한 요인 중에 하나이다. 그 외에 쓸개 질환(gallbladder disease)이나 지방간도 배가 나온 사람에게서 더 많이 발생되며, 연령, 성별, 호르몬 상태에 따라 지방분포 양상이 달라 연령이 증가할수록 또한 여성보다 남성에서 내장지방 축적이 현저하며, 여성에서는 폐경으로 인해 대퇴부에 지방 축적을 촉진하는 프로게스테론 호르몬 분비가 저하되어 폐경후 급격하게 복부집중형 지방축적이 심화된다.

3) 지방조직 형태에 의한 분류

비만을 지방조직의 형태에 따라 분류하면 선천적 비만(지방세포 증식형, hypothalamus obesity), 후천적 비만(비지방세포 비대형, hypothalamus obesity), 혼합형 비만(hypothalamus & hypothalamus obesity), 소아비만 등으로 구분된다.

(1) 선천적 비만

부모로부터 비만의 유전자를 받고 태어난 체질적인 비만자를 말한다. 비만형의 아버지와 어머니에게서 태어난 어린이는 비만해질 확률이 거의 70% 전·후이며, 부모 중 어느 한쪽만 비만인 경우에는 절반 정도로 수치가 떨어진다. 특히 어머니가 비만할 경우 그 자녀들이 비만해질 확률은 아버지의 경우보다 훨씬 더 높다. 선천적 비만자는 유진적으로 지방세포의 수가 정상인 보다 많이 증가될 수 있는 체질을 갖고 있고, 뚱뚱한 부모와 함께 생활함으로써 보통 어린이보다 지방의 흡수·축적이 빠르고 많기 때문에 체중 감소가 힘들며, 천신만고 끝에 체중을 감소시켰어도 다시 원 상태로 되돌아가기 쉽다.

(2) 후천적 비만

출생 후 성장기간을 거치는 동안의 후천적 환경요인, 즉 과다한 음식섭취나 운동부족, 스트레스, 약물남용, 그밖에 질병이나 생리적 변화(임신, 출산, 노화) 등에 의한 비만으로, 대부분 지방세포수는 정상이지만 한 개의 세포마다 비대해지는 경우이다. 이러한 후천적 비만의 경우는 비만에 대한 원인분석을 하고 그 대책을 실천에 옮기면 체중감소가 선천적 비만자보다 훨씬 쉬우며, 체중이 감소된 이후에도 비만자 스스로가 체중에 신경을 쓰면서 운동 및 음식조절을 하면 비만의 재발을 막아내기가 비교적 쉽다. 어려서부터 비만한 경우에는 외모가 몸통 및 팔다리가 모두 통통한 형태를 이루지만 30대 이후에 비만이 될 경우에는 사지는 가늘고 배만 앞으로 나오는 복부형 비만을 나타내는 경우가 많으며, 이는 앞서 밝힌 것처럼 더 많은 위험요인을 동반한다.

(3) 혼합형 비만

세포수도 많고, 크기도 비대한 비만을 말한다. 이는 고도비만이며 치료하기가 더욱 어려워진다. 소아비만은 1세까지 급속히 증가하고 그 후엔 조금씩 증가한다. 소아기에 비만이 된 경우는 이미 지방세포의 수가 늘어난 것이므로 어른이 되어도 숫자가 줄어들지 않는다. 소아의 체지방은 75~80%가 유전인자에 의하여 결정되며, 환경적인 요인으로는 20~25%가 작용한다. 또 국제 비만학회에서의 발표에 의하면 성인 비만의 약1/3이 아동기에 시작되며, 심각한 질병의 수반에 대한 가능성이 크다고 밝히고 있다. 따라서 소아비만의 치료는 성인비만이 되지 않도록 예방하는데 역점을 두어야 하며, 장기적으로 올바른 식습관 및 운동습관을 길러 적절한 체중을 유지하는데 그 목적을 두어야 할 것이다.

4. 비만인을 위한 운동처방

1) 체격과 체력의 5대 요소(심폐지구력, 근력, 근지구력, 유연성, 신체조성)를 고려한 적절한 운동처방을 해야 한다.

(1) 심폐지구력에 관련된 운동은 에너지소비량이 크기 때문에 필수적으로 포함되어야 한다. 그러나 운동의 강도, 빈도, 지속시간을 결정할 때는 지방연소와 체력증진이라는 면을 비만의 상태와 관련시켜야 한다.

(2) 근력 및 근지구력 운동은 에너지 소비량과 기초대사량을 증가시키는 역할을 하기 때문에 비만인의 운동처방에 꼭 포함되어야 한다. 그러나 비만인의 특성을 감안하여 근력 및 근지구력을 기를 수 있는 운동을 선택하고 적절히 실시해야 한다.

(3) 비만인의 유연성은 상당히 부족한 상태라고 할 수 있다. 다양한 유연성 운동을 통해 일상생활과 운동에 필요한 유연성 증진에 노력해야 한다. 특히 비만

인들은 체중 때문에 고관절 부위가 무리한 상태에 있는 사람이 많으므로 조심해서 유연성 운동을 실시해야 한다.

(4) 비만인에게 있어 최대의 목표는 체지방 감소이다. 따라서, 합리적이고 과학적인 목표를 통해 점차적으로 줄여나가 정상체중과 적정 체지방이 될 수 있도록 운동과 식이를 조언해야 한다.

2) 비만자는 일반적으로 보통 이하의 신체적성 상태이므로 걷기, 달리기, 수영 등과 같이 일정한 강도를 유지하면서 할 수 있는 형태의 운동을 조언해야 한다.
축구, 농구 등 구기 운동과 같은 운동의 강도가 수시로 급변할 수 있는 운동형태는 피하는 것이 초기에는 좋다.

따라서 비만인의 운동처방을 위한 기본적 생리현상을 이해하고, 운동처방을 위한 정확한 측정을 하고, 운동처방을 에너지 소비 측면에서 정확히 계산해서 제공하면 과학적 이론을 근거로써 좋은 프로그램을 제시할 수 있다.

5. 비만의 판정

비만에 대한 판정의 기준은 일반적으로 체지방률이 남자는 20%, 여자는 30%를 초과한 경우가 된다. 간접적인 비만도를 체크하는 방법은 여러 가지가 있는데, 다음에 표시하는 방식은 간편한 방법으로 쉽게 빨리 체지방량을 비만도(%)로 구할 수 있으나, 신체조성의 체지방률(%fat)을 무시한다는 결점이 있고, 또한 정확성이나 정밀성이 결여됨을 부인할 수 없다.

1) 표준체중=[신장(cm)−100]×0.9(동양인)

$$\text{비만도(\%)} = \frac{\text{자신의 체중} - \text{표준체중}}{\text{표준체중}} \times 100$$

2) 상대체중에 의한 판정

표준체중에 대한 현재 체중의 비에 의해 비만도를 판정하는 것으로, 다양한 방법이 있으나 변형된 Broca법이 사용된다.

*** 변형된 Broca법에 의한 비만 판정**

· 비만도(%) 구하기=(현재체중/ 표준체중)×100

· 표준체중(kg) 구하기

신장 160cm이상 : [신장(cm)-100]×0.9

신장 150~160cm : [신장(cm)-150]×0.5+50

신장 150cm 이하 : 신장(cm)-100

· 판정기준치

90% 이하 : 저체중

90~110% : 건강(정상)체중

110~120% : 과체중

120% 이상 : 비만

3) BMI(체질량지수)=체중(kg)/신장(m)^2

다음은 체지방률에 의한 비만분류와 BMI에 의한 비만분류를 〈표 5-1〉과 〈5-2〉에 각각 나타내었다.

〈표 5-1〉 체지방 비율에 따른 비만분류

분 류	체지방률(%)	
	남	여
건강체중	15~18	20~25
경계비만	19~24	26~29
비 만	≧25	≧30

자료: 대한비만학회편, 임상영양학, 2판, 고려의학 (2000).

〈표 5-2〉 세계보건기구의 체질량지수에 의한 비만기준

구 분	아시아 · 태평양 국가	미 국
건강(정상)체중	18.5~22.9	18.5~24.9
과 체 중	23.0~24.9	25.0~29.9
경 도 비 만	25.0~29.9	30.0~34.9
중 등 도 비 만	30.0~34.9	35.0~39.9
고 도 비 만	≧35.0	≧40.0

자료: 아시아 · 태평양국가에 대한 비만기준은 WHO의 IOTF와 대한비만학회 간에 일치함

6. 비만인을 위한 운동처방의 예

현재 체지방률을 35%에서 목표 체지방률을 30%로 감소시킬 수 있는 기산은?

equations to calculate desirable weight(Howley & Franks, 1997)

$$\text{지방 무게} = \text{현재 체중} \times \frac{\%\text{fat}}{100}$$

제지방 무게(Lean Body Weight, LBW) = 현재 체중 − 체지방 무게

$$\text{목표체중} = \frac{\text{LBW}}{1 - \frac{\text{목표체지방}(\%)}{100}}$$

감량해야 하는 체지방 무게 = 현재 체중 − 목표 체중

$$\text{지방무게} = 65\text{kg} \times \frac{35}{100} = 22.75\text{kg}$$

제지방 무게 = 65kg − 22.75 = 42.25kg

$$목표체중 = \frac{42.25kg}{1-\frac{30}{100}} = 60kg$$

감량해야하는 체지방 무게 = 65 - 60 = 5kg

따라서, 5kg의 지방을 감소시켜야만 체지방 30%가 된다.

지방 1kg = 7,500kcal
1일 권장에너지 소비량 500kcal
5kg × 7,500kcal = 37,500kcal
37,500kcal ÷ 500kcal(1일) = 75일

7. 비만의 불이익(disadvantages of obesity)

비만이 건강에 미치는 주요한 불이익을 요약하면 다음과 같다.

비만은 막대한 심리적 부담감을 만든다. 고통의 이점은 비만의 가장 큰 역효과일 수도 있다. 그리고 나네스(NHANES) Ⅱ의 자료는 남녀 각각 27.8과 27.3의 신체질량지수(BMI)를 가진 사람들은 표준체중을 가진 사람보다 고혈압(160/95)발병율이 2.9배나 된다는 것을 보여 준다. 동일한 BMI를 가진 20~40세의 사람들은 5.6배로 고혈압이 발생되어지며, 혈액 콜레스테롤이 250mg/dℓ 이상인 고콜레스테롤증 20~40세의 보통 체중을 가진 사람들보다 2.1배나 높게 발생되는 것으로 나타나고 있다. 또한 당뇨병은 비만하지 않은 사람들보다 비만한 사람이 2.9배가 높았다.

미국 암협회가 백만 명의 남녀를 대상으로 한 연구는 비만한 남자들이 결장암, 직장암, 전립선암으로 죽는 사망률이 높다는 것을 보여 주었다. 비만한 여자들은 쓸개암, 담즙통로암, 유방암, 자궁암, 난소암으로 죽는 사망률이 높다. 40%이상 과대체중을 가지고 있는 남자들은 암 사망률이 1.33배, 여자는 1.55배이다. 또한 비만과 관상동맥질환 간에는 일관된 관계가 있다. 26년의 계속된 플라밍헴연구에서 비만이 독립적으로 관상동맥질환의 위험성을 높이는데 관계됨을 보여준다.

① 심리적 스트레스
② 고혈압증과 중풍
③ 고지혈증 및 동맥경화
④ 당뇨병
⑤ 암증가
⑥ 심장병
⑦ 골관절염, 요통 증가
⑧ 통풍, 고요산증 증가
⑨ 기초대사 및 에너지 소비 감소
⑩ 근력, 지구력, 심폐지구력 감소

8. 바람직한 체중조절 방법

많은 사람들이 운동량의 증가와 섭취 칼로리의 감소로 체중을 감소시키지만 불행하게도 이 체중은 오래가지 못하고, 다시 원래의 체중으로 돌아가는 경향이 높다. 그 이유는 체중 감량 프로그램이 일시적일 뿐 영구적인 생활습관의 변화를 가져오지 못했기 때문이다.

1) 어떤 사람이든 운동과 식사요법 중 한가지의 방법을 통한 체중조절을 조언해서는 안 된다. 식이요법은 많은 에너지를 소비할 수 있지만 이는 지방을 감소시키는 것이 아니라 신체내 필요한 제지방량을 감소시킨다. 반면 운동은 비교적 적은 에너지를 소비하지만, 선택적으로 지방을 저하시킬 뿐만 아니라, 케톤체 형성의 감소, 제지방량 감소의 완화, 체구성비의 변화, 비만의 예방 등을 가져올 수 있다

2) 초저칼로리 식사요법 또는 단식은 에너지섭취량이 기초대사량 이하가 되어 생명유지를 위한 체내에너지 부족현상을 나타내어 에너지원으로 근육단백질을 사용하게 된다. 따라서 에너지섭취 부족시 체내근육량이 감소하고 이에 따른 기초대사량이 낮아지게 된다. 또한 식이유발성 체열생산도 줄어들어 소비량도 낮아진

다. 이처럼 에너지섭취량의 감소는 근육단백질의 분해를 초래하므로 식사요법을 기초대사량 이상 수준으로 해주어야 근육량의 감소를 방지할 수 있다.

3) 개인특성에 맞도록 프로그램을 구성해야만 하고, 주일에 약 0.5kg 감량하는 것이 바람직하다.

4) 가장 중요한 목표는 식사와 운동에 대한 습관을 재교육시키는 것이고 생활습관의 형태를 고려한 행동수정요법을 병행해야한다.

체중조절의 지침(American College of Sports Medicine; ACSM, 1995)

① 보통 성인의 경우 영양적 측면에서 최소한 1,200kcal는 공급해야 한다.
② 식이요법시 식습관, 미각, 경비, 및 관련된 자료를 쉽게 얻고 준비할 수 있어야 한다.
③ 하루에 500~1,000kcal 이상의 칼로리 저하를 하지 말고, 일주일에 최대한 1kg 이상의 체중이 줄지 않도록 해야 한다.
④ 행동변화의 기술을 포함해서 나쁜 식습관을 찾아내고 제거해야 한다.
⑤ 지구력 운동을 일주일에 3번 이상 그리고 한번에 20~30분 정도 운동을 하고 최고 심박수의 최소한 60%이상의 강도로 운동을 해야 한다.

9. 신체조성비의 중요성

신체조성이란 체내 지방과 지방을 제외한 제지방조직의 상대적인 비율을 말한다. 따라서 신체조성비는 개인의 건강척도이며, 신체적성을 구성하는 중요한 요소이다. 비체중(body weight ratio)이나 연령-신장별로 표준체중에서 구한 비만도에 의해서 비만을 판정하는 과거의 체격 분류방법은 분류상 오류를 범할 수 있다. 즉, 맹목적으로 체중이 무거운 사람은 비만하다. 라는 등식은 성립되지 않는다(Willett et al., 1991).

예를 들어, 근력을 많이 사용하는 레슬링선수가 있다고 하자. 그의 체중은 표준체중 이상의 수치를 나타낸다. 체격지수상 비만에 속할지 모르지만, 체중이 차지하는 지방량의 비율(%fat)이 15%정도라면 신체구성에 있어서는 최적의 체지방 수준을 소유하고 있다. 이와같이 체격지수만으로 신체구성을 평가하기엔 무리가 따른다. 대학생을 대상으로 하는 체지방 수준은 〈표 5-3〉에서 보는 바와 같다.

〈표 5-3〉 대학생 대상 체지방률 판정 수준

(%)

	평균 체지방률	비만 판정 수준	최적 체지방률	최소 수준
남대생	12~15%	25%이상	12~18%	4%
여대생	22~25%	32%이상	16~25%	11%

〈표 5-4〉 연령별 체지방률 판정 수준

(%fat:%)

	나 이	아주좋음	좋 음	보 통	나 쁨	아주나쁨
남 성	20~29	9~10	11~14	15~17	18~20	21이상
	30~39	11~12	13~16	17~20	21~23	24이상
	40~49	13~14	15~18	19~25	26~28	29이상
	50~59	15~18	19~22	23~27	28~30	31이상
	60~69	18~20	21~24	25~29	30~32	33이상
여 성	20~29	18~20	20~24	25~27	28~30	31이상
	30~39	20~24	25~27	28~29	30~32	33이상
	40~49	22~25	26~28	29~32	33~35	36이상
	50~59	24~26	27~29	30~33	34~37	38이상
	60~69	25~28	29~32	33~36	37~38	39이상

〈표 5-5〉 전형적인 성인 남성과 여성의 신체조성

	남 성	여 성
신 장	174cm	164cm
체 중	70.0kg	56.8kg
근 육	31.4kg(44.8%)	20.5kg(36.6%)
골 격	10.5kg(14.9%)	6.8kg(12.0%)
필수지방	2.1kg(3.0%)	6.8kg(12.0%)
저장(축적)지방	8.4kg(12.0%)	8.5kg(15.0%)
총 지 방	10.5kg(15.0%)	15.4kg(27.0%)
잔 여 물	17.7kg(25.3kg)	14.2kg(25.0%)

10. 신체조성과 운동 수행

신체조성을 평가하기 위한 기본적인 이유는 궁극적으로 운동 수행에 이득을 주는 정보를 얻기 위함이다. 즉, 평가를 통해 얻어진 정보는 직 · 간접적으로 운동수행을 향상시키는데 유용하게 사용되어질 수 있다. 체중과 신체구성은 스포츠 활동을 성공적으로 수행함에 있어 명백하고도 절대적으로 상호 연관성이 있다. 즉, 레슬링 또는 유도와 같은 체급별 운동 선수는 시합을 하기 위해 체급에 맞는 특정한 체중을 갖추기 위해 체중조절이 필요할 것이고, 야윈 체격은 체조나 피겨 스케이팅과 같은 스포츠에서 미적인 즐거움을 주기 위해 필요할 것이며, 장거리 달리기와 같은 스포츠에서는 추진력에 도움이 안 되는 체중(지방)을 최소화시키는 것이 유리하다 (McArdle et al., 2000).

실제로 다음에 언급한 연관성은 종목별로 잘 나타나는데, 가장 낮은 체지방 추정치(6% 미만)를 가진 남자 운동 선수는 중 · 장거리 달리기 선수들이고, 그 다음은 단거리 달리기, 체조, 멀리뛰기, 높이뛰기, 세단뛰기, 농구 그리고 배구선수 순으로 나타나는데 이들 선수들의 체지방 평균치는 6~15%이다. 이들 스포츠는 추진력을 요하는 스포츠로 분류될 수 있는데, 이들 운동을 추진력 있게 수행하기 위한 근육들은 잘 발달되어져야만 하고, 이에 반하여 비추진적인 체중(지방과 다른 근 그룹)은 최소화되어야 한다. 또한, 체급별 경기(유도, 레슬링, 역도, 경량, 조정경기)에 참가하는 운동 선수의 체지방은 6~15% 범위 내에 존재하는데, 이들 스포츠의 목표는 기능적인 체중(근육)은 최대화시키고, 비기능적인 체중(지방조직)은 최소화시키는데 있다(Barr, 1994).

남자 운동 선수들 중 토포환, 투원반, 투해머와 같은 던지기 선수들과 씨름선수는 무거운 체중과 함께 체지방(30% 이상) 또한 가장 높다. 여자 운동 선수들의 경우, 체지방 범위는 남자 선수들보다 작게 분포되며, 8% 미만의 체지방 수치를 갖는 여자 선수들은 특이한 경우이다. 비록, 여자 트랙 육상선수, 도약선수, 수영선수, 다이빙 선수, 그리고 체조선수들은 11~16%정도의 체지방을 나타낸다. 여자 육상 던지기 선수의 체지방 비율 역시 남자와 마찬가지로 최고치를 나타낸다(Barr, 1994).

11. 신체조성

사람 체중의 약95%는 탄소, 수소, 산소, 질소 등 4가지 원소로 구성되며, 이들 원소는 다양한 결합을 통해 신체의 수분, 지방, 단백질(근육), 당질(글리코겐)을 만든다. 또한 사람 체중의 나머지 5%는 무기질로 뼈를 구성하는 칼슘과 인이 대부분을 차지하며, 그밖에 철, 칼륨, 나트륨, 염소, 마그네슘 등과 같은 원소가 포함된다. 이렇게 만들어진 체수분, 지방조직, 근육, 뼈조직은 우리 몸이 정상적인 형태와 기능을 유지하도록 해준다. 우리 몸은 건강체중을 판정하는 중요한 기준인 지방함량을 중심으로 지방조직(fat mass)과 제지방조직(FFM, fat free mass 또는 LBM, lean body mass)으로 나눌 수 있는데, 제지방조직에는 근육, 뼈조직, 체수분이 포함된다.

세포내액(ICF, intracellular fluid); 세포 내부에 함유되어 있는 수분으로, 체내 총수분량의 65%를 차지하며, 포도당 · 단백질 · 무기질 등의 영양소가 녹아 있고, 생명현상의 본체가 되는 모든 생화학적 반응이 일어나는 곳이다.

세포외액(ECF; extracellular fluid); 세포 외부, 즉 혈장과 간질액에 존재하는 수분으로, 체내 총수분량의 약 35%를 차지한다. 혈장은 혈관 내에 있는 세포외액이며, 간질액은 세포와 세포 사이에 위치하여 세포를 직접 둘러싸고 있는 액체이다. 세포외액은 세포를 둘러싸고 있어 산소, 영양물질 등 세포가 필요로 하는 모든 물질을 외부환경으로부터 받아 세포에 공급해주며, 세포내에서 생성된 노폐물을 체외로 배출되게 해줌과 동시에, 전해질 농도, pH 등을 일정하게 유지시킴으로써 세포의 기능을 원활하게 해준다.

〈표 5-6〉 신체조성

<table>
<tr><td rowspan="6">체중</td><td colspan="2">무기질</td><td rowspan="5">제지방(FFM)</td></tr>
<tr><td rowspan="2">수분</td><td>세포외액</td></tr>
<tr><td>세포내액</td></tr>
<tr><td rowspan="3">에너지</td><td>글리코겐</td></tr>
<tr><td>단백질</td></tr>
<tr><td colspan="2">지방</td></tr>
</table>

자료 : 김화영, 강명희, 조미숙, 영양상태판정, 신광출판사, 2004

1) 수분

수분은 사람 체중의 60%를 차지하며, 세포외액과 세포내액을 구성한다. 체중 중 수분이 차지하는 비율은 나이, 다이어트, 약물복용, 신체활동수준, 환경조건 등에 의해 영향을 받는데, 나이가 증가할수록 체수분율이 감소한다.

또한 수분제한 다이어트, 이뇨제 복용, 격심한 운동이나 사우나 등에 의해 무리하게 땀을 흘리는 것을 체수분율을 감소시켜, 일시적으로 체중을 감소시킬 수는 있으나 다시 곧 체중이 원상으로 돌아가므로 체중감소 효과가 없을 뿐 아니라, 생명에 지장을 줄수도 있다.

2) 근육

사람의 근육에는 단백질, 수분, 글리코겐이 포함되어 있으며, 적정한 체중을 갖기 위해서는 성인의 경우 체중의 약 20%를 근육으로 갖는 것이 바람직하다. 적당량의 근육을 각기 위해서는 균형 잡힌 영양 섭취와 함께 유산소 운동과 저항성 운동을 병행해서 실시해야 한다.

3) 체지방

체지방은 필수지방과 저장지방으로 나눌 수 있다.

필수지방은 뇌, 신경조직, 골수, 심장조직, 세포막과 같은 신체구조가 정상적으로 기능을 수행하기 위해 필요한 지방으로, 성인 남성은 체중의 3%, 여성은 남성보다 생식능력과 관련하여 추가로 필요한 양이 많아 체중의 12~15%가 필요하다.

저장지방은 사람에게 필요한 열량 중 소비하고 남은 열량이 저장된 형태로 저장지방량의 정도는 개인차가 있다. 또한 체지방은 체내 분포에 따라 피하지방과 내장지방으로 구분하는데, 내장지방은 인체내부의 깊은 곳, 특히 복부내에 위치한다.

4) 뼈

뼈 무게의 약 50%는 수분이며, 나머지 50%는 단백질과 무기질을 포함하는 고형물질로 구성되어 있다. 뼈는 체중의 12~15%를 차지하며, 무리한 다이어트와 운동부족은 골질량을 감소시켜 작은 충격에도 뼈가 금이 가거나 부서지는 골절이나 골다공증을 가져오므로 주의해야 한다.

골질량(bone mass)은 콜라겐 섬유와 다른 단백질로 만들어진 기질(matrix)에 인산칼슘이 축적되어 있는 정도를 의미한다. 골질은 뼈를 견고하게 해주므로, 골질량이 낮으면 골다공증에 대한 위험도가 높아진다.

12. 체중조절을 위한 식이요법

1) 식이요법의 기본 방법

식이요법에는 어떤 것이 있는가? 식이요법은 에너지 제한의 정도에 의해 세 가지로 분류된다.

(1) 감식요법(1일 1,200Kcal 정도까지)

이것은 에너지섭취량을 보통 섭취하고 있는 것보다 적게 억제하는 가벼운 식사요법이다.

(2) 저칼로리 식이요법(1일 600 ~1,000Kcal)

감식요법보다도 좀 더 엄격하게 에너지를 제한하는 요법으로 식사 내용을 어떻게 하는가에 의해 두 가지 종류가 있다.

· 일반식 저칼로리 식이요법 → 일반적인 균형식에 의한 것

· 특수식 저칼로리 식이요법 → 고지방식 저칼로리 요법이나 고단백질식 저칼로리 요법은 에너지섭취를 제한하고, 특수한 영양소를 많이 취하는 것. 단, 장기적인 치료 효과를 비교해 보면, 이 두 가지의 감량 효과에는 차가 없음이 판명되었다. 그래서 현재는 영양 밸런스가 취해진 일반식, 즉 3대 영양소와 비타민, 미네랄의 소요량을 충족시킨 식사 내용에 의한 저 에너지식요법이 일반적인 것으로 되어 있다.

(3) 초저칼로리 식이요법(1일 200~600Kcal)

이것은 중증 비만자를 대상으로 하고 에너지섭취를 기초대사 이하로 억제한 요법이다. 신체에 미치는 영향이 강하고 영양 밸런스도 상실하기 쉬우므로 의사의 관리에서 주의 깊게 실시하지 않으면 안 된다.

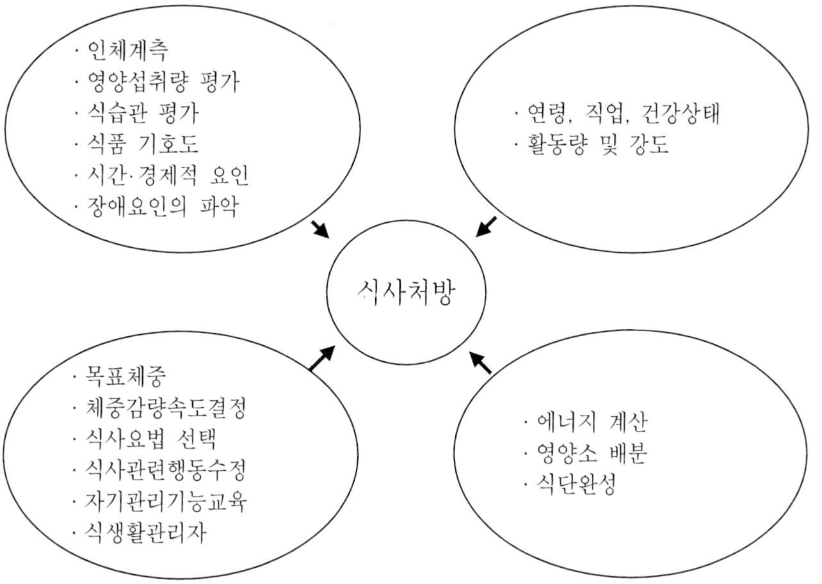

〈그림 5-2〉 비만인의 식사처방시 고려요인

2) 식이요법의 내용

식이요법을 행하는 데 있어서 우선 생각하지 않으면 안 되는 것은 건강에 장해를 주지 않고 체지방을 줄이는 것이다.

(1) 섭취 에너지의 설정

과잉된 체지방을 에너지 소비로 돌리기 위해서는, 섭취 에너지를 소비 에너지보다 낮게 할 필요가 있다. 생명유지나 일상활동에 사용되는 소비 에너지는 성별, 체격이나 직업 등에 의해서도 다른데 그보다도 낮은 섭취 에너지를 설정한다.

(2) 영양소의 배분

섭취 에너지 전체를 억제하는 가운데 에너지를 내는 3대 영양소(단백질, 탄수화물, 지방)에 관해 그들의 활동량에 따라서 적정하게 배분하지 않으면 안 된다. 또 에너지를 갖지 않는 비타민이나 미네랄의 배분도 건강을 유지하기 위해 잊어서는 안 된다.

(3) 식습관의 개선

섭취 에너지를 아무리 적게 억제해도 체지방이 저장되기 쉬운 상태를 만드는 것과 같은 올바르지 못한 식습관이 있으면, 식이요법의 효과는 기대할 수 없다. 이에 대해서는 행동요법을 병용하는 것이 유과적이다.

3) 섭취에너지 설정방법

체지방을 줄이기 위해 섭취 에너지를 제한한다는 것은 어떠한 것인가. 우선은 그 내용을 구체적으로 알기 위해 아래와 같은 계산을 해본다.
1Kg의 체지방은 7,000Kcal의 에너지를 가지고 있다. 단순화하여 생각하면 어느 일정 기간에 체중 1Kg을 감량하기 위해서는 그 기간 내에 합계 7,000Kcal의 섭취를 줄이면 된다는 것이 된다. 예를 들면 1개월에 2Kg의 감량을 목표로 할 경우 하루당 어느 만큼의 섭취 에너지양을 줄이면 좋은가를 계산해 보자. 우선 줄일 섭취 에너지량은 이하와 같이 된다.

$$7{,}000\text{Kcal} \times 2\text{Kg} = 14{,}000\text{Kcal}$$

이것을 30일로 나누면, 하루당 줄여야 할 에너지 양은 다음과 같다.

14,000Kcal÷30 = 466Kcal

이것은 밥으로 말하면 밥그릇에 3그릇(1그릇 = 쌀밥 110g 상당)에 해당된다. 신체를 건강하게 유지하고 일상생활을 행하는데 있어 어느 정도의 에너지 섭취가 필요한가는 성, 연령, 운동량의 정도 등에 의해 다르다.

일반적으로 같은 신장이어도 여성보다 남성이, 고령자보다 젊은이가 보다 많은 에너지를 필요로 한다. 또 성인이라면 생활 활동 중에서의 운동량에 의해 필요한 에너지가 달라진다.

다음 〈표 5-7〉은 생활 활동 강도를 4단계로 나누어 각각의 신장에서 산출한 표준체중 1Kg에 대해 하루에 필요한 에너지량을 나타내고 있다. 하루의 섭취 에너지를 설정하는데는 표준체중을 기초로 한 다음의 식을 이용한다.

표준체중(Kg)×필요에너지량(Kcal) = 지시 에너지량(Kcal)

예를 들면, 신장 170cm의 세일즈맨에 대해 계산해 보자.

표준체중 = 1.70×1.70(또는 1.702)×22 = 63.6(Kg)

생활 활동 강도는 중등도이므로 하루의 필요에너지량의 범위는 이하와 같이 계산할 수 있다. 즉, 이 사람의 지시 에너지는 1,908~2,226Kcal가 된다.

63.6×30 = 1,908(Kcal)　　63.6×35 = 2,226(Kcal)

〈표 5-7〉 생활활동 강도와 일일 소요 에너지량

생활활동강도	직 종	체중당 필요에너지량 (Kcal/Kg)
가볍다	일반사무, 관리직, 고급기술자 유아가 없는 전업 주부	25~30
중등도	제조·가공업, 서비스업 세일즈맨, 유아가 있는 주부	30~34
약간 힘들다	농업, 어업, 건설작업원	35~39
힘들다	농번기의 농작업, 어업 프로 스포츠 선수	40이상

4) 영양소의 배분 방법

하루의 총 섭취 에너지량이 정해지면 이번에는 각 영양소에서 어느 정도 비율로 섭취할 것인지를 결정한다. 현재 성인 1인당 평균 배분율은 단백질 15%, 지방 25%, 탄수화물 60%이다. 비만증의 식이요법에서는 단백질을 많은 듯이 하는 대신에 지방을 적은 듯이 억제하고, 단백질 25%, 지방 15%, 탄수화물 65% 정도의 배분으로 하는 것이 적절하다.

단백질은 내장 기관이나 근육 등 몸의 활성조직을 만들고 있다. 감량하기 위해서는 이 단백질을 섭취하면서 여분의 지방을 줄이는 것이 중요하다. 또 단백질은 매일 대사되므로 확실히 공급되지 않으면 조직의 소모나 위축 때문에 전신 권태나 탄력감을 초래하여 일상생활에 지장을 일으키게 되어 버린다. 최저량을 확보하기 위해 하루당 섭취해야 할 단백질량은 다음과 같이 된다.

표준체중(Kg) 1.0 × 1.2 = 단백질의 하루당 섭취 필요량(g)

지방질은 에너지량이 높기 때문에 제한이 필요하다. 특히 구미형의 식사에 가깝고 지방질 섭취가 많아지기 쉬운 어린이의 경우 주의하지 않으면 안 된다.

그러나 비타민 A, D, E, K의 지용성 비타민은 지방질과 함께 흡수되기 때문에,

지방질의 극단적인 제한은 이들의 흡수를 방해하는 것과 직결된다. 이 지용성 비타민의 결핍은 야맹성, 골다공증, 피부의 광택 상실 등의 원인이 된다. 또 지방질을 구성하는 성분인 지방산 중 다중불포화 지방산인 리놀산, 리놀렌산, 아라키돈산은 신체에 불가결한 것이다. 이들의 부족은 발육 장애나 피부염의 원인이 된다.

그러므로 지방질도 하루에 최저 10~20g은 섭취하지 않으면 안된다. 특히, 지방질의 섭취를 유의하지 않아도 단백질 식품에는 보통 지방질도 포함되어 있어 단백질 식품 60~80g당 지방 20~30g이 섭취된다. 또 조리용 기름이나 버터, 마요네즈 등의 조미료에도 지방질이 포함되어 있음에 유의해야 한다.

에너지 함유량이 많은 과자류, 체지방으로 변하기 쉬운 과당을 많이 포함하는 과일의 섭취에는 충분히 주의할 필요가 있다. 또한 알코올도 체내에서 지방으로 전환되기 쉬운 탄수화물이다. 에너지 함유량도 많고 함께 먹는 안주도 과잉에너지의 한 요인이 된다. 더욱이 알코올은 억제심을 없애므로 과식의 원인으로도 되기 쉽다. 그러므로 알코올 섭취는 가능한 피하고 하루 80~160Kcal 정도로 칼로리를 억제하는 것이 식이요법을 성공시키는 중요한 요인이다.

비타민이나 미네랄이 결핍되면 몸의 기능에 이상을 초래하고 전신 권태나 피로해지기 쉬운 등의 슬럼프가 나타난다. 섭취 에너지를 전체로서 줄이면서도 비타민, 미네랄에 대해서는 하루 필요량을 충족시키지 않으면 안 된다.

이들 중 특히 부족 되기 쉬운 것은 지용성 비타민으로는 A와 D, 수용성 비타민으로는 B_1, B_2, 니아신, C, 미네랄은 칼슘과 철이다. 이들을 많이 포함하는 콩류, 내장류, 우유나 치즈 등의 유제품, 녹황색 채소를 듬뿍 먹음으로써 비타민, 미네랄 부족을 방지할 수 있다.

그런데 지용성 비타민과 미네랄은 어느 정도는 체내에 저장할 수 있으나 수용성 비타민은 저장할 수 없으므로 매일 보급할 필요가 있다. 식이요법 중에는 종합 비타민제를 병용하는 것도 하나의 방법이다. 그리고 〈표 5-8〉은 각 음식에 해당하는 운동별 소모 칼로리를 나타내고 있다.

〈표 5-8〉 각 음식에 해당하는 운동별 소모 칼로리

운동별 소모 칼로리(Kcal)	열량(Kcal)	각 음식별 칼로리(Kcal)
테니스 50분, 수영(접영) 35분	800~899	안심스테이크, 햄버그스테이크 정식
배드민턴 105분, 조깅(160m/분) 70분	750~899	군만두
등산 90분, 수영(자유형) 70분	700~749	삼계탕, 볶음밥
에어로빅 115분, 농구 70분	650~699	잡채밥, 자장면, 오무라이스
탁구 90분, 줄넘기(60~70회/분) 60분	600~649	떡볶이, 카레라이스, 김치볶음밥
골프(언덕) 80분, 근력 트레이닝 45분	550~599	갈비탕, 비빔밥, 갈비구이(1인분)
골프(평지) 110분, 계단 오르기 60분	500~549	대구매운탕, 만둣국, 짬뽕
볼링 115분, 계단 오르내리기 60분	450~499	김치찌개, 물냉면, 설렁탕, 육개장
보통 걷기 115분, 급하게 걷기 80분	400~449	칼국수, 된장찌개, 순대, 떡
사무실 일 190분	350~399	생선초밥, 김초밥,
자전거 타기(보통 속도) 75분	300 ~349	누룽지 끓인 밥, 불고기, 데리버거
청소 걸레질 50분	250~299	해파리 냉채, 김치전, 전복죽
천천히 걷기 75분	200~249	포카칩, 아몬두 빼빼로
줄넘기(60~70회/분) 15분	150~199	초코파이1통
자동차 운전 65분	100~149	우유(200㎖), 요구르트(150㎖)

한국인의 영양권장량(7차 개정, 2000년)

13. 비만 해소를 위한 운동처방

비만에 대하여 신체 트레이닝이 가져다주는 중요한 영향은 아래와 같다.

· 에너지 소비의 증대와 지방조직 소비에 의한 감량

· 기초대사의 증가

· 지방합성의 억제

· 인슐린 감수성의 향상

· 동맥경화성 혈관장애의 개선, 혈장 HDL-C의 수치가 상승, 중성지방 농도의

저하, 고혈압의 개선, 동맥경화성 심혈관 질환의 빈도 저하, 사망률 저하.

· 심폐기능의 향상, 근력과 근지구력의 향상, 체력과 운동능력의 향상.

· 스트레스 해소(스트레스가 원인이 되어 과식하게 되는 경우도 줄어들 것이다).

(1) 체지방 조절을 위한 자전거타기 운동

자전거타기 운동은 실내에 고정된 것과 실외의 쾌적한 자연 환경을 접하면서 체력증진을 할 수 있는 두 종류로 볼 수 있다. 실외 자전거 타기는 4~5분에 1.6km 달리는 정도가 적당하며, 분당 50~60회 속도로 페달을 밟으면서 약 20~30분 달리고 차츰 거리를 늘려 나가면 된다. 50분정도 쉬지 않고 탈 정도면 왕복 30~50km까지 하이킹을 실시해도 된다. 자전거타기 운동의 4km는 1km달리기, 2km걷기, 300m수영과 대략 운동량이 동일하며 약 150kcal가 소모된다.

(2) 체지방 조절을 위한 저항운동

운동강도는 최대로 발휘할 수 있는 근력의 2/3이지만, 체중감량 프로그램에서는 1/2이 적당하다. 최대 근력의 15%이하에서는 운동이 계속되더라도 웨이트 트레이닝의 부하가 되지 않는다. 따라서 초보자는 대개 최대로 반복할 수 있는 횟수(최대반복횟수)의 60%가 적당하지만 몸통은 최대반복 횟수의 40%, 팔과 어깨도 40%로 하는 것이 효과적이다.

(3) 체지방 조절을 위한 수영 프로그램

전신운동을 통해 조화있는 신체발달을 가져오고 심폐기능 향상에 도움이 되며 특히, 비만인들의 체중 관리에 효과적이다. 수영운동을 40분정도 실시하게 되면 약 80ℓ 의 산소가 소비된다. 즉 1ℓ 의 산소는 5kcal의 에너지를 발생시킴으로써 5×80 = 400kcal가 소비되는 운동이다.

특히, 비만증 치료시 물의 부력에 의해 지상운동에 의해 발생하는 충격을 감소시켜, 관절염이 있는 비만인에게 매우 적합한 운동이다. 수영은 지상 약 4배정도의 에너지가 소비되는 전신운동이며, 수영을 잘 하지 못해도 물속에서 조깅 또는 체조를 하면 상당한 효과를 볼 수 있을 것이다.

(4) 체지방 조절을 위한 복합운동

〈표 5-9〉과 〈표 5-10〉은 각각 주당 약 900g, 450g의 지방을 감소시키기 위해 계획된 체지방 감소 프로그램의 예이며, 웨이트 트레이닝 프로그램은 8개 이상의 대근육군 운동을 포함하며 6회 이상의 반복운동을 3회 이상 실시한다. 〈표 5-11〉은 비만인을 위한 주간 운동프로그램의 일반적인 예를 나타낸 것이다.

체지방을 줄이기 위해 섭취 에너지를 제한한다는 것은 어떠한 것인가. 우선은 그 내용을 구체적으로 알아보기 위해 아래와 같은 계산을 해본다.

〈표 5-9〉 체지방 감소 프로그램 1

운 동 형 태	소 비 열 량 (kcal)	총 열 량 (kcal)
식이감소	500kcal/일 × 7일	3,500
조 깅	40분(480kcal/일) × 4일	1,920
웨이트 트레이닝	60분(540kcal/일) × 3일	1,620
7,000kcal/주 = 약 900g 체중지방감소/주		

〈표 5-10〉 체지방 감소 프로그램 2

운 동 형 태	소 비 열 량 (kcal)	총 열 량 (kcal)
식이감소	250kcal/일 × 7일	1,750
조 깅	20분(240kcal/일) × 3일	720
웨이트 트레이닝	40분(360kcal/일) × 3일	1,080
3,500kcal/주 = 약 450g 체중지방감소/주		

1kg의 체지방은 7,000kcal의 에너지를 가지고 있다. 단순화하여 생각하면 어느 일정 기간에 체중 1kg을 감량하기 위해서는 그 기간 내에 합계 7,000kcal의 섭취를 줄

이면 된다는 것이 된다. 예를 들면 1개월에 2kg의 감량을 목표로 할 경우 하루당 어느 만큼의 섭취 에너지양을 줄이면 좋은가를 계산해 보자. 우선 줄일 섭취 에너지량은 이하와 같이 된다.

$$7{,}000\text{kcal} \times 2\text{kg} = 14{,}000\text{kcal}$$

이것을 30일로 나누면, 하루당 줄여야 할 에너지 양은 다음과 같다.

$$14{,}000\text{kcal} \div 30 = 466\text{kcal}$$

〈표 5-11〉 비만인을 위한 주간 운동프로그램 예

요일	운동형태	강도	시간(분)	열량(kcal)
월	·준비운동 ·속보와 조깅 ·정리운동	·가볍게 ·보통~힘들게 ·가볍게	10분 40분 10분	약 400kcal
화	·스트레칭과 유연체조	·보통~강하게	10분×2회	약 100kcal
수	·준비운동 ·제자리 사이클링과 줄넘기 ·정리운동	·보통 ·보통~약간 힘들게 ·가볍게	10분 40분 10분	약 400kcal
목	·준비운동 ·수영과 조깅 ·정리운동	·가볍게 ·보통~힘들게 ·가볍게	10분 40분 10분	약 500kcal
금	·스트레칭과 유연체조	·보통~강하게	10분×2회	약 100kcal
토	·준비운동 ·속보와 조깅 ·정리운동	·가볍게 ·보통~약간 힘들게 ·가볍게	10분 40분 10분	약 500kcal
일	·스트레칭과 유연체조	·보통~강하게	10분×2회	약 100kcal
주당 소요되는 총 시간(분) 및 총 소비열량(kcal)			300분	약 2,100kcal

[연구 문제]

1. 비만의 정의와 원인에 대해 서술하시오.
2. 체중조절을 위한 식이요법에 대해 서술하시오.
3. 비만의 예방과 치료를 위한 영양과 운동처방에 대해 서술하시오.
4. 신체조성은 무엇으로 구성되어있는지 설명하시오.
5. 이상적인 체중감량방법과 목표체중은?

[참고 문헌]

김선호, 이옥희, 이현숙, 조준용(2007). 체중관리를 위한 영양과 운동, 파워북.

김태운, 서국웅, 백영호(2001). 평생몸만들기와 건강생활, 부산대학교 체육과학연구소.

김화영, 강명희, 조미숙(2004). 영양상태판정, 신광출판사.

대한비만학회편(2000). 임상영양학, 2판, 고려의학.

모수미(2007). 식사요법원리와 실습, 교문사.

백영호(2003). 최신운동영양학, 제일출판사.

백영호(2008). 휘트니스전문운동사과정 교재, 부산대학교 평생교육원.

백일영(2002). 운동생리학과 운동처방, 서울: 대한미디어.

한국인의 영양권장량(7차 개정, 2000년).

Vivan H. Heyward(2005). 체력평가와 운동처방, 한미의학.

ACSM(1995). American College of Sports Medicine.

Barr, S.I., McCargar, L. J. & Carwford, S.M. (1994). Practical use of body composition analysis in sport, Sport Medicaine. May;17(5), pp.277-282.

Books, G. A., Fahey, T.D., White, T.P. & Baldwin, K. M. (2000). Exercise Physiology(3rd ed), Califonia:Mayfield.

Howley, E. T. & Franks, B. D. (1997). Health Fitness Instructor's Handbook (3rd ed), Champaign, IL: Human Kinetics.

Lohman, T. G. (1986). Applicability of body composition techniques and constands for children and youth, In K.N. Pandolf(Ed.), Exercise and Sport Science Reviews. 14, pp.325-357, New York: Macmillan.

McArdle, W.D., Katch, F. I. & Kathc, V. L. (2000). Essentials of Exercise Physiology, Lippincott: Williams & Wilkins.

Pollock, M. L. & Wilmore, J. H. (1990). Exercise in Health and Disease, 2nd Ed. Philadephia: Saunders.

Willet, W. (1991). Dietary fat and breast cancer, Journal of the National Cancer Institute. Jul 17; 83(14), pp.1035-1036.

Williams, M. H. (1999). Nutrition for Health, Fitness & Sport(5th ed). McGraw-Hill Co.

제6장 생활습관병과 운동

우리나라도 그동안 급속한 경제의 발전, 식생활, 사회적, 환경의 변화로 질병 발생양상이 서구화 되어가고 있다. 총 칼로리 섭취증가와 지방섭취의 증가로 콜레스테롤을 비롯하여 혈중 지질의 현저한 상승을 초래하였고 관상동맥질환, 뇌졸중, 말초혈관질환과 같은 동맥경화성 심혈관 질환 발생의 현저한 증가를 초래하였다. 어떠한 병이든 일단 병이 발생하면 치료가 어렵다. 그러나 병의 원인을 알고 사전에 잘 예방한다면 어렵지 않다. 여기서는 동맥경화, 고지혈증, 골다공증, 당뇨와 혈압 등 생활습관병과 운동에 대하여 알아보고자 한다.

1) 동맥경화증

(1) 동맥경화증이란?

동맥벽이 굳어지며 탄력성이 감소되어 약해지거나 콜레스테롤과 같은 물질이 침착되어 혈관내강이 좁아지고 때로는 막히는 여러 병태를 말하며, 협심증, 심근경색, 뇌졸중 등의 증세를 나타낸다. 그리고 특히 식이성 요인이 강한 대표적인 질환이라고 할 수 있다.

〈표 6-1〉 콜레스테롤의 종류별 위험수준

(단위 : mg/dℓ)

<table>
<tr><th></th><th>정상수준</th><th>경계수준</th><th>매우 높은 수준</th></tr>
<tr><td>T-C</td><td>〉 200</td><td>200 - 239</td><td>240+</td></tr>
<tr><td>LDL-C</td><td>〈 130</td><td>130 - 159</td><td>160+</td></tr>
<tr><td rowspan="2"></td><td colspan="2">정상수준</td><td rowspan="2">매우 낮은 수준</td></tr>
<tr><td>남자</td><td>여자</td></tr>
<tr><td>HDL-C</td><td>40 - 50</td><td>50 - 60</td><td>〈35</td></tr>
</table>

고혈압은 동맥벽을 약하게 하여 콜레스테롤 및 다른 지방의 침착을 조장함으로서 동맥경화를 악화시킨다. 고지혈증은 혈중 콜레스테롤 함량을 뚜렷하게 증가하여 동맥경화 발생의 가장 중요한 인자로 평가되고 있다〈표 6-1〉. 또한 흡연은 체내의 카테콜아민의 분비를 촉진시키고, 간의 콜레스테롤 합성을 높이는 동시에 고밀도 지단백 콜레스테롤의 저하를 촉진한다.

마지막으로 비만은 정상 체중인 사람보다 더 많은 콜레스테롤을 합성하여 고혈압, 당뇨병, 고지혈증과 관계하여 이차적인 위험인자로 인식되고 있다. 다른 위험인자로서 동맥경화증의 병리에 중요한 역할을 하는 것은 알려지지 않은 유전적인자, 고혈당증(hyperglycemia), 비만, 좌업생활 및 사회심리학적 스트레스가 포함된다. 이러한 요소들이 모두 또는 대부분이 결합하여 작용될 때 동맥경화증으로부터의 질병률과 사망률은 증가한다.

〈표 6-2〉의 고도 위험인자들 중 하나가 존재 시 치명적인 결과에 대한 가능성은 2배 증가하고, 두 가지가 동시에 존재할 경우 4배가 증가한다. 세 가지 인자에 노출된 사람은 정상적인 혈중 콜레스테롤 및 혈압을 가진 비흡연자보다 8배 정도의 위험율이 나타난다. 이러한 위험요소들 중 고콜레스테롤증, 고혈당증. 고혈압, 비만, 좌업생활 등은 노화와도 관련이 있는 것들이다. 개인이 조절할 수 있는 위험요인들은 흡연, 식이조절, 신체 비활동성, 생활습관과 환경오염, 개인의 성격, 피임약의 복용 등이 있다〈표 6-3〉.

〈표 6-2〉 동맥경화증의 위험인자 및 발병인자

고도 위험인자	그 외 위험인자	발병인자
흡연	유전적 체질	탈수
고혈압	공격성과 야심이 강한 성격	수면부족
당뇨병	높은 연령	과음
비만, 특히 복부비만	운동부족	무리한 운동
고콜레스테롤 혈증	고요산혈증	스트레스
고중성지방 혈증	과로	추위
저 HDL-C 혈증		과로
		고혈압

〈표 6-3〉 동맥경화증의 식품과의 관계와 조절 여부 인자

식품과의 관계		조절 여부 인자	
유발식품	예방식품	조절 불가능 인자	조절 가능 인자
·동물성 단백질	·식물성 단백질	·가족 병력(유전)	·식이(고지방, 고콜레스테롤)
·콜레스테롤	·식이섬유	·성별	·흡연
·육류섭취량	·우유	·인종	·고혈압
·포화지방	·칼슘	·연령	·비만
·총에너지 섭취량	·불포화 지방산(ω -3)	·기타	·운동부족
			·당뇨
			·스트레스
			·개개인의 성격
			·피임약의 복용

미국의 국립보건원은 미국인의 연령에 따라 20~29세, 30~39세, 40세 이상의 연령군에서 각각 200mℓ/dℓ, 220mℓ/dℓ, 240mℓ/dℓ, 260mℓ/dℓ 이상을 고위험군으로 정의하고 있다.

(2) 동맥경화증의 원인

동맥경화의 원인별 형태는 이미 언급한데로 다음과 같은데 죽막경화는 동맥의 한 가운데 층에 칼슘이 침착하여 동맥이 굳어지는 동맥경화이고, 세동맥경화는 가는 동맥에서 탄력성이 소실되어 터지기 쉽게 된 후 뇌출혈을 일으키는 동맥경화이며, 죽상경화는 동맥의 벽에 지방분이 등이 침착되어 죽처럼 눌어붙는 듯한 상태가 되는 동맥경화이다.

이와 같은 동맥경화의 원인으로 뇌의 동맥이 경화될 때는 뇌혈전, 뇌출혈 등이, 심방의 관동맥이 경화되었을 때는 관동맥경화, 협심증, 심근경색이 발생되며, 신장의 동맥이 경화될 때는 신위축, 요독증, 말초 동맥이 경화되었을 때는 동맥경화성, 경색성질환 등이, 기타 당뇨병(동맥경화 촉진), 노인성 정신장애 등이 발병하게 된다. 동맥경화증의 정확한 원인은 명확하지 않지만, 동맥경화에 관계된 인자는 조절 가능 인자와 조절불가 인자, 그리고 유발 인자와 촉진 인자로 분류할 수 있다.

(3) 동맥경화증의 증상

동맥경화는 경화가 생긴 장소에 따라서 다음과 같이 세 가지로 분류한다. 죽상경화(아테롬경화, atherosclerosis)는 동맥 내막의 내피세포에 인지질, 중성지방, 콜레스테롤 에스테르 등의 지질축적과 섬유성 비후를 일으키는 병변으로서 대동맥, 관상동맥, 뇌저동맥 등 비교적 굵은 혈관의 내막에 일어난다. 일반적으로 동맥경화 가운데 가장 많은 형태이다.

죽상경화는 어릴 때부터 시작해서 10세 이후는 지방의 축적으로 지방줄기가 형성되지만 혈류에는 아무 지장이 없다. 20세~30세에는 지방줄기에 섬유성 물질이 결합하여 섬유성 플라그를 형성하며 40세 이후에는 칼슘이 침착되어 딱딱해지며 탄력성이 없어진다, 혈전을 형성하게 되면 혈류에 방해를 준다. 50~60세 이후에는 증세가 나타나는데 동맥혈관 지름의 70~80%가 막힐 때 비로소 임상증상이 나타난다.

중막경화(mediascclerosis)는 동맥의 중막 평활근에 중요한 병변이 생겨 변성과 괴사에 의해서 섬유화, 출혈과 석회 침착을 일으키는 동맥의 노화현상이다. 특히 사지와 경부의 근육동맥 특히 대퇴동맥과 신동맥 중막에 경화가 일어나면 동맥의 내강은 좁아지지 않고 석회화에 의해 약해진 동맥벽은 혈압에 의해 확장되어서 동맥류를 형성한다. 노화와 관계가 있으며 혈관의 탄력성이 감소되고 최고혈압이 상승한다.

세동맥 경화(arteriosclerosis)는 소동맥이나 200 이하의 세동맥에 주로 발생하는 경화증으로 고혈압에 의해 진전되기 쉽다. 내막 내피세포의 변성과 증식, 내막 및 중막의 섬유성비후를 주체로 하여 실질 장기의 혈관에서 많이 일어난다. 즉 신장, 뇌, 비장과 췌장 등 내장 소동맥에 일어나기 쉽고, 신장에서는 세동맥성 신경화증, 뇌에서는 작은 뇌출혈, 뇌경색의 발증에 관계가 있다.

(4) 예방

① 식사요법

동맥경화증 발생의 위험인자인 고혈압, 고지혈증, 비만, 당뇨병, 통풍 등의 예방과 치료에는 열량 섭취량을 제한하는 것이 중요하다. 따라서 적극적으로 에너지 섭취량을 줄여 표준체중을 유지하도록 한다. 동맥경화증의 영양기준이 〈표 6-4〉에 나타나 있다.

〈표 6-4〉 동맥경화증의 영양기준

에너지(Kcal)	당 질(g)	단백질(g)	지방질(g)	Na(mg)
1,600	240	80	35	2,000 이하
1,800	270	90	40	2,000 이하

하루의 목표량은 남성 1,800~2,200Kcal, 여성 1,600~2,000Kcal가 적당하고, 비만인 경우는 남성 1,400~1,800Kcal, 여성 1,200~1,600Kcal 정도로 한다. 과음, 과식에 의해 에너지 과잉이 되지 않도록 주의하고, 총에너지 섭취량 가운데 지방이 차지하는 열량이 20% 이하가 되도록 한다.

지방의 과잉섭취는 비만을 초래하기 쉬우며 혈중 지방의 증가와 관계가 깊으므로 총열량의 15~20%를 섭취한다. 단백질은 총 열량의 15~20%로 하여 양질의 단백질을 충분히 섭취한다. 신장병 등의 합병증이 없으면 단백질은 특별히 제한하지 않는다. 탄수화물은 총열량의 50~60%로 하고 최소한 180g 정도는 꼭 섭취하도록 한다. 설탕과 과당 등 단순당을 피하고 복합당질의 형태로 섭취한다.

Hartung 등(1980)는 〈표 6-5〉과 같이 혈중지질에 대한 식사구성의 영향을 설명하고 있다. 즉, 저지방과 저콜레스테롤 식사는 총콜레스테롤, 저밀도 지단백 콜레스테롤의 감소와 중성지방의 감소나 증가, 그리고 고밀도 지단백 콜레스테롤, 동맥경화 지수의 감소나 변화가 없다. 고탄수화물 식사는 총콜레스테롤의 감소나 변화가 없으며, 중성지방은 증가하고 저밀도 지단백 콜레스테롤, 고밀도 지단백 콜레스테롤 및 동맥경화 지수는 감소한다. 그러나 이러한 변화가 고탄수화물의 섭취에 의한 것인지, 아니면 지방섭취의 감소 때문인지에 대해서는 밝혀지지 않았다. 알콜이 고밀도 지단백 콜레스테롤의 증가를 나타낸 결과에 대해서도 계속적인 연구가 필요하다.

〈표 6-5〉 혈중지질과 지단백에 대한 식사구성의 영향

변인	↓ 지방	↓ 콜레스테롤	↑ 불포화지방	↑ 탄수화물	↑ 알콜
T-C	↓	↓	↓	↓ →	→
TG	↓ ↑	↓ ↑	↓	↑	↑
LDL-C	↓	↓	↓	↓	↓
HDL-C	↓ →	↓ →	↓ →	↓	↑
HDL-C/T-C	↓ →	↓ →	→	↓	↑

※ ↑= 증가, ↓= 감소, → = 변화 없음, Hartung 등(1980)의 자료

② 운동

동맥경화증을 치료하기 위해서는 금연을 해야 하고 혈액 내의 콜레스테롤 수치를 낮추어야 하며, 고혈압이나 당뇨가 있으면 치료해야 한다. 그러나 무엇보다도 중요한 일은 콜레스테롤이 많은 식품의 섭취를 줄이고 규칙적인 운동을 통하여 표준체중을 유지하는 일이다. 왜냐하면 정기적으로 규칙적인 운동을 하거나 육체적인 활동을 많이 하는 사람들에게서는 동맥경화에 의한 심장병이 줄어든다는 보고가 많이 나오고 있기 때문이다.

조깅의 효과는 혈액순환 촉진, 맥박수의 감소, 지구력과 회복력의 증강, 비만의 해소, 혈액 중의 콜레스테롤 감소, 좋은 콜레스테롤의 증가 등을 들 수 있다. 수영은 다른 어떤 운동형태 보다도 많은 이점을 갖는다. 이는 체중 부하를 받지 않고 팔과 상체를 강화해주고 어떤 운동보다도 단시간에 많은 칼로리를 소비하기 때문이다. 특히 폐에 대한 영향이 큰 것이 수영의 최대 장점으로 수압에 대항하여 숨을 들어 마시기 때문에 자연히 폐가 단련된다. 더불어 물속에서 얼굴을 위로하고 있는 동안은 재빨리 크게 호흡을 하기 때문에 횡경막 등 폐 주변의 근육을 강화하고 폐활량도 증대시킨다. 순환기 계통의 근원이라고 할 수 있는 심폐가 강화되기 때문에 혈압 강하가 기대된다. 그러나 심장병이나 고혈압이 중등도 이상인 사람은 위험하다.

Hartung 등(1983)은 〈표 6-6〉과 같이 남성과 여성을 대상으로 횡단적, 종단적 연구를 실시하여 혈중지질에 대한 운동의 효과를 요약하고 있다. 연구의 결과로 볼

때 남성과 여성의 차이는 나타나지 않았다. 하지만 횡단적, 종단적 연구를 비교해 볼 때 고밀도 지단백 콜레스테롤과 동맥경화지수는 약간의 차이가 밝혀졌다.

운동처방에 대한 일반적인 결론을 요약해 보면, 운동의 형태는 지구성 운동이 좋으며 단일 운동보다 복합운동이 이상적이다. 운동 강도는 최대심박수의 60~85%, 운동지속 시간은 하루 30~60분, 운동 빈도는 주당 3~6회로 하며 매일운동을 하는 것은 생활화 되어져야 한다. 주중에 휴식을 하는 회수는 1회의 운동내용, 체력, 연령, 생활양식 등을 고려하여 결정한다. 가벼운 운동을 실시할 때는 주당 3~6회를 목표로 매일 실시해도 좋으며, 중등도 운동을 30~40분 할 때는 적어도 주 1회 휴식을 하고 최대 심박출량의 70%의 강도에서 1시간하는 운동은 격일제로 하는 것이 좋으며, 격심한 운동은 삼가는 것이 바람직하다.

〈표 6-6〉 혈중지질과 지단백에 대한 운동의 영향

변인	횡단적 연구		종단적 연구	
	남성	여성	남성	여성
T-C	↓ →	↓ →	↓ →	↓ →
TG	↓	↓	↓	↓ →
LDL-C	↓	↓	↓	↓
HDL-C	↑	↑	↑ →	↑ →
HDL-C/T-C	↑	↑	↑ →	↑ →

※ ↑= 증가, ↓= 감소, → = 변화 없음, Hartung 등(1983)의 자료

2) 고지혈증

(1) 고지혈증

인체에서 체중의 약 10%는 지방에서 구성되어 있으며 체내지방에는 여러 종류가 있으나 혈청에 다량으로 존재하고 임상적으로 중요한 의의를 갖는 것은 콜레스테롤과 중성지방 인지질 그리고 유리지방산 등 4종류이다. 혈중 지방은 조직과 교환되어 세포의 기능 유지 및 에너지 대사에 중요한 역할을 수행하며, 혈중지질이 어느 수준 이상 높아져서 동맥경화성 심혈관 질환이 일어날 수 있는 위험이 높은 상태를 뜻한다.

(2) 고지혈증의 원인

후천적으로 오는 경우 식이, 운동 상태, 질병상태, 또는 복용하는 약제 등에 의해 지질농도가 달라질 수 있다. 이 중에서도 식이가 혈중 지질에 미치는 영향이 가장 크다고 볼 수 있는데 갑상선 기능 저하증이 있거나 신부전이 있는 경우에도 혈중 지질이 상승할 수 있다. 체질적으로 혈중 지질이 높을 경우도 있고, 특별히 지방을 많이 섭취하지 않는데도 혈중 지질이 높은 경우가 이에 해당된다. 이때는 가족 중에 많은 사람에서 혈중 지질이 같이 높을 수 있는데 부모가 혈중 지질이 높은 경우에는 자녀들에서도 혈중 지질이 높을 가능성이 높아진다. 많은 경우 고지혈증은 선천적으로 고지혈증의 소질이 있는 경우 환경적 요인이 겹쳐서 발생하는 것으로 생각되며, 드물게는 선천적으로 지질대사에 이상이 뚜렷하게 생겨서 고지혈증이 발생할 수도 있다. 이때는 혈중 지질이 콜레스테롤 300mg/dl 이상, 중성지방 500~1000mg/dl 이상 현저한 상승을 보일 수 있다.

혈중 지질 검사에서 많이 측정하는 항목에 콜레스테롤, 중성지방, 고밀도 지단백(HDL-C) 및 저밀도 지단백(LDL-C)이 있다. 혈중 지질을 검사하려면 적어도 10시간 이상 금식을 요한다. 즉 검사 전일 10시 이후에는 물 이외에는 아무 것도 들지 않은 상태에서 아침 8시경 채혈하여 검사한다. 콜레스테롤과 중성지방 및 저밀도 지단백은 심장이나 혈관측면에서 보면 높을수록 좋지 않고, 고밀도 지단백은 심혈관에 좋은 성분으로 높을수록 좋다. 총콜레스테롤/고밀도 지단백 비가 4 : 1 미만인 것이 좋다.

혈중지질이 얼마 이하이면 안전하고 얼마 이상이면 위험하고 하는 선이 있는 것은 아니고, 혈중지질이 높을수록 심혈관계의 동맥경화성 질환의 발생위험은 지속적으로 증가한다. 그러나 콜레스테롤은 우리 몸에 꼭 필요한 영양소로서 호르몬, 세포막, 피부, 담즙산 등을 만드는데 꼭 필요한 것이다. 특히 성장기에 필요하다. 여러 역학적인 연구결과를 토대로 콜레스테롤 200mg/dl 미만, 중성지방 150mg/dl 미만이 권장치이다. 고지혈증에 영향을 미치는 인자는 성별, 연령, 식이(총칼로리양, 지방섭취량), 운동, 체중, 동반질환(당뇨병, 갑상선, 신장질환 등), 약물(이뇨제, 베타차단제, 호르몬제) 등에 의해서 영향을 받을 수 있다.

(3) 고지혈증의 증상

고지혈증이 있어도 증상이나 이학적 소견이 없는 경우가 많다. 따라서 혈중지질 농도를 측정해 보아야만 고지혈증을 알 수 있는 경우가 많으며, 때로는 눈의 안검 가장자리에 살점이 노랗게 튀어나오는 황색판증, 또는 눈의 각막연에 백색으로 환(노인환)이 생기는 것이 관찰되기도 한다. 가족성 고콜레스테롤 혈증에서는 손등, 무릎 등에 황색의 구진, 또는 결절이 생기는 황색종을 관찰할 수도 있으며, 발목의 아킬레스건에 운동으로 인해 염증이 반복적으로 일어나 황색종이 생겨 아킬레스건이 두터워질 수 있으며 손의 건, 팔굽 또는 무릎건에도 생길 수 있다. 또 선천적으로 오는 고지혈증에 따라서는 손바닥에 노랗게 줄무늬가 생기거나 압박 받은 부위에 결절성 발진성의 황색종이 나타날 수 있다.

(4) 고지혈증의 예방

연구결과에 의하면 동맥경화의 징후는 어린 나이에서부터 나타나기 시작하며, 따라서 고지혈증의 예방도 어린 나이에서부터 적절히 이루어져야 한다. 최근 고지혈증의 치료목표를 혈청 콜레스테롤 수치와 중성지방 수치가 200mg/dl 이하로 정하고 있으며, 이는 동맥경화성 질환의 발병위험을 낮추기 위한 것이다.

치료는 식이요법, 운동, 체중조절 또는 혈중지질을 올릴 수 있는 다른 동반 요인들의 교정 등이 우선이며, 이러한 방법으로 충분하지 못한 경우 지질저하 또는 개전 약물요법을 전문의사와 의논하여 병행토록 한다.

① 식사요법

식이요법으로는 포화지방산과 콜레스테롤 함량이 높은 동물성 지방을 피하고, 불포화지방산의 함량이 높은 식물성 지방으로 대치토록 함이 좋다. 비만인은 총칼로리 섭취를 줄이도록 하며, 표준체중을 유지하고, 일반적으로 표준체중 1kg당 25~30kcal의 저열량 식사를 권장한다. 체중을 2.5~5kg만 줄여도 저밀도 지단백이 떨어진다.

달걀 한 개(특히 노른자위)에 콜레스테롤이 약 270mg/dl이 포함되어 있으며, 더

구나 포화지방산이 있으므로 혈중 콜레스테롤이 상승하기 쉽다. 그 외 연어알젓, 명란젓 등의 알, 오징어, 새우, 굴, 간, 내장, 뇌, 곱창 등에 콜레스테롤함량이 높다.

EPA(에이코사 펜타엔산)를 많이 함유한 등 푸른 생선류(고등어, 정어리 등), 곡류, 두류(대두, 완두 등), 야채류, 과일류를 섭취하는 것이 좋으며, 기름기를 제한 살코기는 괜찮다. 살 껍질에는 콜레스테롤 함량이 높으므로 껍질을 제거하고 먹도록 하며, 껍질을 제거한 닭고기, 돼지고기는 괜찮다. 우유는 저지방우유나 탈지우유를, 버터보다는 마가린을, 치즈는 지방함량이 낮은 것을 먹도록 한다. 샐러드 드레싱은 지방함량이 낮은 것을 쓰도록 하고 크림, 생과자, 코코아유로 만든 음식 등도 줄이는 것이 좋다. 술은 적당히 섭취하면 별문제가 없으나 다량 섭취하면 문제가 될 수 있다.

② 운동

운동은 보행, 등산, 조깅, 에어로빅 체조, 수영, 테니스, 골프 등과 같이 산소를 체내에 많이 도입하여 에너지 소비를 증가시키는 리드미컬한 운동을 총 30~40분 정도, 주 2~4회 행하면 좋고, 콜레스테롤 수치가 높은 사람가운데 3/4은 운동을 하여 체중을 줄이고, 포화지방 및 콜레스테롤이 적은 식사를 하면 만족스러운 수준으로 내릴 수 있다. 그간 많은 연구에서 관상동맥질환 환자에게 장기간 식이요법 및 운동요법을 함께 병행하여 치료하고, 치료 전후 관상동맥 조영사진을 비교하여 본 결과, 치료 후 관상동맥 병변이 유의하게 감소하였다고 보고되었고, 관상동맥질환에 의한 사망률 및 합병증을 현저히 줄일 수 있음도 보고되었다. 즉, 고지혈증의 예방과 치료를 위해서는 식이요법, 운동요법과 함께 관상동맥질환의 위험요인들을 피하는 것이 아주 중요하다.

3) 골다공증

(1) 골다공증

신체를 지탱하고 형태를 유지시키는 골격은 골형성과 골흡수라는 대사적 과정에 의해 골재형성이 지속적으로 일어난다. 성장기에는 골형성이 골흡수보다 우세하여

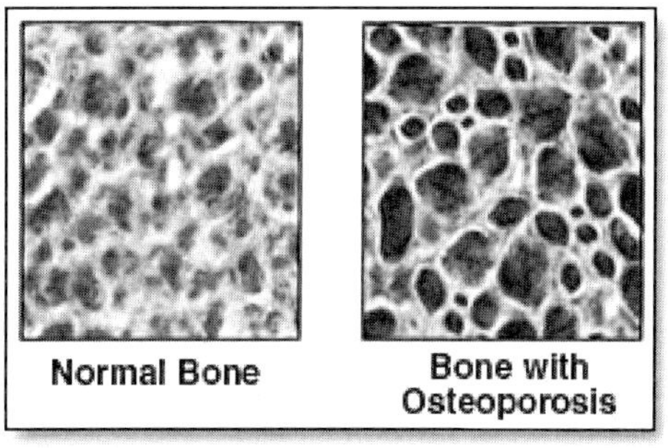

그림 6-2. 골다공증

골량이 증가하여 남·녀 모두 25~35세에 최대의 골밀도(peak bone density)를 얻는다. 그러나 30대 후반 이후 골흡수가 골형성보다 많아지면서 골량소실이 나타나게 된다. 골다공증(osteoporosis)은 골미네랄(bone mineral)과 골기질(bone matrix)의 조직성분비에 관해서는 정상인의 골과 차이는 없으나, 조직형태학적으로는 골미세 구조가 약화되어 골량이 감소되어 골절의 위험에 빠지기 쉬운 전신적인 골질환이라고 정의할 수 있다. 골다공증은 골조소증 또는 골취약증이라고도 불리며 뼈의 단위 용적당 골질량의 1/3 이상이 감소되었을 때 나타나는 임상적 증세이다.

골격대사 이상이란, 뼈의 형성과정과 용해과정의 불균형을 말한다. 골다공증에서는 뼈용해량이 뼈생성량을 초과함으로써 골질량이 감소된 것이다. 즉, 뼈형성 세포활성(osteoblastic activity)이 감소되지만 비교적 정상인 반면, 뼈용해 세포활성(osteoclastic activity)은 비정상적으로 증가함으로써 뼈의 화학적 조성은 변하지 않고 골질량 또는 골밀도(bone density)가 감소하게 된 것이다. 골밀도의 증감은 다른 많은 요소 즉 성별, 호르몬과 영양상태, 유전, 인종, 흡연, 음주, 고관절 축의 길이, 신체활동, 규정식의 칼슘섭취 등의 많은 요인에 의해 좌우된다.

(2) 골다공증의 관련인자

골다공증의 발병에 영향을 끼치는 요인은 매우 다양한 것으로 연구 보고되어 있다. 또한 요인 상호간에 복합적으로 영향을 미침으로써 불분명한 점도 많다. 골다공증의 발생기전에 있어서도 많은 논란이 있으나 상기 기술한 바와 같이 골격대사에 있어서 뼈의 생성과 용해간의 불균형, 그것과 관련된 호르몬 분비 이상, 영양소섭취의 불균형, 뼈의 손실과 관련된 인종, 연령, 성별, 신체활동 등 유전적, 환경적, 생리적, 식사적 인자들이 직·간접적으로 또는 복합적으로 관여하고 있다.

〈표 6-7〉 골다공증의 위험요소

골다공증의 위험요소			
성별	나이	유전	골격크기
흡연	여성호르몬	섭식장애	코티코스테로이드
갑상선 호르몬	기타 약	유방암	저칼슘섭취
운동부족	지나친 탄산소다 소비	만성음주	우울증

연령은 골다공증 또는 골절의 주요 위험인자로 들고 있다. 성장기를 지나도 골성숙은 얼마 동안 계속되고, 골밀도(골질량)은 증가한다. 그러나 남·녀 모두 25~35세에 최대의 골밀도(peak bone density)를 얻는다. 최대의 골밀도에 도달하는 연령에 대해 보다 높은 연령을 주장하는 경우도 있지만, 동양인의 경우 골량 최대치의 연령을 30세경으로 보고 있다. 즉, 뼈의 강도와 높은 상관관계를 나타내는 골질량 또는 골밀도는 연령에 따라 달라진다. 골격부위에 따른 뼈손실 속도나 양은 다 다르며, 개시시기도 다르다고 볼 수 있다.

폐경 직전 또는 직후의 여성에게서 많이 발생하는 폐경성 골다공증의 척추 파열골절 증후군 또는 요추골절 현상은 해면골의 뼈손실이 치밀골의 뼈손실보다는 보다 일찍 시작되며, 그 대사속도 또한 7배나 빠른 것에 기인한다고 볼 수 있다. 연령과 관련된 골질량의 감소는 증가된 뼈용해량의 증가가 상대적으로 더 중요한 것으로 생성량에 의해서 결정되지만 뼈용해량의 증가가 상대적으로 더 중요한 것으로 본다.

(3) 골다공증의 원인

골다공증의 정확한 의학적 원인은 모르지만 골다공증을 일으키는 여러 요소로 생각되는 것은 고령화, 에스트로겐(여성호르몬)의 감소, 유전, 지나친 부신 피질 호르몬 제제의 사용이나 갑상선 호르몬제의 사용, 흡연, 그리고 과음으로 알려져 있다.

특히, 흡연과 과음은 뼈를 현저히 소실시키는데, 나이가 들면 적당량의 칼슘과 비타민 D를 섭취하고 적당한 운동을 하면서 과음과 흡연을 피하여 뼈의 양적소실을 줄여야 한다. 칼슘은 뼈를 이루는 주된 성분이기도 하지만 동시에 혈액 응고, 호르몬의 분비, 세포분열, 면역기능, 근육의 수축이완 등 인체의 주요한 생리 기능 전반에 관여한다. 그리고 혈액은 일정한 칼슘 농도를 유지해야 하는데, 만약 혈액에 칼슘이 부족하게 되면 뼈나 치아에서 칼슘을 가져오게 되어 뼈나 치아가 칼슘 부족으로 약해지게 된다. 이런 경우 허리나 팔다리뼈의 밀도가 낮아져 뼈에 구멍이 뚫리는 골다공증이 되는 것이다. 대표적인 증세로 골절을 들 수 있으며, 빈번하게 일어나는 골절 부위는 대퇴골 상부, 척추, 팔목 뼈, 팔의 상부, 골반, 늑골 등이다.

(4) 골다공증의 증상

뼈의 밀도가 떨어지기 시작하는 초기 단계에는 통증이나 그 이외에 아무런 증상이 없이 일어나게 되는데, 일단 골다공증이 진행되어 뼈의 상태가 약화되어 졌을 경우 나타나는 증상으로 구부러진 자세가 따르는 전체적인 신장감소가 일어나서 과거에 비해 키가 작아지게 된다. 여기에 허리통증이 따르며, 특히 골절(fracture)이 일어 났다거나 척추뼈가 무너졌을(collapse) 경우 심하게 느끼게 되며 척추(vertebrae), 허리(wrist), 엉덩이 및 기타의 뼈가 쉽게 부러지게 된다.

골다공증의 위험도 25~35세의 기간 동안에 뼈의 밀도를 어느 정도 이루어 놓았느냐에 따라 달라지며, 뼈의 밀도가 높을수록 나이 들어 골다공증에 위험을 감소시키게 되겠다. 그러므로 건강한 뼈를 유지시키기 위해서는 정기적인 운동(regular exercise), 적절한 칼슘섭취(adequate amounts of calcium), 칼슘섭취에 필요한 적절한 비타민D를 유지시켜야 하겠다.

(5) 골다공증의 예방

뼈는 칼슘과 단백질로 이루어진 살아있는 조직이다. 몸에서는 항상 적은 양의 뼈가 파괴되고 생성되는 과정이 이루어지게 되는데, 뼈의 칼슘이 형성되는 것보다 흡수가 더 많으면 뼈의 밀도나 양이 줄게 되어, 뼈는 약해지고 쉽게 부러질 수도 있다. 이렇게 뼈 속의 골 밀도가 줄어들게 되는 것을 골다공증이라고 한다. 즉, 이렇게 골다공증은 골 형성이 감소되거나 골 흡수가 증가되어 골 량의 전반적인 감소를 일으키는 것으로 대사성 질환 중 가장 흔한 질환이다.

① 식사요법

노령화에 따른 골격대사 이상이나 뼈 손실은 부분적으로 불가피한 노화현상이라 할 수 있지만, 식이요법, 운동요법, 약물요법, 일광욕 등을 통해서 억제 될 수 있다. 골다공증의 예방과 치료에 있어서 충분한 칼슘섭취를 중심으로 하는 식이요법은 운동요법이나 약물요법의 경우에도 항상 병행되어야 한다. 골다공증의 식이요법은 그 목표를 칼슘평형의 경우에도 항상 병행되어야 한다. 적당량의 칼슘을 함유한 식사, 적당량의 단백질, 인, 비타민 D를 함유한 식사, 칼슘흡수 및 이용성을 증진시키는 식사를 기본으로 한다.

우리나라 정상 성인의 1일 칼슘 권장량은 700mg으로 되어 있으나, 폐경 후 여성이나 골다공증 환자의 경우 1일 1,000~1,500mg을 섭취할 것이 권장된다. 칼슘은 일반적으로 많은 식품 중에 함유되어 있으며, 특히 우유와 유제품, 뼈채 먹는 생선류, 해조류, 두류, 곡류, 녹색 채소류 등에 많이 함유되어 있다.

② 운동

골다공증의 예방에는 운동과 영양을 중심으로 한 생활습관을 개선하고, 성장기부터 중년기에 걸쳐 최대골량이 될 수 있도록 하여 연령의 증가에 의해 나타나는 골량감소률을 최대로 줄이는 것이 필요하다. 골다공증은 여성의 경우 폐경 후 5년 이내에 급격히 진행되며, 폐경 후 5년 이내에 예방 및 치료를 실시할 경우 가장 효과적인 것으로 인식되고 있다.

운동은 골 건강을 개선시키는 것으로 알려져 있는데, 체중의 부하정도와 유산소운동의 능력 향상이 골밀도와 관련이 있다. 이러한 운동의 영향은 운동종목이나 강도에 따라 다양하게 나타나며, 신체의 골 위치에 따라 특이성을 보여 주로 부하를 받거나 사용하는 부위의 골밀도와 골 량이 운동에 영향을 받는 것으로 알려졌다. 그리하여 운동 자극이 골막에 가해질 때 부과되는 압박을 감소시키기 위해 골의 직경과 골밀도의 증가가 나타난다. 골다공증을 예방하고 뼈를 강하게 하기 위해서는 체중이 실리지 않은 활동보다 체중이 실리는 활동이 효과적이며, 그렇기 때문에 달리기와 같은 종류는 뼈에 부하 량이 주어지므로 뼈 두께와 골밀도에 영향을 미친다. 즉 자신의 체중을 가지고 운동을 수행하여 하지에 순환적 부하를 상당히 주는 경우에는 골밀도에 효과가 있지만 체중부하 없이 단순하게 유산소성 능력만을 향상시키는 경우에는 별로 효과가 없다.

유산소 운동은 순환기에 대한 위험이 낮고, 일정한 강도로 비교적 장시간 실시할 수 있다는 장점을 가진다. 보행은 팔을 잘 흔들고 빠른 걸음으로 걸어 땀이 조금 나올 정도의 강도. 즉 각자 체력의 50~60%가 좋으며 될 수 있는 대로 매일 30분~1시간씩 실시하는 것이 효과적이다. 조깅은 각자 체력의 50~60% 정도의 강도로 30분~1시간 정도 달리며, 그 사이에 2~3회 휴식을 취하는 것이 좋고, 주 2~4회는 실시한다. 조깅의 방법은 이미 7장에 서술한데로 걷기부터 실시하여 조깅으로 전환하는 단계적인 방법을 적용하여야만 상해와 부작용을 방지할 수 있다.

운동을 지속하는 것에 의해서 노화나 폐경에 따른 골량 감소를 완전히 저지할 수 없다고 할지라도 골다공증 예방에 크게 도움이 된다고 하겠다. 하지만 골다공증 환자에 있어서 골질량 개선을 위한 운동 강도의 결정은 반드시 개인차를 고려해야만 한다. 특히 고령인 골다공증 환자에게 있어서는 운동능력에 한계가 있으므로 격심한 운동은 금기사항이다.

4) 당뇨병

당뇨병은 전 세계적으로 널리 발병되고 있으며, 인종과 지역에 따라 차이가 있다. 현재 당뇨병 환자는 세계적으로 1억 3500만 명인 것으로 추산되며, 2025년에는 두 배로 늘어날 것으로 보인다. 생활의 여유로 식생활 패턴이 급격히 바뀌면서 비만한 사람이 많아지는 대신 운동 부족과 스트레스현상은 더욱 심해지는 데 따른 것이다.

당뇨병은 음식물섭취를 통해 들어온 영양소들을 체내에서 정상적으로 이용할 수 없게 되며, 특히 당질이 체세포의 생명과 정상적인 기능을 유지하는데 필요한 에너지로 전환되지 못함으로써 신진대사에 여러 가지 장애를 일으켜 합병증을 유발하고, 혈액 중에 포도당이 증가되어 요(尿)로 배설되는 질환을 말한다.

(1) 원인

당뇨병의 원인은 발견자의 이름을 붙인 췌장의 랑게르한스(Langerhans)섬의 β 세포에서 분비되는 인슐린 분비 및 작용의 장애에 있다. 즉 췌장의 내분비조직의 인슐린 분비저하에 의한 절대량의 부족, 인슐린과 길항작용을 하는 다른 내분비선의 기능항진에 따른 인슐린의 상대적 부족, 그리고 인슐린 수용체수의 감소와 활성저하, 인슐린에 대한 감수성의 저하에 있다. 당뇨병이란 체내에서 인슐린의 분비부족과 작용의 장애에 의해서 유발되는 대사 장애의 상태라고 정의할 수 있다.

당뇨병이 유전이라고 하는 것은 당뇨병 환자의 가계는 발병률이 정상인의 가계에 비해 그만큼 높다는 점이며 당뇨병 환자의 자녀는 부모의 당뇨병성 소인, 즉 유전인자를 얼마나 닮느냐에 따라 결정된다. 지금까지 밝혀진 바에 의하며 부모가 모두 당뇨병 환자인 경우 자녀의 당뇨 발생률은 57.6%, 부모 어느 한 쪽이 당뇨병인 경우엔 27.3%가 당뇨병 발생률을 보이고 있다.

(2) 증상

다음, 다식, 다뇨의 3다(三多) 현상은 당뇨병의 대표적인 증상이다. 한밤중에 일어나 물을 마시는 습관이 있다면 당뇨병이 틀림없으며, 이미 진행된 상태라 볼 수 있다. 다뇨란 하루의 소변량이 많은 것으로 보통 건강한 사람의 경우 하루 1,000~1,500cc의 소변을 보는데 당뇨병 환자는 2,000~2,500cc의 소변을 본다. 이는 자주 화장실을 찾는 빈 뇨와는 구별된다. 자주소변을 보더라도 양이 많지 않으면 다뇨라고 할 수 없다. 다음과 다뇨 현상 외에 다식 현상을 들 수 있는데 음식을 많이 먹어도 허기증이 있어 보통 사람의 3~4배 가량 음식을 먹는다. 특히 단 것을 많이 찾게 된다.

(3) 유형

① 인슐린 의존형 당뇨병(제Ⅰ형)

인슐린 의존성 또는 소아 당뇨병이라고도 불리는 제Ⅰ형 당뇨병(insulin dependent diabetes mellitus; IDDM)은 자가면역질환으로 발생하는 당뇨병이다. 즉, 외부로부터의 감염과 싸워야 할 우리 몸의 면역체계가 췌장에서 인슐린을 분비하는 베타세포를 공격하여 파괴시켜 인슐린이 전혀 분비되지 않거나 분비가 저하되어 발생한 당뇨병을 말한다. 그리고 제Ⅰ형 당뇨병 환자는 매일 인슐린 주사가 필요하다.

왜 우리 몸의 면역체계가 베타세포를 공격하는지는 아직까지 밝혀지지 않고 있지만 유전적 소인과 바이러스와 관련이 있다고 생각하고 있으며, 전체 당뇨병의 5~10%를 차지하고 주로 소아에서 발생하지만 어른에서도 발생하고 우리나라에서는 백인에 비해 발생률이 매우 드물다.

② 인슐린 비의존형 당뇨병(제Ⅱ형)

가장 흔한 유형의 당뇨병으로 인슐린 비의존성 당뇨병(non-insulin dependent diabetes mellitus; NIDDM)이라고도 하며 전체 당뇨병의 90% 이상을 차지한다. 제Ⅱ형 당뇨병은 주로 40세 이후에 나타나며 체중에 따라 비만형과 비비만형으로 나눌 수 있다. 서구인에서는 비만형 환자가 제Ⅱ형 당뇨병의 60~80%를 차지하고 있으나, 우리나라는 뚱뚱하지 않은 비비만형 환자가 약 70~80%를 차지하고 있어 서양과 많은 차이가 있다.

제Ⅱ형 당뇨병의 증상으로는 피로, 잦은 배뇨, 갈증, 체중감소, 시력 감퇴, 잦은 감염, 상처가 잘 아물지 않는 것 등이 있으며 서서히 나타난다. 운동요법, 식이요법과 경구 혈당강하제 및 인슐린 등으로 치료한다.

③ 임신성 당뇨병

임신 중에 새로이 발생하거나 임신 중에 처음으로 진단 받은 당뇨병을 말한다. 일반적으로 출산 등으로 임신이 종료되면 사라지지만 나중에 제Ⅱ형 당뇨병이 발생할 위험성이 높다.

④ 기타 요인에 의한 당뇨병

특정 약물, 호르몬, 유전 질환 등으로 인슐린 활동이 저하되어 나타나는 당뇨병을 말한다. 췌장질환, 내분비질환, 감염, 약물 등에 의해 발생하는 2차성 당뇨병, β-세포의 유전적 결함 혹은 인슐린유전자 작용결함에 의해 발생하는 당뇨병이 이에 속한다.

(4) 당뇨병에 의한 질병과 영향

인슐린은 탄수화물과 지방, 단백질의 대사율을 조절한다. 따라서 인슐린이 결핍되면 3대 영양소 중 가장 많은 비중(식품구성의 60~70%정도)을 차지하는 탄수화물 대사가 우선적으로 영향을 받아 혈당농도가 상승된다. 인슐린 이외에도 혈당조절의 보조인자로 글루카곤, 코티졸, 성장호르몬 및 카테콜아민 등이 관여하는 것으로 알려져 있으며, 또한 미확인된 물질을 포함한 복합적인 요소가 탄수화물대사에 관여하지만 대부분은 인슐린에 의해서 이루어진다.

현재 당뇨로 인한 혈관 합병증의 발생빈도는 비당뇨인에 비해 2배 이상 높고, 당뇨환자들의 20~70%에서 고지혈증으로 나타난다. 이러한 혈관 합병증의 병리적 기전이 동맥경화증으로 알려지고는 있지만 당뇨병에서 동맥경화증이 발생되는 임상상의 특징적 소견이나 그 기전에 대한 정립된 이론은 없다.

(5) 당뇨병의 진단

당뇨병을 처음 진단하거나 당뇨병의 선별검사로 무작위, 공복 시, 혹은 식후 2시간 혈당검사가 이용되고 있다. 혈당이 어느 정도 잘 조절되고 있는가를 평가하기 위해 당화혈색소, 과당혈증 검사(fructosamine assay) 등의 검사가 이용되고 있다. 당뇨병의 진단기준으로 미국당뇨병 학회(ADA)에서 제시한 다음과 같은 기준이 있다. 아래 기준 중 어느 한 기준만 만족하면 당뇨병으로 진단 내릴 수 있다.

① 물을 많이 마시고, 소변을 많이 보며, 다른 특별한 이유 없이 체중이 감소하고, 식사와 관계없이 측정한 혈당이 200mg/dℓ 이상인 경우

② 8시간 이상 동안 열량섭취가 없는 공복상태에서 측정한 혈당이 126mg/dℓ 이상인 경우

③ 75g의 포도당을 이용한 경구 당부하검사에서 2시간째 혈당이 200mg/dℓ 이상인 경우

(6) 식이요법

당뇨병의 조절방법에는 식이요법, 운동요법, 경구혈당강하제 및 인슐린요법 등이 있는데 식이요법이 당뇨병 치료의 가장 기본요법임은 이미 잘 알려져 있다. 식이요법만으로도 당뇨병 환자의 수명을 연장시키는 데 효과가 있으며 당뇨병 환자의 80% 정도는 보고되어 있다. 식이요법은 식후 고혈당의 완화, 인슐린 사용 시 저혈당 방지, 체중조절, 혈청지질의 정상화 및 조기죽상경화증 발생의 예방 내지 지연 등을 기본 목표로 하고 다음 조건을 만족시켜야 한다.

① 적절한 영양을 공급해야 하고 이상체중을 유지할 수 있어야 한다.
② 혈당치를 가능한 한 정상범위로 유지시켜야 한다.
③ 당뇨병성 합병증을 예방 또는 지연시켜야 한다.
④ 식사처방은 가능한 한 환자의 구미에 맞도록 준비한다.
⑤ 환자의 경제사정에 맞는 식사처방을 할 수 있어야 한다.

식이요법의 원칙은 총열량조절, 3대 영양소의 균형 있는 분배, 비타민과 무기질 등의 적절한 보충을 해야 하며, 교육을 통해 식이요법을 충분히 이해하고, 다른 요법(운동요법, 경구혈당강하제나 인슐린요법)등에 알맞아야 한다.

환자에게 총열량을 계산, 설정하는 것은 식이요법을 시행함에 있어 우선 환자의 이상적인 체중을 계산해 놓고 이에 필요한 하루의 총열량을 산출해야 한다.

이상체중(Kg)= 〔신장(cm)−100〕 × 0.9

이상체중의 결정되면 환자의 병세, 활동량, 체중의 증감여부에 따라 개개인에 맞는 열량을 산출해야 하는데 다음과 같은 계산법을 참고할 수 있다.

가벼운 작업 : 표중체중×25~30(Kcal/일)
보통의 작업 : 표중체중×30~35(Kcal/일)
힘든 작업 : 표중체중×35~40(Kcal/일)

과체중 환자는 계산된 기본 열량의 10%를 감량하여야 하며 또한 결핵이나 전신 세균성 감염 등의 소모성 질환이 합병된 환자나 임산부와 수유부 등은 300~500Kcal 정도 증량하여야 한다.

식사내용을 보면 과거에는 탄수화물, 단백질, 지방 등의 배분을 중요시했으나 최근의 연구에서 인슐린이 탄수화물의 대사는 물론 단백질과 지방대사에도 관여하여 조절하므로 총열량의 조절이 더욱 의미 있는 것으로 밝혀짐에 따라 일반인과 동일한 영양소 배분인 탄수화물 55%~60%, 단백질 15%~20% 그리고 지방질 20%~25%로 조정되어졌다. 총열량이 결정되면 식단을 만들게 되는데 식단계획에서는 사회, 경제, 문화 및 종교적 환경요소, 사회, 경제, 문화 및 종교적 환경요소, 사회적 관습, 가족의 식사습관, 활동정도, 합병된 질환 등의 사항을 고려해야 한다. 더욱 중요한 것은 식이요법을 실시할 경우 철저한 교육과 더불어 의사, 환자, 가족 모두가 협조와 이해로서 시행하여야만 성공할 수 있다.

6) 운동과 당뇨

현대 생명 과학의 큰 발전에도 불구하고 당뇨병은 아직도 극복되지 않은 병중의 하나로서 근본적인 치료법은 아직 없는 실정으로서 아직까지는 예방이 최선으로, 발병 시에는 식이요법과 적절한 운동을 통한 건강상태의 유지가 무엇보다 중요하다.(2004, 김세종)

당뇨병은 우리나라 및 전 세계적으로 해마다 환자수가 증가되어 있다. 국내의 당뇨병 발생빈도는 구미에 비해 낮기는 하나 1980년대에는 3.5%이었던 유병률이 90년대에는 5%에 달하고 있고, 2000년대에 들어와서는 10%에 달하며 연령이 증가함에 따라 발생빈도가 현저히 증가하고 있는 추세이다. 그러나 무엇보다 중요한 것은 당뇨에 의한 사망자 수가 1992년에 인구 10명당 13.5명이던 것이 2002년에는 25.1명으로 증가하였을 뿐만 아니라, 전체 사망 순위에서 암과 심장 뇌혈관 질환 다음으로 가장 많은 사망 질환이라는 것이다(통계청, 2003).

당뇨병 환자에서 운동은 공복 및 식후 인슐린 농도를 감소시키며, 인슐린 감수성을 증가시켜 고인슐린혈증에 의한 혈액응고 이상, 지질대사 이상과 고혈압을 개선시켜 심혈관계의 위험인자를 감소시키는 것으로 알려져 있다(조용욱, 2002).

〈표 6-8〉 당뇨병환자를 위한 식단의 예(1,868Kcal)

시간	음식명	중량(g)	열량 (Kcal)	단백질 (g)	지방 (g)	탄수화물 (g)	Ca (mg)	VA (R.E)	B_1 (mg)	VC (mg)
아침	호박죽	96.7	301.1	11.3	4.2	55.7	105.6	16.0	0.13	0.3
	꽃게찜	97.0	121.1	14.6	6.3	0.9	45.0	113.7	0.06	13.4
	무말랭이무침	19.0	42.3	1.7	1.8	5.7	40.4	6.3	0.03	6.6
	배추김치	40.0	7.2	0.8	0.2	1.0	18.8	19.2	0.02	5.6
	우유	200.0	120.0	6.4	6.4	9.4	210.0	56.0	0.08	2.0
	토마토쥬스	100.0	13.0	0.8	0.1	2.7	10.0	40.0	0.03	5.0
점심	현미밥	90.0	342.9	6.7	1.4	72.6	6.7	0.0	93.81	0.0
	시금치된장국	77.0	50.9	5.3	1.2	5.5	61.9	247.0	0.06	26.3
	가자미조림	111.9	99.1	12.9	3.2	4.4	39.4	93.1	0.13	8.3
	취나물	58.0	30.7	2.4	1.0	4.0	65.9	315.0	0.03	7.4
	열무김치	40.0	9.2	1.0	0.2	1.4	32.8	203.2	0.02	10.0
	우유	200.0	120.0	6.4	6.4	9.4	210.0	56.0	0.08	2.0
저녁	콩밥	90.0	319.7	9.4	2.7	62.8	25.3	0.0	0.14	0.0
	쇠고기미역국	33.7	58.4	5.7	3.1	2.3	45.2	6.8	0.03	1.5
	대구포무침	30.0	93.1	12.4	2.8	4.1	37.9	70.1	0.06	0.5
	숙주나물	56.3	12.5	1.4	0.5	1.3	11.0	39.2	0.03	6.0
	상추겉절이	60.5	31.0	1.5	1.6	3.4	40.3	196.9	0.05	8.4
	바나나	60.0	55.8	0.7	0.1	14.5	4.2	4.2	0.02	4.8
	당근쥬스	100.0	40.0	1.0	0.2	8.3	24.0	2,382.0	0.09	9.0
총섭취열량 및 중량			1,868.5	102.3	43.4	269	1,033.2	3,865	93.78	117.1

운동을 하게 되면 근육내의 글리코겐이 소비되며, 10~40분이 지나면 근육내의 포도당 흡수가 7~20배정도 왕성해진다. 운동을 함으로써 인슐린 수용체의 친화력은 강화되며, 이 결과 인슐린 작용의 강화와 당대사가 촉진된다.

(1) 운동 강도에 따른 근육 내 포도당 흡수량

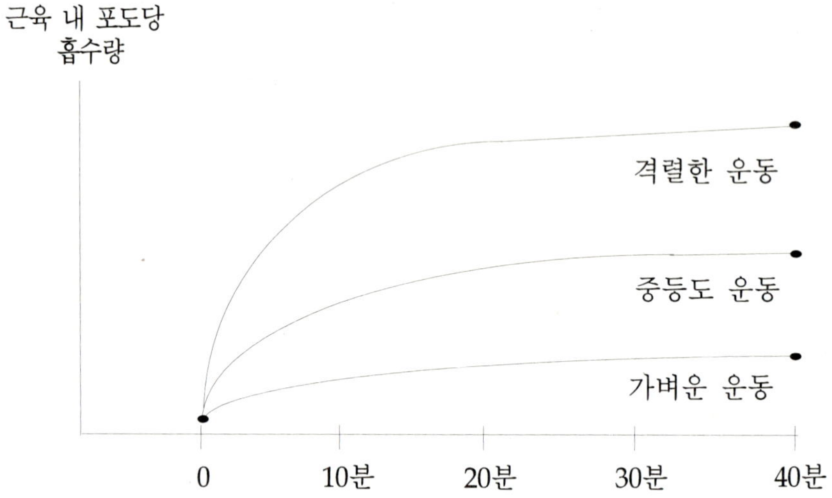

〈그림 6-3〉 운동 강도에 따른 근육 내 포도당 흡수량

(2) 당뇨조절에 있어서 운동요법이 유익한 이유

① 당뇨병이 발생할 가능성이 높은 위험군에서 제 2형 당뇨병의 발생 빈도를 감소시키며 혈당의 조절을 돕고, 제 1형 당뇨병에서 인슐린의 효능을 높여 인슐린의 필요량을 줄일 수 있다.

② 심혈관계질환(동맥경화증, 심장병, 중풍)의 발생 위험이 감소
이는 운동요법으로 지질대사의 장애를 교정하고(저밀도지단백 콜레스테롤이 감소되고 고밀도지단백 콜레스테롤이 증가되며), 심근의 혈류가 개선되고, 폐기능이 향상되며 동시에 고혈압도 개선됨에 따른 효과라 할 수 있다.

③ 식이요법의 보완수단
비만형 인슐린의존형 당뇨병에서 체중감량을 위하여 식이요법의 보완수단으

로도 운동은 큰 효과가 있다.

④ 인슐린 작용의 증가효과

운동으로 인한 말초조직에서의 인슐린 작용의 증가효과로 고혈당이 개선 될 뿐 아니라 인슐린의 요구량이나 경구 혈당 강하제의 요구량을 감소시킬 수 있다.

⑤ 근력의 향상

당뇨병환자에서 위축되기 쉬운 근력의 향상을 기대할 수 있다.

⑥ 혈중기능개선

혈액의 점성도를 낮춰 혈액 순환이 잘되게 하며 혈소판의 기능에도 영향을 주어 혈전증의 예방에도 도움이 된다.

⑦ 스트레스 해소

정신적인 안정감, 불안감 해소, 숙면은 물론 현대인의 복잡한 사회생활에서 누적되기 쉬운 스트레스의 해소에도 크게 도움이 되며, 생활에 활력을 얻고 기분이 상쾌하여 삶의 질을 높일 수 있다.

(3) 당뇨병 환자를 위한 운동처방을 위해서 몇 가지 유의할 점

① 운동 프로그램을 시작할 때 자주 혈당을 검사한다.
② 운동 전에 인슐린 투여를 감소시키고, 탄수화물 섭취를 증가시킨다. (30분 운동 시 10~15g)
③ 운동 중 활동하지 않은 부위에 인슐린을 투여한다.
④ 인슐린 활동이 최고에 달했을 경우 운동을 중지한다.
⑤ 운동 전 또는 운동 중에 탄수화물을 함유한 간식을 먹는다.

(4) 운동요법

① 주의점

당뇨병 환자가 운동요법을 시작할 때 심한 고혈압이 있거나 협심증이 발병할 가능성이 있는 경우에는 과격한 운동을 피해야 하며, 경구 혈당 강하제나 인슐린 주사를 투여하는 경우에는 심한 운동으로 저혈당이 유발될 가능성이 있으므로 주의해야 한다.

〈표 6-9〉 당뇨병 환자를 위한 운동 프로그램의 예

<table>
<tr><th>운동단계</th><th>운동종목</th><th>운동강도</th><th>운동시간</th><th>운동빈도</th><th>유의사항</th></tr>
<tr><td>1단계(2주)</td><td>보행, 유연체조</td><td rowspan="2">30%</td><td rowspan="2">Ⅰ:10분</td><td rowspan="7">Ⅰ: 주 5~7
Ⅱ: 주 5~7</td><td rowspan="9">Ⅰ: 30분 운동 시 탄수화물 섭취(10~15g)

Ⅱ: 체중관리를 위한 열량소비의 극대화</td></tr>
<tr><td></td><td>스트레칭, 삼림욕</td></tr>
<tr><td>2단계(2주)</td><td>빠른 보행, 조깅</td><td rowspan="3">40%</td><td rowspan="3">Ⅰ: 20분
Ⅱ: 30분</td></tr>
<tr><td></td><td>계단오르기</td></tr>
<tr><td></td><td>자전거 타기</td></tr>
<tr><td>3단계(4주)</td><td>수영, 체조</td><td rowspan="2">Ⅰ: 40%
Ⅱ: 50%</td><td rowspan="2">Ⅰ: 30분
Ⅱ: 40분</td></tr>
<tr><td></td><td>배드민턴, 에어로빅</td></tr>
<tr><td>4단계(4주)</td><td>조깅, 배드민턴</td><td rowspan="2">Ⅰ: 50%
Ⅱ: 65%</td><td rowspan="2">Ⅰ: 30분
Ⅱ: 60분</td><td rowspan="2">Ⅰ: 주 7
Ⅱ: 주 5</td></tr>
<tr><td></td><td>수영, 에어로빅</td></tr>
<tr><td colspan="6">Ⅰ: 운동전 인슐린 투여를 감소시키다. 인슐린은 활동하지 않은 복부와 같은 부위에 투여</td></tr>
<tr><td colspan="6">Ⅱ: 운동중 탄수화물이 포함된 간식을 섭취하며, 인슐린 활동이 최고에 달하면 운동을 중지</td></tr>
<tr><td colspan="6">Ⅱ: 웨이트 트레이닝은 금한다.</td></tr>
</table>

※ Ⅰ: 인슐린 의존성 환자, Ⅱ: 인슐린 비의존성 환자, % = $\dot{V}O_2max$

② 운동 빈도

운동 빈도는 어떤 유형이든지 간에 주당 5~7일을 실시하는 게 바람직하다. 인슐린 의존성인 경우 규칙적인 식이요법과 인슐린 수준을 유지하기 위해 매일 운동하고 인슐린 비의존성인 경우 체중관리를 위한 열량소비를 극대화하기 위해서 최소한 주당 5일은 운동을 해야 한다.

③ 운동 시간

운동시간은 인슐린 의존성인 경우 운동 빈도가 높기 때문에 운동시간을 20~30분 이하로 하는 반면, 인슐린 비의존성인 경우 열량소비의 극대화를 위해 40~60분 이상 실시하는 것이 바람직하다.

5) 고혈압

(1) 고혈압

혈액이 혈관 내에서 나타나는 혈관의 내압을 혈압(blood pressure)이라고 한다. 보통 말하고 있는 혈압은 동맥혈압을 말하는데, 심장이 수축하여 혈액을 내보낼 때의 압력을 최고혈압 또는 수축기 혈압(systolic blood pressure)이라고 하고, 혈액이 심장으로 돌아올 때의 압력을 최저혈압 또는 확장기 혈압(diastolic blood pressure)이라고 한다. 고혈압은 최대혈압 또는 최저혈압이 어느 한쪽 높거나 양쪽 모두 높을 때의 혈압을 말한다. 이러한 고혈압은 특정한 증상이 없어 「침묵의 살인자」라고 부르고 있으며, 뇌졸중, 중풍, 동맥경화증 등의 심각한 질환으로 발전될 수 있어 정상적인 혈압의 유지는 매우 중요한 것이다.

혈압은 언제나 일정하게 나타나는 것이 아니므로 적어도 3~4일간, 하루에도 3~4회를 안정된 상태에서 측정하여 판정해야 한다. 특히 최고 수축기 혈압은 변동이 심하다.

〈표 6-10〉 세계보건기구에서 정의한 고혈압 기준치

(단위 : mmHg)

	저혈압	정상 혈압	경계성 고혈압	고혈압
수축기 혈압	100 이하	140 이하	141~159	160 이상
이완기 혈압	60 이하	90 이하	91~94	95 이상

(2) 고혈압의 분류 및 원인

① 본태성 고혈압 (1차성 고혈압, primary hypertension)

전체 고혈압 환자의 대부분인 85~90%가 본태성 고혈압이며, 유전적 소인, 식습관, 스트레스, 생활환경 등에서 기인된다.

② 속발성 고혈압 (2차성 고혈압, secondary hypertension)

고혈압을 일으키는 원인이 밝혀져 있으며, 그 원인을 제거하면 혈압이 정상으로 되돌아온다. 신장기능의 장애, 경구피임제 복용, 내분비 장애, 임신 등 다른 원인이 되는 질환에 수반되며, 전체 고혈압 환자의10~15%에 해당한다.

③ 본태성 고혈압을 유발하는 원인

A. 유전 체질

부모 중 한명이 고혈압을 가지고 있으면 자식의 30%에서 고혈압이 나타나고, 부모 모두 고혈압이면 자식의 60%에서 발병한다고 한다. 또한 부모가 40세 전후에서 발생하면 자식도 대개 40세 전후에 발병한다.

B. 연령 증가

연령이 높아지면 혈관의 탄력성이 차츰 줄어들어 동맥이 굳어지면서 고혈압이 발생되게 된다.

C. 식염

사람이 하루에 필요로 하는 식염 량은 1~2g 정도. 여러 조사에 의하면 식염을 다량으로 섭취하는 민족이나 지역에서 고혈압과 뇌졸중 발생비율이 높은 것으로 보고된다. 미국인은 평균 10g으로 고혈압 발생률이 12%인데 한국인은 평균 20g이상으로 고혈압 발생률이 20% 이상이다.

D. 한랭

우리 몸은 차가운 공기와 접하면 체온의 발산을 막기 위해 혈관이 수축하게 된다. 수축한 혈관은 혈액 흐름을 원활하게 만들지 못해 혈압을 상승시킨다. 따라서 혈압은 여름보다 겨울에 높다.

E. 비만

비만한 사람은 순환 혈액량이 증가하며, 말초혈관의 저항이 커져 확장기 혈압이 상승하게 된다. 특히 복부비만을 가진 사람은 내장 지방세포에서 혈압에 영향을 미치는 호르몬과 여러 물질을 분비하여 혈압을 상승시킨다.

F. 스트레스

스트레스를 받으면 뇌하수체에서 호르몬이 분비돼 교감신경계가 활성화된다. 교감 신경계는 말초혈관을 수축시키며, 맥박을 빨리 뛰게 하여 혈압을 상승시킨다.

G. 흡연

담배에 포함되어있는 니코틴은 교감신경을 흥분시켜 혈압을 상승시킨다.

고혈압 환자에게 흔히 나타나는 증상은 만성두통, 가슴 두근거림, 숨참, 손발 저림, 만성피로, 불안감, 불면증 등이 있지만 증상이 없는 경우도 많다. 고혈압이 원인인 질병 중에서 전체의 50%가 뇌졸중(특히 뇌출혈)이다. 협심증과 심근경색 등의 심장병이 30~35%, 신부전의 10~15%를 차지한다.

(3) 고혈압에 의한 질병과 영향

고혈압은 일반적으로 혈압이 높은 상태로 그 자체가 큰 병은 아니다. 그러나 고혈압 상태가 계속되고 그러면서 신체적인 무리나 정신적 스트레스가 가중되면 심장병, 신장병, 뇌출혈을 포함한 뇌졸중 등의 여러 가지 질병을 일으키는데, 이러한 질병들은 몸의 기능을 마비시키거나 심하면 죽음을 몰고 올 수도 있다.

고혈압의 합병증은 크게 두 가지로 나눌 수 있는데 그 하나는 혈압이 높아서 심해지는 동맥경화증에 의해 생기는 동맥경화성 합병증이고, 다른 하나는 높은 혈압 자체가 신체기관에 직접 손상을 가하는 고혈압성 합병증이다.

(4) 식이요법

고혈압은 비만자에게 많고 고혈압환자는 비만인인 경우가 많다. 따라서 식이요법을 통해 칼로리 섭취를 제한하여 적정체중을 유지하는 것이 바람직하다. 그러나 식이요법을 오래 지속하려면 200~300Kcal를 더 섭취하더라도 그 만큼 운동을 실시하면 된다.

정상체중이면서 중증일 때에는 1,800Kcal, 정상체중이면서 고혈압이 경증이거나 중등도일 때에는 2,000Kcal를 공급한다. 본태성 고혈압 환자는 대부분 비만한 경우가 많으므로 체중을 표준체중의 10% 이내로 줄이기 위해 칼로리 섭취를 제한한다. 보통 1,000~1,200Kcal/day를 공급하지만 갑작스런 체중감소는 피로, 호흡곤란 등을 일으킬 수 있으므로 체중은 서서히 줄이고 환자가 무리하지 않도록 1,500Kcal/day를 공급한다.

〈표 6-11〉 고혈압환자의 식사기준

고혈압의 정도	열량(Kcal)	단백질(g)	식염(g)
본태성 고혈압	2,000	70	6~8
중증의 고혈압	1,800	70	5
비만인 경우	1,500	70	6~8

① 단백질

단백질은 신성 고혈압과 신부전의 경우를 제외하고 뚜렷한 신장장애가 없는 한 거의 제한하지 않지만, 동물성 지방의 지나친 섭취는 혈중 콜레스테롤을 증가시켜 동맥경화를 촉진하고 그로 인해 고혈압을 악화시키는 요인이 된다. 그러므로 콜레스테롤이나 포화지방산이 많은 동물성 지방을 제한하고 식물성 기름의 섭취량을 늘리고 등푸른 생선의 섭취도 권한다. 콜레스테롤은 1일 300mg 이하로 한다. 달걀이나 우유 등은 콜레스테롤 함량이 많으므로 사용량을 제한한다.

② 식염

식염 섭취량과 고혈압 발생빈도 사이에 밀접한 관련이 있다. 일반인의 1일 식염 섭취량이 평균 18g인 반면, 고혈압 다발지역으로 유명한 일본의 이키다 지방에서는 고혈압 환자의 하루 식염 섭취량은 무려 33g이다. 식염을 제한하는 것은 하루의 총량이 문제이므로 한 · 두 가지 조금 짠 음식을 먹었다고 해서 문제가 되는 것은 아니다. 무엇보다 중요한 것은 식염 섭취를 많이 했다고 생각하면 물을 많이 마셔서 소변으로 배출하는 것도 하나의 방법이다.

③ 알코올

매일 35~40g 이상의 알코올을 마시는 사람은 고혈압과 뇌졸중의 발생빈도가 매우 높다. 그러나 이런 사람의 경우 음주량의 80%를 줄이면 수축기 혈압이 5mmHg가 떨어진다. 또한 커피의 성분인 카페인은 교감신경계를 자극하여 혈압을 상승하는 작용을 하기 때문에 줄이거나 마시지 않은 것이 이롭다.

④ 식사

식사는 규칙적으로 하고 소량씩 자주하여 심장의 부담을 줄인다. 야채, 버섯, 해조류, 탄수화물이 적은 과일 등 섬유소와 칼륨을 많이 함유한 식품을 섭취하여 변비에 걸리지 않도록 하고 특히 저녁식사는 과식하지 않도록 한다. 한 번에 다량의 수분을 마시는 것은 체액량을 증가시켜 혈압을 상승시키고 심장에 부담을 준다. 합병증이 없는 경우 1일 2,000㎖ 정도가 적당하다.

6) 운동과 혈압

적절한 운동처방으로 일정기간 운동을 계속하면 운동 중의 심박수나 혈압의 반응이 서서히 정상인에 가까워진다. 그 이유는 운동에 의해 말초신경에 쌓여있던 나쁜 콜레스테롤 등이 씻겨 내리고, 혈액의 점성(끈끈한 성질)이 적어져서 원활하게 흐르게 되며, 혈관이 탄력성을 회복되게 된다.

운동에 의한 에너지 소비는 축적된 칼로리의 소비이다. 결국 체내의 필요 없는 지방을 제거해 주는 것이다. 비만증뿐만 아니라 고혈압도 불필요한 지방을 제거함으로 해서 혈압을 정상으로 되돌리는 경우가 많다.

(1) 고혈압인이 해서는 안 되는 운동

① 지나치게 심한 운동

· 과격한 운동은 운동을 하는 도중에 혈압을 올린다. 또 역기나 밀기, 당기기 등 의 정적 운동은 혈압이 급상승함으로 해롭다. 걷기, 달리기, 수영, 자전거 타기 등 율동적이고 동적 운동, 즉 유산소 운동이 도움이 된다.

② 스트레스받는 운동, 순간적으로 힘을 쏟는 운동

③ 늘 긴장해 있어야 하는 운동

· 골프 등과 같은 게임에서 강한 운동도 피하는 것이 좋다. 승부에 매달리는 만큼 스트레스도 커지며 혈압은 상승하게 된다.

④ 단체로 하는 경쟁스포츠

· 상대가 준비하지 않으면 할 수가 없고, 운동을 하는 도중 피곤해도 쉽게 쉴 수가 없으며, 단체경기는 반드시 승부가 따르게 되므로 자신의 행동에 많은 책임감을 느끼므로 스트레스가 쉽게 쌓이는 것 등을 들 수가 있다.

· 지나치게 강한 운동을 하는 것도 무리가 있겠지만, 강도가 아주 약한 운동을 하면 혈관의 강화나 고혈압 대책에 아무런 효과가 없다. 운동 강도에 대한 설정은 주관적 운동 강도(RPE)를 이용하면 편리하다. 운동 강도가 정해지면 1회에 20분 정도의 상태로 실시한다. 초보자는 1주일에 2~3회로 충분하다. 여기서 습관이 되면 운동시간을 서서히 연장시킨다.

(2) 고혈압 정도에 따른 운동 분류

① 안정 시 확장기 혈압이 115mmHg 이상이나 약물조절이 잘되고 합병증이 없는 경우 : 중등도의 동적 및 저강도의 정적 운동 (속보, 자전거타기, 조깅, 수영, 라켓운동)

② 안정 시 혈압이 140/90mmHg 이상이며 약물조절이 안 되는 경우 : 저강도의 동적 및 최저강도의 정적 운동 (걷기, 자전거타기, 볼링, 골프)

③ 합병증이 있으나 혈압조절이 잘 되는 경우 : 저강도의 동적 및 최저강도의 정적 운동 (걷기, 자전거타기, 볼링, 골프)

④ 경계성 고혈압환자: 등장성 운동이 우선이며 모든 운동 가능

7) 생활습관병 예방을 위한 식생활 제언

(1) 순환기질환 예방

① 단백질은 부족하지 않게 충분히 섭취한다. 또 동물성, 식물성을 섞어서 섭취할 필요가 있다. 약 반반의 비율이 바람직하다.

② 지방의 섭취방법은 너무 많아도 너무 적어도 좋지 않다. 총 섭취에너지의 20~25%가 바람직하다. 또 포화지방산을 조금 적게 한다. 그것으로는 식물성지방을 사용한 요리를 자주 섭취하는 것, 동물성 식품 중에서는 고기와 생선을 반반으로 섭취한다.

③ 탄수화물은 에너지의 55~60% 정도가 바람직하다. 그리고 그 중에서 당분류의 비율은 가능한 한 적게 하고 섬유, 전분질의 비율을 높게 한다.

④ 식염은 너무 많이 섭취하지 않게 하루에 10g 이하로 한다.

⑤ 칼륨을 많이 포함한 식품 특히 녹황색채소류를 충분히 섭취할 것.

⑥ 비만을 피하기 위하여 고지방 식품 및 설탕류를 많이 포함한 식품과 알코올을 너무 많이 섭취하지 않는다. 남자에게는 음주량을 일정량 이하(2병 이하)로 한다. 여자의 경우에는 과일, 과자, 청량음료수 등을 과도하게 섭취하지 않도록 한다.

⑦ 지방의 과도한 섭취, 역으로 지방과 단백질의 섭취 부족, 식염의 과도한 섭취와 편식된 식생활을 피하기 위해 요리형태는 일식, 양식, 중국식 등 여러 가지를 섞도록 한다.

(2) 암 예방

① 고염식품을 피한다.
② 지방 및 에너지를 과잉섭취하지 않도록 한다.
③ 야채류 특히 녹황색 야채와 생야채 감귤류 등 카로틴과 비타민 C를 많이 섭취하도록 한다.
④ 정제하지 않은 곡류, 야채류, 콩류, 버섯류, 해조류 등 식물선위를 풍부하게 함유한 식품을 많이 섭취한다.
⑤ 알코올음료를 과음하지 않도록 한다.
⑥ 고기와 생선의 탄 부분은 가능한 피하는 편이 안전하다.
⑦ 너무 뜨거운 음식은 피한다.
⑧ 편식, 같은 것만 반복해서 먹는 것은 피하고 여러 식품을 균형 있게 먹도록 한다.
⑨ 규칙 바른 식생활과 잘 씹어서 먹는다.

(3) 당뇨병예방

① 지방과 다량설탕을 포함한 고에너지식품의 과식을 피하고 비만을 방지한다.
② 알코올섭취는 적당량을 지킨다(구체적으로 2,000kcal 이하 혹은 하루 섭취에너지의 10% 이하로 한다).
③ 야채 특히 유색야채는 매일 충분히 섭취한다.
④ 하루 동안에 종류가 다른 여러 식품을 섭취하도록 결심한다.
⑤ 식사 섭취시간은 무리 없는 생활리듬 속에 조합하여 하루의 섭취량은 가능한 각 식사로 분할한다. 하루에 대량 섭취하는 것은 피한다.

[연구 문제]

1. 동맥경화증 환자에 대한 운동의 효과 및 처방에 대해 서술하시오.
2. 고지혈증 환자의 식이요법에 대해 서술하시오.
3. 골다공증 환자에 대한 원인에 대해 서술하시오.
4. 당뇨병의 개념과 유형에 대해 서술하시오.
5. 당뇨병 환자에게 알맞은 운동처방과 식이요법에 대해 서술하시오.
6. 고혈압 환자에게 알맞은 식이요법과 운동요법에 대해 서술하시오.

[참고 문헌]

고경수(2005). 인슐린저항성과 대사증후군, 대한당뇨병학회.

고지혈증치료지침제정위원회(2000). 고지혈증의 진단과 치료, 한의학.

김광원(2000). 고지혈증과 동맥경화, 한의학.

김세종(2004). 운동과 타우린 섭취가 당뇨 쥐에 있어 혈중의 당, 인슐린, 지질 농도 및 mtDNA에 미치는 영향. 부산대학교 대학원 체육학과. 박사학위논문.

김세종, 서혜림, 이현미, 염종우, 김경환, 장은숙, 백영호, 전병학(2003). 트레드밀 운동과 타우린 섭취가 streptozotocin 유도 당뇨쥐의 체중, 혈당, 인슐린 및 콜레스테롤 농도에 미치는 영향. 운동영양학회지 Vol. 7, No. 3, pp.257-263.

김태운, 서국웅, 백영호(2001). 평생몸만들기와 건강생활, 부산대학교 체육과학연구소.

대한골대사학회(2006). 골다공증 3판. 대한골대사학회.

문제혁(2007). 대사증후군 진단기준에 따른 대사증후군 유병률 비교, 고신대학교 석사학위 논문.

박혜순(2007). 대사증후군 매뉴얼, 대한가정의학회 대사증후군연구.

백영호, 염종우(2003). 최신 운동영양학, 제일출판사.

이권익(1997). 골다공증의 예방과 치료, 형설출판사.

조용욱(2002). 당뇨병과 운동. 대한당뇨병학회 개원의 연수강좌 26(4), pp.39-57.

최영길, 이태희 편저(1995). 당뇨병과 고지혈증, 도서출판 의학출판사.

통계청(2003). 2002년 사망원인 통계결과.

한미정(2008). 대사증후군과 관상동맥질환의 중증도와의 관련성 연구, 연세대학교 보건대학원 석사학위논문.

헬스조선(2007). 콜레스테롤과 동맥경화증, 헬스조선

Bartl, Reiner, Frisch, Bertha, 대한골다공증학회(2007). 골다공증 : 임상의를 위한 골다공증의 가이드, 대한 골다공증학회.

Hartung, G. H., Foreyt, J. P., Mitchell, R. E., Reevers, R. S., & Gotto, A. M.(1983). Effect of alcohol intake on HDL-C levels in runners and inactive men, JAMA.

Juliet Compston, 임승길 번역(2005). 골다공증(패밀리닥터 시리즈 040), 아카데미아.

Krahulec, B. Raslova, K.(1995). Education of Patients with Metabolic Syndrome, Vnitrni Lekarstvi, Vol.41 No.2.

Nelson, L., jennings, G.L., Esler, M.D., Esler, M.D., & Korner, P.I(1986). Effects of changing levels of physical activity on blood pressure and haemodynamics in essential hypertension, Lancet, ii: pp.474-476.

Soska, V.(2003). Dyslipidemia and Metabolic Syndrom, Vnitrni Lekarstvi, Vol.49, No.12.

제7장 노화와 운동

1. 노화 학설

노화란 무엇인가? 태어나서 사망에 이르기까지의 생명 사이클에 의해 사람은 성숙기에 이르고 나면 모든 기능이 저하되고 약화되어 결국엔 사망에 이른다. 바로 이 과정을 노화라 부르며, 노화에 따라 신체기능이 변화하는 것을 노화현상이라고 한다. 그러나 일반적으로 노화와 노화현상이란 말을 구분하지 않고, 동일한 용어로 통합하여 '노화'라고 부르기도 한다. 일반적으로 근육 질량의 소실, 렌즈의 혼탁, 균형 유지 능력 감소, 사고 속도의 저하 등과 같은 변화들을 정상노화(normal aging) 변화로 본다.

노화의 원인을 찾아 나선 최초의 연구자는 히포크라테스로 알려져 있다. 그는 체내에서 열이 감소하여 노화가 일어난다고 생각했으며, 메치니코프는 자가중독 (auto in toxication) 이론을 전개했다. 그동안 노화에 대해 수많은 학설이 제시됐지만 생물학적 노화현상이 왜 어떻게 일어나는지는 아직도 정확히 밝혀내지 못하고 있다. 다수의 학설들은 약간의 증거들을 갖고 논의되고 있을 뿐이다.

이와 같이 노화가 어떻게 일어나는가에 대한 개념에 바탕을 두고 노화를 설명하려는 학설들은 다양하게 제시되어 그 수도 무수히 많다. 학설들은 서로 중복되고, 상충되거나 상호보완되고 심지어는 같기도 하다. 그 중에서 몇 가지를 설명하면 다음과 같다.

1) 소모설

소모설은 컴포트(Comfort, 1956)에 의해 제안된 학설로 생체도 기구나 기계와 마찬가지로 사용하는 동안에 소모된다는 설이다. 이 가설은 현재에도 지지하고 있는 사람이 있고, 늙어감에 따른 장기의 위축, 탄력의 저하, 수분의 감소, 잔재의 증가 등을 설명하기에 좋은 설이다. 그러나 생물은 기계와는 다르게 자기 보수, 재생의 능력이 있기 때문에 단순히 동일시 할 수 없다는 비판도 있다.

2) 자가중독설

자가중독설은 여러 가지 유해물질이 체내에 축적되고, 이것이 노화의 원인이 된다는 설이다. 이 중에서도 가장 유명한 것은 메치니코프(Metchinikpoff)설로, 그는 장내 세균이 생산하는 물질이 중추신경계의 움직임에 해를 초래한다고 생각해 요구르트의 상용이나 장의 절제를 추진했다. 세포막에 칼슘 침착, 세포 내에 있어서 과산화지질과 단백질에 의하여 생성되는 노화와 관계가 깊은 소모성색소로 노화의 지표로 널리 알려진 리포푸신(lipofuscin)이라는 노화물질의 침착이 노화의 원인이라는 설도 있으며, 이러한 설을 현재에도 지지하고 있는 사람이 많다.

3) 프로그램설

프로그램설은 헤이프리크(Hayflick, 1961)에 의해 제안된 가설로 노화는 분화와 같이 유전적으로 정해진 일정한 프로그램에 따라 자연적으로 진행하는 것이라고 생각하는 것이다. 이 설을 지지하는 것으로서 아래의 내용을 들 수 있다. 이 이론은 동물의 종류에 따라 각각의 최대수명이 다르고, 각 동물의 수명은 유전적인 프로그램에 의해 정해지는 것으로 설명된다. 일란성쌍생아의 수명이 남성에서 평균 약 2년, 여성에서 평균 약 1년의 차이 밖에 나지 않는 사실도 프로그램설을 지지한다. 그러나 수명이 유전자에 의해 어떻게 규정되어 있는가, 수명을 규정하는 유전자가 있는가 등의 지극히 흥미 있는 문제에 대해서는 아직 분명하게 밝혀지지 않고 있다.

4) 체세포 돌연변이설

체세포 돌연변이설은 웰치(Welch, 1962)에 의해 제안된 가설로 체세포의 유전자에 돌연변이가 야기되어 이 변이가 축적되면 세포의 기능장애가 일어나 노화가 진행한다는 설이다. 이 설을 지지하는 사실로서는 유전자를 구성하고 있는 DNA의 복제가 반복해서 행해지고 있는 동안에 몇 번인가의 에러가 생겨 정확한 복제가 행해지지 않는다는 것이다. 또 DNA는 자기 수정에 의해 그 장애가 회복되지만 노화와 함께 DNA에서의 회복이 불완전하게 되어, DNA의 복제에 과오가 있는 상태로 남게 된다. 이 때문에 DNA-RNA-단백분자의 이상이 생겨 그 에러의 축적이 노화를 일으킨다는 설이다. 이와 같은 체세포 돌연변이설은 단백질의 합성에서도 발견할 수 있다.

5) 유리기설

유리기설(free radical theory)은 1956년 하만(Harman)이 제안한 가설로 생체에서 몇 번인가의 분열이 원인이 되어 생긴 유리기가 생체내의 다른 성분 즉 단백질, 핵산, 지방 등에 작용해 맹독성 성분인 과산화지질을 생성해 이 과산화지질이 여러 장기에 기능적 손상을 입히므로 질병에 걸리거나 노화를 촉진한다는 설이다. 따라서 지금까지 노화와 관련된 여러 가설의 대부분이 이 이론에 기초를 두고 있다.

6) 자가면역설

자가면역설은 10대, 20대, 30대, 점차 나이를 먹어감에 따라 생체성분이 변질되고, 변질된 생체 성분에 대한 면역반응이 야기되어 자기 항체가 생긴다. 또 연령증가에 따른 면역담당세포 자체의 기능이 저하되고, 그 때문에 면역감시기구의 기능이 저하되어 자타인식이 혼란해지므로 자가면역반응이 야기된다. 그 때문에 생체의 방어기능이 저하되어 노화가 초래된다고 생각하는 것이다.

7) 기타

이외에도 교차결합설, 말단소립자설, 신경내분비계 조절설 등이 있다.

2. 노화에 따른 생체내의 기능적 변화

나이가 들어감에 따라 신경계, 신체조성, 호흡기 및 순환기계, 소화기계, 생식 및 비뇨기계, 내분비계, 피부 및 혈액성분 등의 여러 가지 다양한 변화가 신체에 나타나게 된다.

1) 신경계

신경다발과 신경섬유의 감소에 따른 신경세포수의 감소로 자극에 대한 반응시간과 근육으로 자극을 보내는 속도가 30세에 비해 80세에는 절반으로 감소된다. 또한 노화가 진행됨에 따라 눈, 귀 등의 감각기관에서도 현저한 변화가 나타나 시력의 저하, 색의 식별능력 저하, 청력의 저하 등의 변화가 일어난다.

2) 신체조성

총체액과 세포액, 신장 등은 감소하고, 체지방량, 세포내 지방, 체중 등은 증가한다. 연령증가에 따라 근력이 저하되고 근육활동에 의한 신체의 회복 능력도 현저히 저하된다. 노인에게서 보여지는 근육 및 골격계의 가장 현저한 변화는 신장의 변화로, 골질의 감소와 골밀도의 감소로 인해 이러한 변화가 일어난다. 또한 노인의 골격은 약해져서 골절상을 입기 쉬우며, 골격의 변화와 함께 근력의 저하 또한 현저하여 운동수행의 저하에 큰 영향을 미치게 된다.

3) 호흡 · 순환기계

폐조직의 탄력성이 연령에 따라 감소하여 호흡기의 기능감퇴를 초래한다. 또한 폐활량은 연령에 따라 감소하고, 호기 후의 잔기량은 증가한다. 체열의 생산이 저하되고, 그 결과로 체온은 낮아진다. 노인의 혈압치는 수축기 혈압 및 확장기 혈압이 함께 증가한다. 노화에 의해서 관상동맥에 혈액공급이 감소되어 심장은 효과적인 박출활동이 불가능하게 되고, 사지는 이전과 같이 충분한 혈액량의 공급이 이루어지지 않게 된다. 또한 기관기계 및 순환기계, 그리고 호흡기계 또한 신축성이 낮아지고 세포의 수도 감소하여 기능의 저하가 일어나게 된다.

4) 소화기계

노인이 되면 미뢰는 위축되고 미각이 둔화된다. 그 중에서도 짠맛의 감소가 현저하다. 펩신이나 위액의 분비량이 감소한다. 장도 연령증가에 따라 위축과 연동운동이 약화되어 소화·흡수에 영향을 미친다. 소화효소의 양은 감소하지만, 소화기능 자체의 장애는 없다. 간의 구조와 기능에는 노화가 일어나지만 조직으로서는 계속적으로 정상범위 내에서 기능하고 있어 음식의 소화 흡수력은 노화에 의한 영향을 특별히 받지 않는다.

5) 생식 및 비뇨기계

연령증가에 따라 신장의 사구체 여과기능과 뇨세관의 흡수력이 현저히 저하된다. 즉, 질병이 없는 건강한 사람의 사구체 여과량을 측정하는 지수인 이눌린 클리어런스(inulin clearance)를 연령별로 비교하면 연령증가에 따라 그 기능이 현저히 감소하는 것으로 나타난다.

6) 내분비계 및 혈액성분

내분비계의 변화는 에스트로겐 분비의 저하를 제외하고, 호르몬의 분비감소 또는 분비과다 현상은 현저하게 일어나는 것은 아니다. 다만 영양, 약물, 스트레스, 방사선의 노출, 기온 등의 외부 환경의 노출의 정도에 따라서 신체의 내부환경이 변화되어 여러 가지 다양한 호르몬의 변화에 의해서 노화와 질병의 비율이 다르게 나타나는 것으로 알려지고 있다. 혈액성분 중에서 백혈구 수, 콜레스테롤의 수치, 중성지방, 자가 항체 등의 증가를 가져온다.

7) 피부

피부에서는 진피의 탄성섬유가 특히 30대부터 감소하고 그 때문에 피부의 탄력성이 감퇴한다. 팔꿈치 관절 전면과 같은 자외선의 영향을 받지 않는 부위는 노화가 지연되지만, 강한 태양광선의 자극을 받는 곳일수록 노화가 빨리 진행된다. 피부의 부속기관으로서 땀샘의 기능은 연령에 따라 감퇴하며, 발한량이 적어진다. 그러나 남녀간에는 별 차이가 없다. 그렇지만 피지선에는 남녀간에 차이가 있으며, 남자는 연령에 따른 변화가 나타나지 않지만 여자는 40세 이후부터 급격히 감소한다.

노인의 피부는 대단히 건조하고 얇아서 매일 목욕하는 것은 피해야 한다. 크림제는 피부를 유연하게 하고 피부의 변화에 의한 가려움과 자극을 방지하므로, 이를 사용하는 것이 좋다.

〈표 7-1〉 노화에 따른 생리적·신체적 변화

감소 및 감퇴사항		증가사항	
신체조성 및 구조	· 총체액과 세포액 · 신장 · 골질 및 골밀도 · 피부 탄력성 · 혈액내 영양소함량	신체조성 및 구조	· 체지방량 · 세포내 지방 · 체중 · 피지후 두께
호흡순환계 및 기초대사량	· 호흡수 · 맥박수 · 운동 후 심장기능	혈액성분	· 백혈구 수 · 크레아틴 · 콜레스테롤 · 콜레스테롤 에스터 · 중성지방 · 글로블린 · 자가항체
신장기능	· 사구체의 여과력		
내분비선 기능	· 포도당 내인성 · 여성호르몬 · 스테로이드호르몬 · 갑상선호르몬		
감각기능	· 시력 및 청력 · 기억력	순환 및 호흡계	· 심장수축기 혈압

3. 노화에 따른 체력의 변화

1) 심폐지구력

노화현상에서 벗어나기 위해서는 심혈관과 호흡계 체력요소를 높이는 적절한 지구력 운동이 요구된다. 지나치게 강한 운동이나 과도한 양의 운동은 근육손상 등의 부작용을 일으킬 수 있으므로 고령자들이 지구성 운동을 시작하려고 할 때는 운동강도가 낮고 관절에 충격을 적게 주는 걷기부터 시작하여 지속적으로 실시하는 것이 좋다.

2) 근력

근력은 50세 이후부터 10년당 평균적으로 15~20%씩 감소하므로 정상적인 생활을 영위하기 위해서는 많은 노력이 필요하다. 하체의 근력은 계단 오르기, 오래 걷기, 욕조나 의자에서 앉고 일어서기와 같은 활동을 할 때 필요하며, 상체의 근력은 가방 들기, 장보기 등과 같은 활동을 할 때 중요하다. 대다수 고령자들의 근력이 감소하는 것은 노화가 되어가는 과정 중에 적절한 활동을 하지 않기 때문이다. 만일 하체와 상체의 근력이 손상되어 오랜 시간 일상생활을 수행하는데 어려움이 있다면, 노년기에 장애가 일어날 수도 있다고 예측할 수 있다.

3) 유연성

유연성의 중요성은 자신의 연령에 비례하여 함께 증가한다. 유연성의 감소는 구부리기, 뻗기, 걷기, 계단 오르기를 포함하고 있는 관절의 가동성에 필요한 기능들을 손상시킨다. 엉덩이 관절 및 건과 같은 하체의 유연성을 유지함으로서 요통, 근육통, 비정상적인 걸음걸이 그리고 낙상의 위험을 예방할 수 있으며, 상체의 경우에는 머리를 빗는다든지, 등 뒤의 지퍼를 올릴 때, 옷을 머리 위로 입거나 벗을 때, 그리고 자동차의 안전벨트를 잡아당기는 것과 같은 움직임을 할 때 필요하다. 자세가 불안할 때 어깨 가동범위는 감소되는데 65세 이상의 건강한 성인의 30% 정도가 이에 해당한다.

4) 민첩성과 평형성

민첩성과 평형성은 시기적절하게 버스에 올라타고 내린다든지, 차가 달려올 때 몸을 피한다거나 혹은 전화 벨소리가 울릴 때 재빨리 일어난다는 등의 빠른 기동력을 필요로 하는 움직임을 하고자 할 때 매우 중요하다. 또한 민첩성과 평형성은 게임이나 스포츠 활동을 할 때 참여자의 안전을 위해서도 반드시 필요하다

5) 신체조성

지방과 제지방량(근육량과 골격 등)의 비율인 신체구성은 건강과 기능적 운동능력에 뚜렷한 영향을 미친다. 근육량에 비해 상대적으로 많은 체지방량을 가진 사람은 정상적인 비율의 근육량과 지방량을 가진 정상인만큼 자신의 신체를 조절할 수 없을 것이다. 일반적인 사람의 경우 30세부터 시작하여, 남성은 50세까지 여성은 60세까지 1년에 약2kg 정도씩 평균적으로 체중이 증가한다. 그 후 몇 년 동안 체중이 유지되다가 점차적으로 감소된다. 불행하게도 노년기에 체중이 감소하는 사람들의 대부분은 일반적으로 지방량이 감소하지 않고 제지방량이 감소한다.

4. 고령자 운동의 필요성

노화를 우리 몸에 유해산소라는 불이 붙는 것으로 비유하기도 한다. 이때 불을 끄는 가장 유능한 소방관이 바로 적당한 운동이다. 미국 맥아더재단의 존로 박사는 "노인의 신체적 능력이 감소하는 것은 운동부족, 과도한 음주, 흡연 등이 축적된 결과일 뿐"이라며 "나이가 든 후에도 운동을 시작하면 신체균형은 물론 근력을 크게 향상시킬 수 있으며, 골다공증, 골절, 낙상의 위험도 줄어든다"고 조언한다. 그러나 케네스 쿠퍼 박사는 "운동을 너무 강도 높게 하면 몸 안에 유해산소가 많이 생겨 질환이 발생하고 노화가 빨라진다"며 "하루 30분, 주당 3~4회의 저강도 운동이 노화 방지에 좋다"고 조언했다. 실제로 운동부족상태가 되면, 인슐린의 혈당강하작용이 감소하고 인슐린저항 상태가 된다. 인슐린저항에 의해 생기는 과잉 인슐린 분비

는 혈당 강하작용을 약화시키지만, 지방합성작용은 약화되지 않기 때문에 과잉의 지방축적으로 기울어진 대사상태를 만든다. 더욱이 운동부족상태에서는 기초대사(BMR)와 안정시대사(RMR)를 감소하여, 저장 에너지가 증가되기 쉬우며 지방 합성 효소의 활성으로 운동부족으로 인한 소비에너지 저하보다는 대사성 요인(metabolic factors)이 크게 작용하는 것으로 생각하고 있다.

〈그림 7-1〉은 걷기나 각종 운동을 통해서 소비되는 주당 Kcal별 사망위험의 감소율을 나타낸 것이다. 운동을 통해서 주당 2,000~2,500Kcal를 소비할 경우 좌업생활을 하는 사람과 비교했을 때 약 43%의 사망위험이 감소한다.

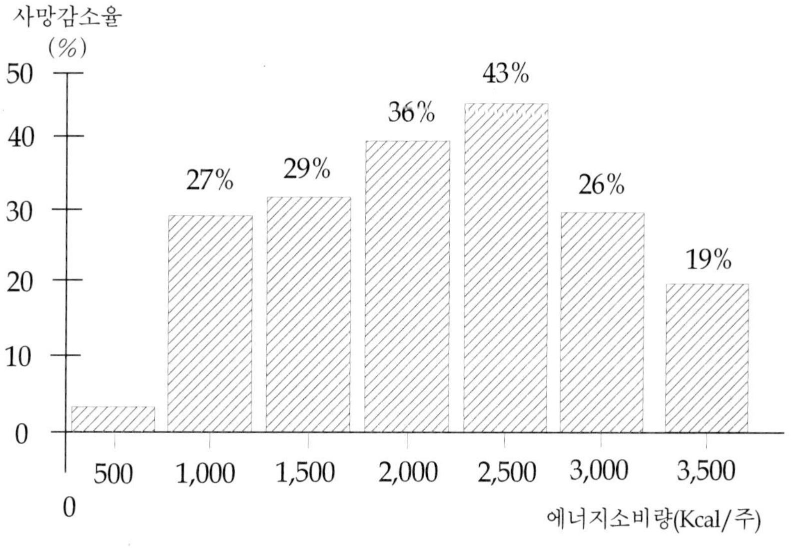

〈그림 7-1〉 주당 에너지 소비와 사망 감소율과의 관계

5. 고령자를 위한 운동처방

1) 운동빈도

주 2회의 운동빈도의 경우에도 효과는 불충분하며, 주 3회에서는 효과가 나타나기 시작하므로 적어도 주 3회 이상의 운동이 필요하다. 주 4~5회로 회수를 늘리면 효과도 커진다. 특히 노인들에게 적합한 운동은 비교적 손쉽고 가벼운 것이 좋으며, 특별히 기계나 무거운 기구를 이용한 무리한 운동은 권장할 만한 것이 못된다. 먼저 건강상태를 확인하여 가벼운 운동으로 몸 전체를 쉽게 움직이는 승패에 관계없이 적절한 휴식이 가미된 운동이 적합하다.

2) 운동강도

최대 심박수의 상태로 운동한다는 것은 엘리트 운동선수들의 시합에서나 필요한 것이며, 규칙적으로 매일 운동하는 일반인들은 자기의 최대 심박수의 60~80% 수준으로 운동하는 것이 가장 효과적인 방법이다.

신체가 약한 상태에서는 몇 주 동안은 운동강도를 60~70%로 낮춰야 하며 그 후에는 80%정도로 강도를 높여야 한다. 안정시 심박수가 1분당 60회로 한다.

안정시 심박수가 1분당 60회인 경우의 예를 들면, 나이가 60세인 경우 65%의 강도를 운동하고자 할 때의 트레이닝 심박수는 160-60 = 100×0.65 = 65, 65+60 = 125beats/min이 된다.

3) 지속시간

필요한 운동시간은 운동을 하여 호흡 순환계가 정상상태(steady state)에 도달하는 데에는 가벼운 운동시에는 3분, 강한 운동 시에는 5분 이상이 소요되며, 안정상태 이후에는 10분 이상 운동을 계속해야 운동의 효과가 있다. 따라서 강한 운동의 경우에도 5+10=15분 이상을 운동하는 것이 좋으며, 여기에 준비운동, 정리운동을 합치면 20분 이상 경과되는 것이 좋다. 50, 60, 70%$\dot{V}O_2max$에 해당하는 운동을 할 경우 필요한 운동시간은 주 1회의 운동으로는 효과가 없고, 피로 및 근육통이 발생하며, 사고 발생이 높아진다. 〈표 7-2〉은 운동지속시간과 운동강도, 그리고 심박수를 나타내고 있다.

〈표 7-2〉 운동지속시간과 심박수, 운동강도

%$\dot{V}O_2max$	심 박 수(beat/min)				1일 운동시간(분)
	40대	50대	60대	70대 이상	
50%(가벼운 운동)	120	115	110	105	30~45
60%(약간강한 운동)	132	126	120	114	20~30
70%(강한 운동)	144	137	130	123	15~20

4) 운동 실시방법

현재 건강 상태와 체력 수준을 정확히 파악한 후 다음의 실시 원칙에 따라 운동을 실시하는 것이 바람직한 방법이다.

(1) 운동을 생활의 일부로 한다. 일상생활 속에서 운동을 하루에도 몇 번씩이고 반복하여 실시할 수 있는 습관을 가지는 것이 중요하다. 한 번에 장시간 운동을 하겠다는 생각은 말고, 상황에 맞추어 가벼운 기분으로 조금씩 자주 실시하는 것이 좋다.

(2) 온몸을 부드럽게 늘려주는 운동을 한다. 힘이 드는 운동보다는 크게 부담이 가지 않을 정도로 오랫동안 움직일 수 있는 운동을 선택하도록 한다. 이러한 운동은 노년기에 가장 중요한 운동이며, 심장과 폐, 그리고 순환기능을 향상시켜준다.

(3) 몸 전체를 움직이는 운동을 한다. 몸의 일부분을 사용하는 운동보다는 몸 전체를 움직일 수 있는 온몸 운동이 좋다. 따라서 간단하면서도 몸의 각 부분이 고루 움직일 수 있는 운동을 선택해야 한다.

(4) 항상 자신의 건강상태를 확인하면서 운동을 행한다. 본인의 몸에 대하여 어느 정도 자신을 갖는 것 좋지만, 너무 지나친 자만은 금물이다. 매일 매일의 몸 상태를 정확히 알고, 거기에 알맞은 운동을 선택해야 한다.

(5) 처음부터 시작한다는 기분으로 한다. 과거에 경험한 운동이라도 오랫동안 행하지 않은 상태에서 지나치게 강하게 실시하는 것은 위험하다. 우리 인체의 근육과 신경계는 과거에 실시했던 운동이나 동작을 기억하고 있으나, 노년기에는 각 기관과 조직의 기능이 저하되어 있기 때문에 과거에 해본 운동이라고 하더라도 무턱대고 강하게 실시하면 뜻밖의 사고가 일어날 수 있다. 과거에 했던 운동이라고 하더라도 처음부터 시작한다는 기분으로 실시하는 것이 필요하다.

5) 운동시 유의점

운동을 할 때에는 항상 자신의 건강 상태를 확인하면서 다음과 같은 사항을 유의해야 한다.

· 노년기에는 근육과 기능이 현저하게 떨어지며, 복잡하고 불규칙한 활동에 대처하는 것이 어렵기 때문에 움직임이 불규칙한 운동을 삼가 해야 한다.
· 일시에 강한 힘을 발휘하는 운동은 혈압을 높이기 때문에 삼가 해야 한다.
· 노년기의 몸은 약간의 충격에도 쉽게 부상을 입을 수 있기 때문에, 강한 충격이 가해지는 운동은 삼가야 한다. 될 수 있는 한 흙이나 잔디 위에서 실시하는 것이 좋다.
· 몸이 피곤할 때 운동을 실시하면 부상의 위험성이 높아지기 때문에, 이때는 휴식을 취해야 한다.
· 운동시에는 간단하면서도 가벼운 운동복을 착용해야 한다.
· 운동 시작 전이나 후에는 반드시 준비 운동과 정리 운동을 실시해야한다.
· 운동은 반드시 식사 후 2~3시간이 경과된 후에 실시해야 한다.

6) 운동처방의 단계적 프로그램

각 단계의 목표시간에 충분히 도달한 후에는 다음 단계로 넘어가야 한다. 무엇보다 주요한 사실은 무리하지 않아야 한다는 사실이다. 아래에 제시되는 걷기, 조깅, 수영, 트레드밀, 사이클 에르고미터 등의 운동프로그램은 운동을 실시하는 사람의 체력적인 조건이 각기 다르기 때문에 자신에게 알맞은 거리와 목표시간을 정하는 것이 무엇보다 중요하다〈표 7-3~6〉.

〈표 7-3〉 고령자를 위한 단계적 걷기 운동프로그램

주	빈도/주	초보자		중급자	
		거리(km)	목표시간(min)	거리(km)	목표시간(min)
1	3~5	1.6	28:00	2.4	30:00
2	3~5	1.6	26:00	2.4	28:00
3	3~5	1.6	24:00	2.4	27:30
4	3~5	2.4	34:00	2.4	27:00
5	3~5	2.4	33:00	3.2	34:00
6	3~5	2.4	32:00	3.2	33:00
7	3~5	3.2	41:00	3.2	32:00
8	3~5	3.2	40:00	3.2	31:00
9	3~5	3.2	39:00	4.0	40:00
10	3~5	4.0	48:00	4.0	39:00
11	3~5	4.0	46:00	4.8	48:00
12	3~5	4.0	43:30	4.8	〈46:00

〈표 7-4〉 고령자를 위한 단계적 조깅 프로그램

주	빈도/주	초보자		중급자(조깅)	
		거리(km)	목표시간(min)	거리(km)	목표시간(min)
1	3~5	1.6 (걷기)	24:00	3.2	26:00
2	3~5	1.6 (걷기)	22:00	3.2	25:00
3	3~5	2.4 (걷기)	32:00	3.2	24:00
4	3~5	2.4 (걷기)	30:00	3.2	23:00
5	3~5	3.2 (걷기)	38:00	4.0	26:00
6	3~5	3.2 (걷기)	36:00	4.0	27:00
7	3~5	3.2 (걷기+조깅)	32:00	4.0	26:30
8	3~5	3.2 (걷기+조깅)	30:00	4.0	25:30
9	3~5	3.2 (걷기+조깅)	27:00	4.8	31:00
10	3~5	3.2 (조깅)	25:00	3.2	20:00
11	3~5	3.2 (조깅)	24:00	4.8	30:00
12	3~5	3.2 (조깅)	23:00	4.8	〈29:30

〈표 7-5〉 고령자를 위한 단계적 수영프로그램

주	빈도/주	초보자		중급자	
		거리(m)	목표시간(min)	거리km)	목표시간(min)
1	3~5	182.3	13:00	184.3	9:30
2	3~5	182.3	14:00	274.3	12:30
3	3~5	274.3	16:30	365.8	15:00
4	3~5	274.3	16:00	457.2	17:30
5	3~5	365.8	18:00	548.6	20:00
6	3~5	457.2	20:00	640.1	21:30
7	3~5	548.6	23:00	731.5	25:00
8	3~5	640.1	26:00	823.0	26:30
9	3~5	731.5	29:00	914.4	29:00
10	3~5	823.0	31:00	1097.3	34:00
11	3~5	914.4	34:00	1280.2	39:00
12	3~5	1005.8	37:00	1370.2	40:00

〈표 7-6〉 고령자를 위한 단계적 트레드밀 달리기 프로그램

주	빈도/주	초보자			중급자		
		경사(%)	속도(mph)	목표시간(min)	경사(%)	속도(mph)	목표시간(min)
1	3~5	0	2.5	18:00	0	3.0	13:00
2	3~5	0	2.5	23:00	0	3.5	18:00
3	3~5	0	3.0	23:00	0	3.5	23:00
4	3~5	0	3.0	23:00	1	3.5	23:00
5	3~5	2.5	3.0	23:00	2.5	3.75	23:00
6	3~5	5	3.25	23:00	5	3.75	28:00
7	3~5	2.5	3.25	23:00	2.5	4.0	23:00
8	3~5	5	3.25	28:00	5	4.0	28:00
9	3~5	2.5	3.50	23:00	0	4.25	23:00
10	3~5	5	3.50	28:00	2.5	4.25	23:00
11	3~5	2.5	3.75	28:00	5	4.25	26:00
12	3~5	5	3.75	28:00	5.5	4.25	26:00

6. 고령자 체력 테스트

1) 의자에 앉았다 일어서기 테스트(chair stand test)

계단오르기, 걷기, 의자에 앉았다 일어서기, 차에서 내릴 때와 같은 많은 활동을 하고자 할 때 요구되어지는 하체의 근력을 측정하기 위한 테스트이다.

· 가슴앞에서 양팔을 교차시켜 양손을 어깨 앞에 놓고 마루에 발바닥 전체가 닿도록 한 다음 등을 펴고 의자의 중앙에 앉는다.
· 동작이 준비되면 '시작'구령소리에 맞춰 완전히 일어선다. 그 다음 다시 앉는다. 이와 같은 동작은 30초 동안 실시한다. 30초 동안 완전하게 일어선 회수를 기록한다. 만일 30초에 중간 이상정도 일어섰다면 회수로 인정한다. 테스트는 1회만 실시한다.

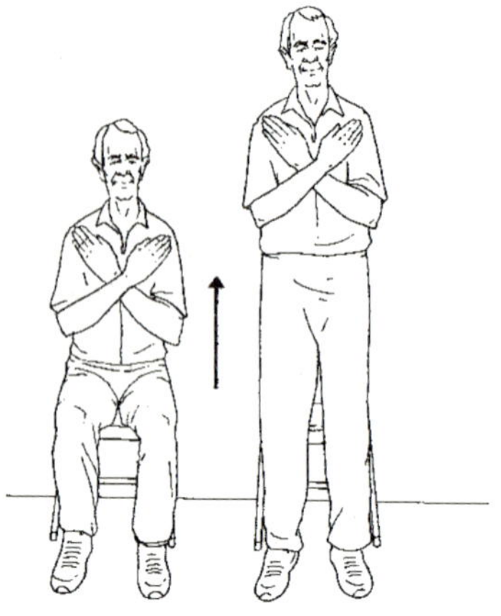

[그림 자료 : 김현수 · 박우영(2005). 노인체력검사와 평가]

2) 상완이두근 테스트(arm curl test)

장보기, 가방 같은 활동시 물건을 들거나 이동시키는 동작을 할 때 필요한 상체의 근력을 측정하기 위한 테스트이다.

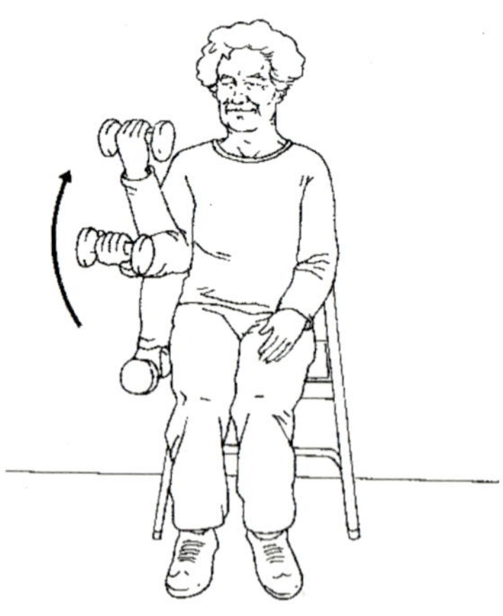

· 등을 곧게 편 상태로 발바닥이 지면에 닿도록 의자에 앉는데, 오른쪽이든 왼쪽

이 든 힘이 더 강한 쪽 의자 끝으로 앉는다.

· 힘이 더 강한 쪽 손으로 덤벨을 잡고 팔을 아래로 쭉 펴서 몸통 옆에 가까이 붙인다.

· 팔을 아래로 편 상태에서 시작하여 팔꿈치를 굽히는 동안 손바닥이 얼굴쪽으로 향하도록 손목을 회전시키면서 팔꿈치를 굽힌다.

· 다시 아래로 내리는 동작을 하면서 손목을 자연스럽게 회전시켜 몸통쪽으로 손바닥이 향하도록 한다.

· 준비가 다 되었으며, '시작'구령과 함께 팔을 완전히 펴고 굽힐 수 있는 범위 내에서 덤벨을 들어올리고 내리는 동작을 실시한다. 테스트 소요 시간은 30초이다. 한번의 테스트만을 실시하여 30초에 반이상 덤벨을 들었다면 회수로 인정한다.

3) 6분 걷기 테스트(6-minute walk test)

보행시 걷거나 계단 오르기, 쇼핑 등을 할 때 중요한 유산소성 능력을 측정하기 위한 테스트이다.

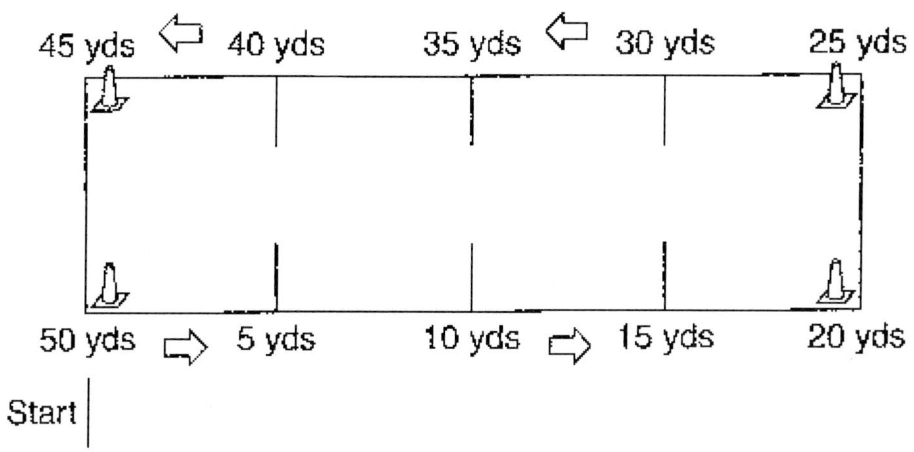

· 운동장 혹은 실내 체육관에 총 둘레가 45.7m인 직사각형에 4.57m 간격으로 구획을 나눈다. 직사각형 코너의 안쪽에 고깔을 세우고, 4.57m마다 표시를 한다.

· 시간은 자신의 능력에 맞게 걸으면서 참여자의 동기유발을 위해 10초 간격으로 서로 엇갈리게 한명씩 출발시키고, 시작과 멈춤을 구분하기 위하여 참여자에게 명찰을 붙여준다.
· 준비가 다 되었으며, '시작'구령과 함께 6분 동안 가능한 빨리 걷도록 한다.
· 참여자들의 걸은 거리를 기억하기 위하여, 보조자는 한바퀴를 완전히 돌아왔을 때, 인식표를 하나씩 나눠 준다. 혹은 보조자가 기록지에 기록을 할 수도 있다.
· 검사자는 모두 출발을 한 후에 테스트 장소 안쪽으로 이동하여, 걷는 속도를 주시하고, 3분과 2분 정도 시간이 남았을 때 남은 시간을 알려주도록 한다. 참여자들은 미리 준비되어있는 의자에 앉아서 잠시 쉴 수도 있다. 그러나 시간은 계속 진행된다.
· 검사자는 참여자들에게 격려를 해주어서 더 잘 할 수 있도록 유도한다.
· 6분이 경과 했을 때, 검사자는 참여자들에게 멈추도록 한다. 그리고 정리운동을 위해 구획선 안쪽으로 들어가 제자리에서 천천히 걷도록 한다.
· 모든 참여자들이 멈췄을 때 6분간 걷기 결과를 기록한다.

4) 의자에 앉아 유연성 테스트(chair sit and reach test)

욕조나 자동차에 들어가서 나올 때, 좋은 자세를 유지하고자 할 때, 정상적인 걸음걸이 유지를 위해, 그리고 다양한 움직임을 할 때 중요하게 고려되어지는 하체의 유연성을 평가하기 위한 테스트이다.

· 참여자는 의자의 끝에 걸터 앉는다. 한쪽 다리는 마루 위에 올려놓고 자연스럽게 무릎을 구부린다. 다른쪽 다리는 앞쪽으로 가능한만큼 쭉 뻗는다. 발뒷꿈치를 마루 바닥에 놓고, 발을 약 90° 정도 구부린다.
· 팔은 앞으로 뻗고, 양손을 겹치도록 한 다음, 가운데 손가락이 발가락에 가능한 가까이 닿을 수 있도록 천천히 앞으로 구부린다. 만일 펴져있던 무릎이 구부러지기 시작한다면, 무릎이 펴질때까지 천천히 등을 뒤쪽으로 펴도록 한다. 최대 거리에서 2초 동안 유지할 수 있어야만 한다.

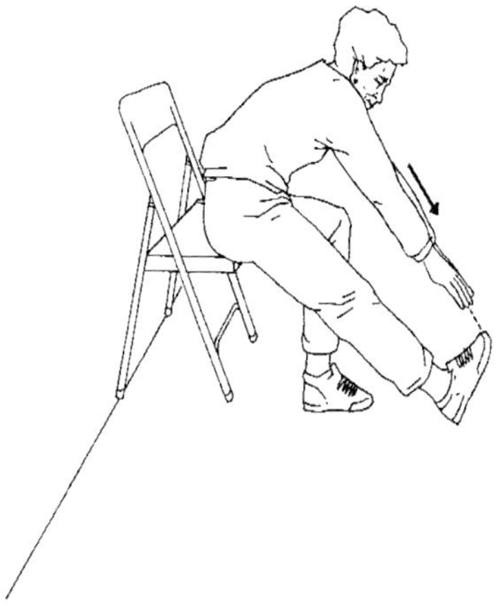

· 참여자는 양쪽 다리를 번갈아 각각 연습 한 후, 기록이 좋은 쪽으로 테스트를 실시한다.

· 유연성이 좋은쪽 다리로 연습을 하고난 후, 두 번 테스트를 실시하여 좋은 점수를 기록한다.

· 중지 끝에서 신발 위까지의 거리를 측정하는데, 0.5cm 단위까지 기록한다. 신발윗부분의 가운데가 기준점이 된다. 만일 이 지점에 도달하지 못한다면, (-)값으로 기록하고, 중지가 발가락에 닿는다면, 0값, 그리고 손의 중지가 발가락 가운데로 지나간다면, (+)값으로 기록한다.

5) 상지 유연성 검사(back stcretch test)

자신의 머리를 빗는다거나 머리 위로 옷을 벗고, 안전벨트를 착용할 때 요구되어지는 상체 유연성을 평가하기 위한 테스트이다.

· 참여자는 똑바로 서서 유연한 쪽 손을 동일 방향 어깨 뒤쪽으로 구부린 후, 손바닥은 아래로 하고 손가락은 편상태로 가능한 멀리 등의 중간부위로 내린다. 이때 팔꿈치는 높게 위치시킨다.

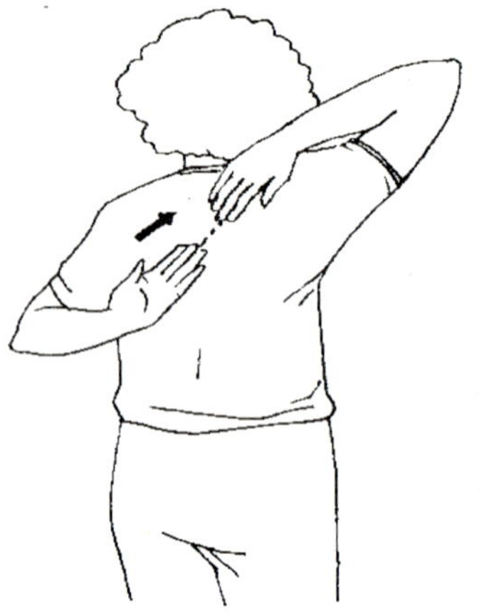

· 반대쪽 팔은 손바닥을 위로 하여 허리에서 등의 중간부위로 올려서, 가능한 두 손의 가운데 손가락을 뻗어서 겹치거나 혹은 닿도록 한다.
· 참여자는 어느 쪽 팔이 더 편한가를 결정하기 위하여 연습을 해야 할 것이다.
· 잘되는 쪽으로 연습을 실시한 후에 테스트를 2회 실시한다.
· 0.5cm 단위까지 기록을 하는데, 손가락이 겹치거나 혹은 중지끼리의 거리를 측정하고 좋은 점수를 체크한다.
· 만일 중지끼리 닿지 않는다면 (-)점수를 주고, 겨우 중지끼리 맞닿았다면 0, 그리고 중지끼리 겹친다면 (+)점수를 준다.

6) 2.24M 왕복걷기검사(민첩성과 평형성 테스트)

갑작스럽게 버스에서 내릴 때, 부엌에서 어떤 일이 일어나거나, 전화를 받을 때와 같은 빠른 행동을 하고자할 때 중요한 민첩성과 평형성을 평가하기 위한 테스트이다.

· 준비 : 의자는 벽에 기대어 놓고 의자 앞에서부터 2.44m 되는 곳에 고깔을 놓는다. 의자의 앞쪽 가장자리에서부터 고깔 뒤까지의 거리가 2.44m이다.
· 등을 곧게 편 상태에서 의자의 가운데에 앉고, 다리는 바닥위에 놓고, 손은 대

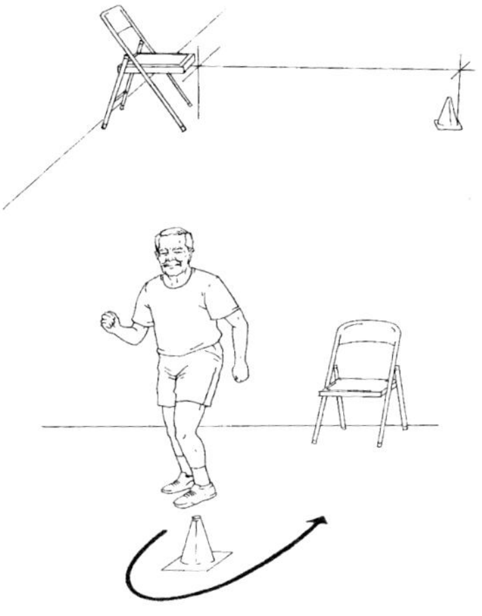

퇴부 위에 올려놓는다. 한쪽 발은 다른 쪽 발보다 약간 앞쪽에 놓으면서, 몸통도 앞쪽으로 약간 기울인다.

· "시작"구령과 함께 의자에서 일어나고, 가능한 한 빨리 고깔의 옆을 빠르게 돌아서 걸어와서는 의자에 다시 앉는다.
· 기본 동작과 희망 속도로 먼저 시범을 보인 후, 한번 정도 연습을 하도록 한다. 그리고 2회 시도를 하도록 한다.
· 1/10초까지 기록을 하고, 더 빠른 시간을 기록한다.

7. 고령자의 영양

1) 고령자의 영양권장량과 식생활지침

(1) 열량의 제한과 수명

열량을 제한함으로써 체지방이 축적되는 것을 방지하고, 체내 대사율의 감소로 단위체중당 대사율을 낮추어 노화의 촉진을 막을 수 있으며, 과산화 지질과 리포즘 효소의 활성을 감소시킴으로서 유리기 작용을 저하시킬 수 있다.

(2) 고령자의 영양권장량

현재 65세 이상의 고령자에게 권장되고 있는 열량과 영양소는 〈표 7-7〉와 같다.

〈표 7-7〉 고령자의 영양권장량

sex	Energy (Cal)	Protein (g)	Vitamin A (R.E)	Vitamin B1 (mg)	Niacin (mg)	Vitamin C (mg)	Vitamin D (mg)	Calcium (mg)	Iron (mg)
Male	1900	70	700	1.00	13.0	55	5	600	10
Female	1600	60	700	1.00	13.0	55	5	600	10

(Korean Institute of Population and Health, 1998)

(3) 바람직한 노년기 영양섭취

① 아침의 조식 및 간식 자주 : 소화 기능을 고려해 적게 자주 먹는다.
② 하루에 물 6~7잔 : 탈수 예방과 신진대사를 촉진한다.
③ 열량은 약간 적게 : 배가 부르면 즉시 식사를 중단한다.
④ 단백질은 충분히 : 노화를 늦추고 혈관을 보호한다.
⑤ 채소와 과일을 충분히 : 노화를 늦추고 혈관을 보호한다.
⑥ 우유를 즐기고 야외활동 : 골다공증을 막고 우울증을 완화시킨다.
⑦ 약은 꼭 필요한 것 만 복용 : 일부 약은 영양소의 섭취, 흡수를 방해한다.

(4) 건강한 노년을 위한 식생활 지침

① 정상체중을 유지한다.
② 단백질은 양보다 질적으로 충분하게 섭취한다.
③ 단순당질을 피하고, 지방은 식물성 지방을 우선으로 사용한다.
④ 칼슘은 골격질환(골다공증, 골연화증)의 예방을 위해 충분히 섭취한다.
⑤ 철분이 부족 될 위험이 있으므로 주의하고, 다량의 염분섭취를 제한한다.
⑥ 비타민과 무기질은 균형식으로 하며, 따로 보충할 경우 전문가 지시에 따른다.
⑦ 식사시간은 규칙적으로 하고, 적당한 운동과 휴식을 취한다.

(5) 고령자의 생활 기본조건

① 매일 쉬지 않고 자기에게 알맞은 운동을 한다.
② 노년기의 건강 확보는 굳센 의지력 없이는 이루어지지 않음을 명심해야 한다.
③ 가끔 생각나는 대로 강한 운동을 하는 것은 도리어 나쁜 결과를 가져오므로 자제한다.
④ 맑은 공기, 일광, 냉수, 더위, 추위 등 자연의 온도는 정신적, 신체적인 건강에 좋은 영향을 주므로 이에 적극 적응토록 한다.
⑤ 절제된 생활과 충분한 수면을 취한다. 특히 고령자는 영양 섭취법에 주의하고 현미, 채식을 중심으로 자연식의 섭취에 힘쓴다.
⑥ 독서, 회화, 예능 등에 힘쓰고, 사고력을 기르는 데 힘쓴다.
⑦ 매일 부지런히 움직이는 것은 건강에 매우 중요한 조건이다.

8. 성공적인 노화

세계적인 노화학자인 유병팔 박사는 노화혈관 연구회의 심포지움(2002)에서 노화조절 메커니즘이란 주제로 다음과 같이 성공적인 노화에 대해 주장하였다. 〈그림 7-2〉의 성공적 노화의 전반적인 저변에는 무병건강과 경제적인 안정에 기반을 두고 신체기능의 유지·증진 및 보전과 주위의 환경에 적절히 대처하여 적응하는 동화능력을 상위요인으로 보고, 이것을 통해 생의 만족을 느끼면, 현재의 생활 속에서 건강하게 삶을 영위하는 것이 성공적인 노화라고 말하고 있다. 또 성공적 노화는 장수 자체보다도 그때까지 건강하게 살아온 과정, 즉 식생활, 스트레스, 질병 유무, 운동과 사고 등과 같은 라이프스타일 등이 매우 중요한 요인들이다. 결국, 행복한 삶의 연장이란 생의 만족을 놓고 볼 때 첫째, 영양학적인 요건인 절식, 비타민, 저칼로리, 둘째로 신체적인 요건, 셋째 유전적인 요건, 마지막으로 라이프스타일 등을 통해 후천적인 영양, 생활양식과, 기본건강 습관, 스트레스, 운동 등이 성공적인 노화에 직접적인 관계를 가지고 있다고 강조하고 있다.

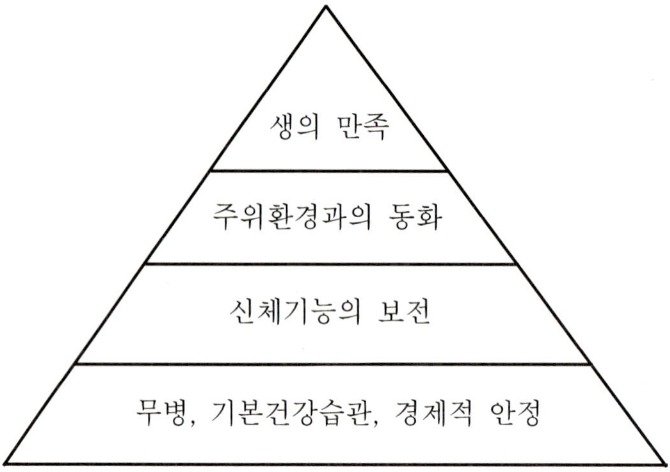

〈그림 7-2〉 성공적 노화의 모델 (유병팔, 2002)

또한 성공적인 노화를 위한 개인의 노력도 매우 중요하다. Marie A. Boyle(2001)는 〈그림 7-3〉와 같이 성공적인 노화를 위해 피라미드의 제일 아래부분은 건강을 위한 생활 습관, 그 위층에는 영양학적 건강과 신체적 건강을, 그 다음에는 감정적 행복과 사회적 건강을 그리고 맨 위층에는 스트레스를 해소하는 것으로 구성하여 개개인의 노력을 강조하고 있다. 결국 성공적인 노화는 호흡·순환기계를 위한 적절한 운동과 스트레스 해소, 정서적 안정, 기본 건강습관을 가진 라이프스타일 속에서 생의 만족을 느끼는 질적인 삶을 의미한다.

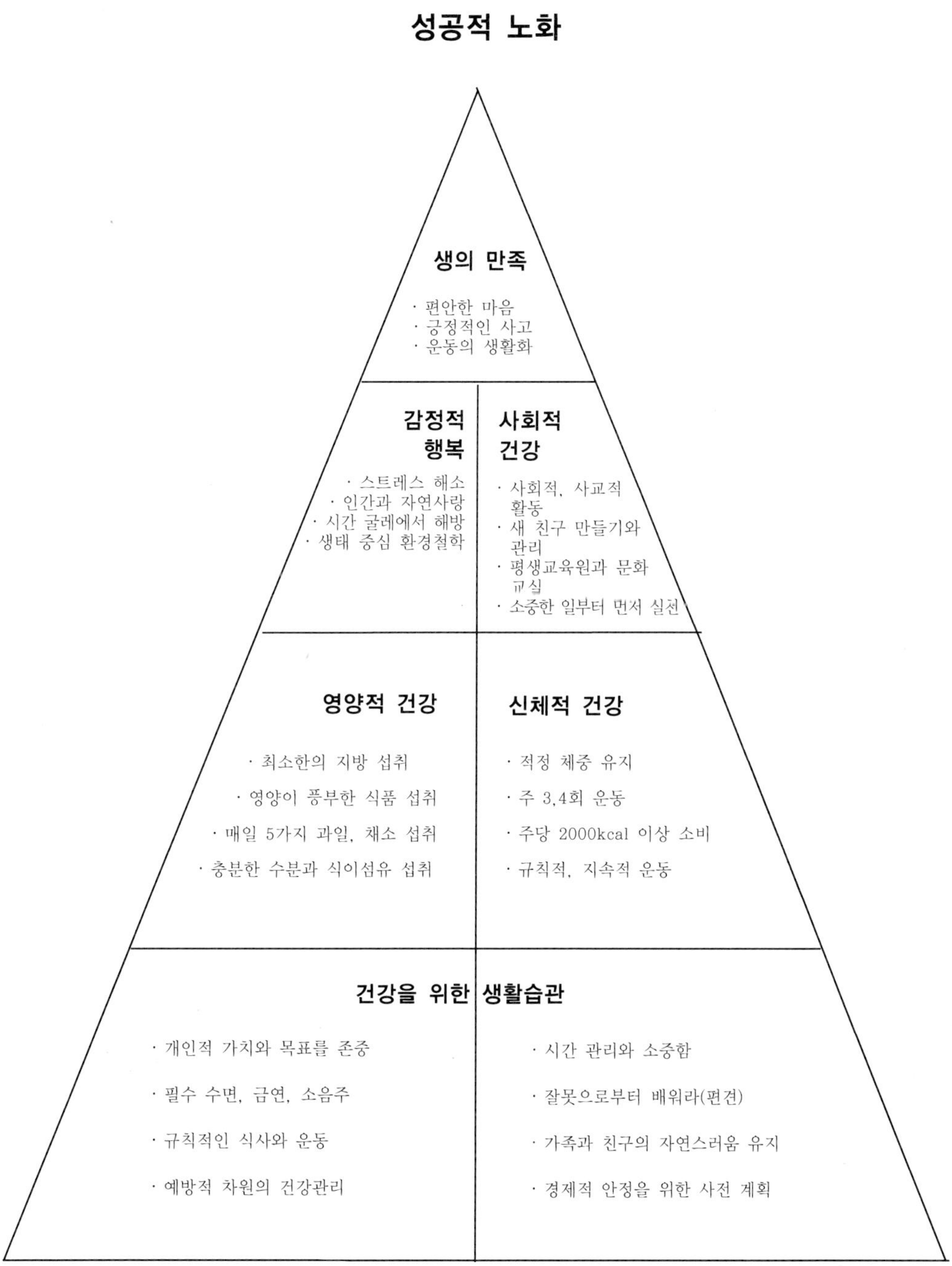

〈그림 7-3〉 성공적인 노화를 위한 피라미드

[연구 문제]

1. 노화에 따른 생체 기능적 변화에 대해 서술하시오.
2. 고령자운동의 필요성과 운동에 대해 서술하시오.
3. 고령자 체력테스트에 대해 서술하시오.
4. 성공적인 노화를 위한 피라미드에 대해 서술하시오.

[참고 문헌]

고영한, 김상원, 박 현, 이대택, 장경태, 최대혁(2000). 체력평가와 운동처방, 한미의학사.

김상우, 배윤정(2002). 유산소운동을 병행한 근력운동이 노인의 체력과 성호른몬에 미치는 영향, 한국체육학회지, 41(1), pp.477-491.

김태왕(1999). 고령자의 유산소 운동이 건강에 관련된 체력과 혈액성분에 미치는 영향, 미간행 박사학위논문, 부산대학교 대학원.

김태운·서국웅·백영호(2001). 평생몸만들기와 건강생활, 부산대학교 체육과학연구소.

노호성, 유승희(2001). 고령여성의 생활체력 측정 및 평가기준 지표개발, 한국체육학회지, 40(3), pp.565-574.

백영호(1991). 운동과 영양과 노화, 부산대학교 체육과학연구소논문집, 제 7호.

백영호(1999). 운동영양학, 진영문화사.

백영호, 서혜림, 김세종, 염원상, 이의철(1998). 집단에 따른 노인들의 자가건강관리형태, 일상생활수행능력, 신체적 자기효능감에 관한 연구, 부산대학교 체육과학연구소 논문집, 제 14호.

백영호, 염종우(2003). 최신 운동영양학, 부산: 제일출판사.

양점홍(2005). 최신트레이닝학, 부산대학교출판부.

유승희, 송종국, 김형돈, 윤형기(2000). 체육측정평가, 서울: 산과들.

장경태, 이정숙(1995). 노화와 건강, 대한미디어.

정해영, 김철홍(2007). 노화학개론, 노화조직은행편저.

Elzabeth Best-Marttini and Kim A. Boteenhagen-Digenova(2003). Exercise for Frail Elders, Human kinetics.

Roberta E. Rikli and C. Jessie Jones(2001). Senior Fitness Test Manual, Human Kinetics.

제8장 흡연, 알콜, 스트레스와 운동

1. 흡연과 운동

흡연이 인체에 나쁜 영향을 준다고 발표를 하여 우리나라에서도 금연 운동이 전개되고 있지만 아직도 주변에서 많은 사람들이 흡연을 하고 있음을 볼 수 있다.

미국의 암 협회에서는 흡연이 폐암의 원인이라는 설명을 발표하였다. "당신이 지나치게 흡연을 한다면 앞으로 다가 올 위협을 피할 수 없을 것이다. 여러 과학자들과 암 협회에서 조사한 결과 흡연이 폐암의 원인이 된다는 사실을 확신하고 있다. 이러한 사실들은 담배를 많이 피우면 피울수록 더욱더 폐암에 대한 위험도 증가한다는 것을 보여주고 있다. 흡연의 습관을 하루아침에 버린다는 것은 힘든 일이다. 그러나 자기 자신이 담배를 피우지 않겠다는 결심만 있으면 충분히 담배를 끊을 수 있다. 이러한 결정을 스스로 해야한다."라는 성명을 발표하기도 했다.

1) 담배의 화학 성분

담배의 화학성분 가운데에는 니코틴, 타르, 일산화탄소 등의 유해성분이 있다. 나라에 따라서는 담배 갑에다 니코틴과 타르의 함유량을 표시하도록 규정한 경우도 있는데, 이 물질들이 건강에 끼치는 해독이 크다는 것을 경고하기 위해서이다.

(1) 니코틴

담배 중에 1~8%(0.2~2.2mg/l)포함되어 있는 무색 휘발성의 액체 알칼로이드로서, 공기 중에 점차 산화하여 갈색으로 변하며 신경, 소뇌, 연수, 척추 등을 자극 마취시키고, 혈액 수축과 혈액응고 등을 일으키게 하는 맹독성 물질인데 자극적 냄새가 있다.

(2) 타르

발암성 물질로서 호흡기 점막의 섬모상피세포와 폐포의 손상을 가져와 폐에 비정상 세포가 나타난다. 타르의 함량은 담배 1개비 당 약 2.0~3.3mg이 들어 있다.

(3) 일산화탄소

일산화탄소는 혈색소와 결합력이 산소나 탄산가스보다 약 300배 정도 강하여, 폐포에서의 가스 교환 작용을 방해한다.

2. 흡연과 건강 장애

흡연을 상습적으로 할 경우 인체에 해독을 미치며 갖가지 장애를 가져온다. 특히, 청소년과 여성의 경우에 그 피해가 더욱 크다.

1) 소화기 장애

담배를 지나치게 많이 피우면 여러 가지 만성적인 소화 불량증을 일으키게 된다. 전문가들의 연구 결과에 따르면 흡연자가 비흡연자보다 위궤양에 걸릴 위험이 5배나 높고, 십이지장궤양에 걸릴 위험은 2배나 높은 것으로 나타났다. 또한 위암발생의 가능성도 40% 정도 더 높다고 한다.

2) 순환기 장애

담배가 순환기에 미치는 영향은 개인의 체질과 흡연의 습관여하에 따라 여러 가지로 나타난다. 그 중에서 가장 중요한 것은 심장, 특히 관상동맥에 미치는 영향이다. 전문가의 조사 결과를 보면 다음과 같다.

(1) 관상 동백의 질병은 흡연자(하루에 한 갑 기준)가 비흡연자보다 남자 2.8배, 여자의 경우 2배가량 높게 나타났다.

(2) 15세 이전에 흡연을 시작한 사람은 그 이후에 시작한 사람보다 사망률이 1/3 가량 높았다.
(3) 현미경 관찰 결과, 흡연자에게서 훨씬 더 많은 경화증이 발견되었다.

3) 호흡기 장애

담배연기는 호흡기의 점막에 자극을 주는 물질이 들어 있어서 지나치게 흡연할 경우 기침, 기관지염 등의 증세를 일으킨다.

오염된 공기는 자극적이고 때로는 발암물질이 들어 있기도 하지만, 담배연기에 비하면 피해는 훨씬 적은 편이다. 왜냐하면 담배연기는 성분 자체로도 오염된 공기보다 더 독하고, 공기는 들어 마실 때 코에서 75%가 걸러지지만 담배연기는 곧장 기관지로 들어가기 때문이다. 이런 자극적인 물질이 폐에 영향을 끼치게 되면, 점액의 분비가 많아져서 가래가 많아지며 반복적인 기침이 시작된다. 또, 숨이 가빠지고 마침내 천식으로 발전하는 수도 있다.

4) 흡연과 수명

흡연자는 비흡연자보다 사망률이 높으며 담배를 많이 피우는 사람은 적게 피우는 사람보다 대체로 일찍 사망한다. 연구에 의하면 30세 되는 사람이 하루 평균 15개비를 흡연하면 생명이 5.5년 정도 단축된다고 한다. 그러나 흡연자가 금연을 하면 생명이 현저히 연장되는데 금연을 한지 10년이 지나면 담배에 의한 생명의 단축은 생기지 않는다고 한다. 이와 같이 흡연을 하게 되면 폐암, 심장병, 혈관 질환, 신장병, 간장병, 호흡기질환 등을 일으켜 생명의 단축을 가져온다.

5) 청소년과 여성의 흡연

신체의 발달이 끝나지 않은 20세 이전의 흡연이 성인의 경우보다 그 해독이 더 클 것은 당연한 사실이다. 그리고 여성 특히, 임산부가 상습 흡연자일 경우, 태아의 발육을 저해하여 미숙아를 낳는 경우가 비흡연자보다 2~3배 정도 높게 나타난다. 그밖에도 흡연이 원인이 되어 유산이나 사산하는 경우 또는 출생 후 24시간 이내의 신생아 사망 등의 비율이 높다.

3. 흡연이 인체에 미치는 영향

1) 흡연은 남성의 사망률에 70% 가량이나 관계한다.
2) 흡연은 폐암의 원인이 된다.
3) 흡연은 만성기관지염의 원인이 된다.
4) 흡연은 호흡기능에 관계하여 비흡연자들에 비해 흡연자들이 숨을 가쁘게 쉬는 경우가 많다.
5) 흡연자들은 비흡연자들 보다 기침과 가래가 많이 생긴다.
6) 흡연자들은 비흡연자들 보다 관상동맥질환의 발생빈도가 높다.
7) 여성이 임신 중에 흡연을 하면 체중이 낮은 아이를 출산하게 되고 유산할 확률이 높아지며 기형아를 출산할 가능성도 높아진다.
8) 흡연여성은 폐경기와 성적 노령화가 비흡연자에 비해 빨리 온다. 이는 담배연기에 있는 발암물질인 벤조피렌이 난소의 난자를 파괴하기 때문이다.
9) 흡연은 혈관을 수축시켜 피부에 영양공급을 차단하기 때문에 피부의 노화를 촉진시키며, 자궁암의 발생도 높게 나타나게 한다.

4. 흡연은 경기력에 어떤 영향을 미치는가?

흡연은 흡연자의 기도 저항을 증가시키고, 혈액에 운반되어지는 산소의 양을 줄임으로써 경기력을 제한한다. 장기간의 흡연은 흡연자의 기도 저항을 특히 증가시킨다. 특히 지구력 경기에서는 더욱더 심각하게 경기력이 감소된다. 흡연으로 인한 기도저항 중 어느 정도까지는 운동하기 24시간 전에 흡연을 금함으로써 상당히 감소된다는 사실은 주목할 만한 가차가 있다. 따라서 흡연의 습관을 버리지 못하거나 버릴 수 없는 선수들은 경기 당일에 금연을 함으로써 어느 정도 경기력 향상에 도움이 될 것이다.

혈액에 의하여 운반되어지는 산소량의 감소는 흡연의 부산물로 이루어진 것이다. 일산화탄소는 산소보다 헤모글로빈과 결합하는 능력이 더욱 크다. 따라서 일산화탄소와 산소가 동시에 있을 때 흡연자가 흡연을 하면 일산화탄소가 보다 빨리 헤모글로빈과 결합한다. 산소와 일산화탄소는 동시에 헤모글로빈에 의하여 운반되어질 수 없다. 결과적으로 혈액의 산소 운반능력은 감소한다.

5. 흡연으로 인한 심폐기능

우리나라 국민의 최근 10년간 사망원인 순위에서 폐렴은 12위에서 10위로 상승했고, 전체 호흡기계통 질환 사망률(폐렴, 만성폐쇄성 폐질환, 천식, 만성하기도 질환 등)은 10년 전보다 5.1명 증가했다. 이러한 질환으로 인한 남성 사망률은 여성에 비해 1.5배 높은 것으로 나타났다(통계청, 2006). 이것은 남성의 높은 흡연율로 인한 결과이다.

흡연으로 인해 생성되는 산화 물질은 기도 평활근 수축과 폐실질의 파괴, 기도폐새를 일으켜 만성 폐쇄성 폐질환의 발병에 직접적인 원인이 되고(Sherman, 1992), 니코틴은 부신피질에서 epinephrine의 분비를 항진시켜 심박수, 혈압, 심근의 산소요구량, 관상동맥류의 증가를 초래하며 말초혈관을 수축시킨다(김준연, 김동일, 2000).

흡연량이 증가함에 따라 안정시 심박수도 유의하게 증가한다고 하였고(이사겸, 황경식, 2007), 흡연기간이 오래될수록 FEV1.0이 유의하게 감소한다고 하였다(정혜만, 윤평진, 위승두, 서영환, 2002). 미국 해군 3,045명을 대상으로 한 지구력 검사에서 흡연자가 비흡연자들 보다 유의하게 지구력이 떨어졌다고 하였다(Connway & Cronan, 1992). 이러한 선행 연구결과를 볼 때 얼마나 흡연이 심폐기능 저하에 많은 영향을 주고 있음을 알 수 있다.

호흡법 수련은 폐환기능력에 영향을 주고(AHNA, 2002), 호흡계의 개선으로 심박동률 및 호기율 증가, 혈압 및 산소소비량 감소 등의 효과를 나타낸다고 하였다(Coulter, 2001).

호기는 신선한 산소가 풍부한 흡기처럼 중요하고(신옥희, 2002), 흡기는 능동적인 과정인 반면 호기는 수동적인 과정이라 할 수 있다(이광웅 등, 2003). 그리고 억지로하는 호기는 흡기를 충분히 하기위한 열쇠로 보고있다(박명숙, 조정희, 2001). 일반인의 호흡 습관상 깊은 호흡을 하는 경우가 드물어 들어온 공기가 내쉴 때 일부 빠져나가지 못해 혼탁한 공기가 남아 있는 경우가 일반적이므로 유산소성 운동을 실시하지 않을 시, 횡경막 및 늑간근 능력이 저하되고 심폐기능이 낮아진다고 볼 수 있다. 따라서, 횡경막과 늑간근을 효율적으로 이용한 호흡법은 심폐기능 효율적으로 향상 시킬 수 있다.

최승욱, 백영호, 곽이섭(2007)은 횡경막호흡군 + 마늘섭취군이 실험 실시 후, 노력성폐활량이 유의하게 증가하였다. 이러한 결과는 횡격막호흡군도 유의하게 증가한 것을 볼 때, 횡격막호흡법으로 인한 영향으로 판단된다.

6. 흡연대책

건강에 여러 가지 장애를 주는 담배는 처음부터 피우지 않는 것이 가장 바람직하다. 담배는 일단 배워 습관이 들고 나면 도중에 금연하기란 매우 어렵다. 사람에 따라서는 개인적인 의지로 금연에 성공하거나 큰 병을 치르면서 자연스럽게 끊는 경우도 있다. 또 금연학교가 있어서 합리적으로 금연을 유도하여 효과를 얻고 있다.

위와 같은 방법으로도 금연이 불가능할 경우에는 흡연을 하되 가능한 건강을 해치지 않는 방법을 강구하여야 하겠다. 예를 들면 다음과 같은 방법이 있다.

(1) 흡연의 횟수를 최소한으로 줄일 것
(2) 연기를 깊이 들이 마시자 말 것
(3) 담배를 자주 빨지 말 것
(4) 공복 시에는 흡연 하지 말 것
(5) 연중 1개월 이상은 흡연을 중단할 것
(6) 정기적으로 신체검사를 받을 것

7. 알콜과 운동

옛날부터 술은 인간 생활의 희노애락의 동반자로서 널리 애용되어 오고 있다.
술은 알맞게 마시면 기분전환, 식용증진, 일시적 긴장 완화, 스트레스 해소 등의 효과를 얻을 수 있다. 그러나 술의 질을 고려하지 않고 마구 마신다거나 너무 자주 마시게 되면 건강을 해치게 됨은 물론, 사회 질서를 파괴하거나 개인의 생활 능력을 저하시켜 파탄을 일으키기도 하므로 주의하여야 한다.

1) 술의 작용

술을 마시면 위에서는 20%, 소장에서 80%를 흡수하며, 알콜 증기는 폐에서 흡수된다. 흡수된 알콜은 간과 대정맥을 통하여 심장으로 가서 몸 전체로 확산된다. 이 중 95%는 이산화탄소와 물로 분해되고, 나머지 5%는 배설을 통해 체외로 빠져나간다. 체내로 들어온 알콜은 85%가 간에서 분해된다.

또, 술 1g당 약 7kcal의 열량을 가지고 있어, 에너지 대사에는 다소의 도움을 준다. 그러나 세포의 기능을 자극하고, 대량일 경우는 세포의 기능을 억제시키며, 과음할 때에는 세포를 죽이거나 손상을 입히게 되므로 알콜이 인체의 생리 기능에 미치는 악영향은 매우 크다.

알콜이 인체의 생리 기능에 미치는 주요 영향을 살펴보면 다음과 같다.

(1) 중추신경에 미치는 영향

술을 알맞게 마시면 혈액 순환을 촉진시켜 정신안정과 진정 작용을 가져오지만, 과음하게 되면 정신작용을 둔화시켜, 판단·기억·학습 능력을 저하시키며, 뇌의 중추 신경을 마비시킨다.

(2) 생리작용

술을 과음하게 되면 수분 섭취량이 늘고 뇌하수체 호르몬의 기능 변화로 배뇨량도 증가한다. 또한 구토, 설사, 췌장 장애 등이 일어나며, 장기간 과음할 경우 지방간, 알콜성 간염, 간경변증 등의 질환을 유발하기도 한다.

(3) 내성현상

술을 자주 많이 마시면, 체내에서 술에 대한 적응력, 즉 내성현상이 생기며, 이 내성작용으로 인하여 만성 알콜 중독자가 된다.

알콜 중독 증세가 심하게 되면, 나중에는 술에 대한 내성이 오히려 약해져서, 소량의 알콜을 섭취해도 크게 영향을 받게 된다.

2) 알콜의 효능

(1) 혈중 알콜 농도가 0.01% 일 때

머리가 맑은 것처럼 느끼고 호흡이 좀 더 빨라진다. 입과 목의 점액박피가 가볍게 흥분된다. 이러한 생리자극 때문에 술이 각성제로 간주되었던 것이다. 이런 현상은 입과 소화관 내에 있는 감각기관을 자극하여 혈액순환이 빨라지도록 하여 몸에 쌓여있는 피로물질을 제거하기 때문이다. 그러므로 순간적으로 기분이 좋게 느껴지며 진정이 된다.

(2) 혈중 알콜 농도가 0.05% 일 때

이 세상의 두려움이 없다. 내가 최고라는 생각으로 큰소리치며 호언장담하지만 실제로는 자기 몸도 제대로 가누지 못한다.

(3) 혈중 알콜 농도가 0.1% 일 때

신체의 조절이 어려워진다.

(4) 혈중 알콜 농도가 0.4% 일 때

환자상태가 되어 전혀 의식이 없다.

위와 같은 내용은 개인차이가 있으므로 개인에 따라 증상이 다르게 나타날 수도 있다.

3) 알콜 중독

현대 생활과 같이 여러 가지 이유로 술을 자주 마시게 되는 환경에서는 일찍이 건전한 음주법에 대한 교육을 통하여 알콜 중독을 예방하는 것이 바람직하다.

(1) 만성 알콜 중독자

술의 과음 횟수가 증가하여 술에 의존하여 생활하는 사람을 말하며, 이러한 사람은 자기 자신의 건강과 대인관계에 있어서 지장을 초래하는 만성 질환 또는 행동 장애를 일으킨다.

만성 알콜 중독 증세로는 두통, 일시적 기억력 상실, 숙취, 위장 장애 등의 신체적 장애 현상과 타인과의 원만한 대인관계를 갖지 못하고 폭언, 폭력, 비행등을 일삼고 걱정, 불안, 초조 등에 의한 인격 장애를 유발하는 정신적 장애 현상이 있다.

만성 알콜 중독 증세는 대개 30~40세에서 많이 발생하고 있다.

(2) 알콜 중독자가 되는 과정

알콜은 습관성이 있기 때문에 자주 마시다 보면, 나중에는 늘 취해있는 상태가 아니면 견딜 수 없게 된다.

알콜 중독자가 되는 과정은 두 가지 형태가 있다. 즉, 성격에는 이상이 없으나 사교상 술을 자주 마셔서 중독되는 경우와 정신적 위안이나 현실 도피책으로 술을 자주 과음하여 중독되는 경우이다.

4) 알콜 중독 예방

알콜의 중독을 막기 위해서는 술을 마시지 않는 것이 제일 좋은 방법이지만, 날로 복잡해지는 현대 생활의 여건으로서는 술을 마시지 않고 생활하기란 매우 어려운 형편이다. 그러므로 다음의 예와 같은 건전한 음주법을 몸에 익혀서 알콜 중독을 예방하도록 하자.

(1) 자기 주량에 알맞게 양을 조절하여 가며 마시도록 한다.
(2) 알콜을 분해, 해독하는 필수 영양소인 단백질이 풍부한 음식을 안주로 한다.
(3) 마실 때마다 늘 즐겁고 기쁜 마음이 되도록 노력한다.
(4) 가족, 친지들 사이의 사교적인 모임 때에만 마신다.
(5) 단숨에 들이키지 않고 음미하면서 마신다.

(6) 불행한 일을 당하거나 실의에 빠졌을 때 술로써 달래며 망각하려고 하지 않는다.

5) 위생적인 음주법

(1) 아침은 물론이고, 낮에는 술을 마시지 않는다.
(2) 간장을 보호하기 위하여 단백질을 함께 들면서 술을 마신다.
(3) 취하기 위해 마시는 폭음은 삼간다. 혼자서 여러 시간 마시지 말라.
(4) 위장 공백 시에는 술을 마시지 말고, 같은 양의 술이라도 서서히 시간을 길게 끌며 마시도록 한다.
(5) 가급적이면 알콜도수가 높은 술을 그대로 마시지 마라. 위스키 등의 술을 마실 때는 술보다 많은 양의 물을 희석하여 마시도록 한다.
(6) 주량이 한계에 도달하기 전에 중지하도록 한다.

6) 알콜이 운동수행에 미치는 영향

비록 믿기는 어려운 일이나 일부 선수들이(이 문제에 대해서는 일부 비선수들도 마찬가지로)소량의 알콜을 빠르게 또는 단숨에 먹으면 특히 심리적인 측면에서 선수들의 운동능력을 향상시키는 것으로 믿고 있다. 물론 이것은 진실이 아니다.

알콜이 인체의 신체운동에 미치는 영향에 관한 유용한 연구에 근거를 두고 미국 대학스포츠 의학회는 다음과 같은 결론을 내렸다.

(1) 급속한 알콜 섭취는 반응시간, 눈과 손의 조정력, 정확성, 평형성, 복합적인 조정력과 같은 여러 가지 정신운동 기술에 해로운 영향을 미친다.
(2) 급속한 알콜 섭취는 에너지 대사, 최대 산소섭취량($\dot{V}O_2max$), 심박수, 심박출량, 근혈류, 동정맥 산소차 또는 호흡역학과 같은 신체운동 능력에 생리적 또는 대사적 기능에 실제적으로 영향을 미치지 않는다. 알콜의 섭취는 추운 환경에서의 지속적인 운동 중 체온조절을 방해한다.
(3) 급속한 알콜의 섭취는 근력, 파워, 국소 근지구력, 스피드, 심혈관 지구력을 감소시킨다.

(4) 알콜은 미국내에서 가장 많이 남용되는 약물이나 사고를 일으키는 주된 원인이다. 또한 장시간의 과도한 알콜의 섭취는 간, 심장, 뇌 그리고 근육에 병리학적인 변화를 일으킬 수 있다는 사실이 널리 알려져 왔으며, 이것은 무능과 죽음을 초래할 수도 있다.

(5) 선수, 코치, 건강과 체육 지도자, 의사, 트레이너, 스포츠 매체 그리고 일반 대중에게 신체운동 능력에 미치는 알콜의 영향과 과도한 알콜 섭취의 잠재적이고 심각한 만성적인 문제에 관해서 철저한 교육이 계속적으로 행해져야 한다.

7) 알콜이 장수를 가져오는 이유

(1) 알콜의 허혈성심질환 예방작용

앞서 언급한 통계는 모두 소량이나 중량의 알콜을 평소에 마시고 있으면 심근경색과 같은 허혈성심장병환의 발생을 예방하는 효과가 있고, 따라서 심장혈관계의 병에 의한 사망률이 전혀 술을 마시지 않는 사람들보다 낮다는 것이다.

① 혈청 고비중 지단백(HDL ; High Density Lipoprotein)의 상층작용

혈청중에는 각종 지질계의 물질이 존재하며, 그 중에서도 콜레스테롤이 많으면 혈관벽에 침착해서 동맥경화를 일으킨다고 무서워하고 있었다. 그런데 최근의 연구에 의하면 콜레스테롤에는 HDL에 결합하는 것과 저비중 지단백(LDL ; Low Density Lipoprotein)결합하는 형태의 두 개가 구별되어, 후자의 LDL은 동맥에 침착하는 콜레스테롤이지만 전자인 HDL쪽은 동맥에서 콜레스테롤을 제거하는 것이라는 것을 알았다. 그리고 알콜은 전자인 HDL콜레스테롤을 증가시키는 작용을 가지고 있는 것이다.

② 혈소판 응집 억제작용

허혈성심질환은 관상동맥의 혈류가 나쁘기 때문에 일어나는데 그 원인으로 동맥혈관이 가늘어지는 것 외에 혈액이 굳어지기 쉬운 것도 관계된다. 혈액응고의 전단계에 혈소판응집이라는 현상이 있어 이것을 촉진하는 것이 생체 내 생성물질의 하나인 트론복산(TXA2)이라고 일컬어진다.

알콜은 트론복산의 생성을 억제해서 혈소판응집을 막는 작용이 있다는 것을 Mikahaildis가 1983년에 발표하여 허혈성질환 예방효과에 역할을 한다고 생각하였다. 혈액응고를 막는 것은 출혈하기 쉬운 것도 되어, 대량으로 마신 후에 일어날 수 있는 위장출혈은 이 작용이 관계하는 것이 아닌가 한다.

(2) 알콜에 의한 스트레스의 해소

알콜로 마음의 괴로움을 얼버무리려고 하는 것은 일상 많은 사람들이 해보는 일이고, 다소라도 유효하거나 많은 시가나 문학에서도 음주의 장면이 등장하는 것이다. 일반적으로 음주의 이유와 효과에 관해서는 노동의 긴장을 풀고 피로회복에 기여한다, 환경부적응에 의한 불안이나 긴장을 해소한다, 개인끼리 친밀을 결합시키는데 유효하다 등으로 명기하고 있고 알콜의 스트레스 해소 작용을 기정의 사실로 간주하고 있는 것 같다.

스트레스 반응으로 신체적 변화에는 카테콜아민의 증가, 부신피질호르몬의 분비증가 등이 일어난다.

8. 스트레스와 운동

1) 스트레스와 스트레스 요인

인간이 생활하는 환경 속에는 인간에게 미치는 여러 가지 스트레스 요인이 있으며, 스트레스는 단시간 또는 일시적인 것이 있는 반면에, 지속적으로 가해지는 것도 있다. 기계화, 자동화, 기술혁신의 진전, 제3차 산업의 증가, 노동인구의 고령화 등 노동형태의 급격한 변화와 더불어 최근 스트레스 문제가 사회적으로 크게 부각되고 있다. 한스 세리에가 스트레스의 개념을 전신적응증후군이라고 처음으로 주장한 것은 1936년이다.

원래 스트레스라는 단어의 어원은 공학이나 물리학의 영역에서 사용되었으며, 외부에서 힘이 가해졌을 때 물체에 발생하는 "치우침"을 의미한다. 세리에는 이것을 생체에 접목시켜 생물학적 스트레스라고 칭한다. 어떤 자극이 생체에 가해졌을 때,

생체 쪽의 치우침이 스트레스이다. 따라서 스트레스는 생체에 어떤 치우침을 유발시키는 자극과 그 결과 유발되는 변화의 2가지 요인이 필요한 것이다. 결국 생체 쪽의 변화가 스트레스이고, 그 반응을 유발시킨 자극인 스트레스 인자에는 한랭, 서열, 이상기압, 방사선, 소음 등의 생리적 스트레스 인자와 산소의 결핍 및 과잉, 공해물질, 약물, 기아, 포식 등의 화학적 스트레스 인자와 정동, 위협, 갈등, 긴장, 초조 등의 심리적 스트레스 인자 등 여러 가지가 있다.

(1) 전신적응증후군의 세 가지 양상

세리에는 어떤 스트레스인자가 생체에 가해지면, 그 스트레스 인자의 종류와 성질에 상응하여 특이한 반응이 생체에 나타남과 동시에, 스트레스 인자의 종류에 관계없이 염증, 발열, 흉선·림프절의 위축, 위계양, 부신피질의 비대와 같은 일련의 생체반응이 전신적(전신적응증후군) 또는 국소적증후군으로 발생함을 알아내었다. 전신적응증후군은 시간의 경과에 따라 다음의 세 가지로 구분된다.

① 경고반응(alarm reaction)

경고반응이란 생체가 갑자기 스트레스 인자로부터 영향을 받았을 때 나타나는 반응으로서, 이 시기는 쇼크단계(stage of shock)와 반쇼크단계로 나누어진다. 먼저, 쇼크단계는 생체가 스트레스 인자로 인하여 갑자기 위협받고 있기 때문에, 생체가 쇼크를 받고 있는 시기이다. 그래서 체온이 저하하고, 혈압은 상승하며, 혈당치도 낮아지고, 신경계통의 활동도 전반적으로 억제된다. 그리고, 근육의 긴장도 저하되며, 혈액은 농축되어 위와 십이지장에 궤양이 발생한다. 물론, 생체가 견딜 수 없을 정도로 스트레스 인자가 강할 때에는 바로 사망할 수도 있다. 반쇼크단계에 있어서 스트레스 인자가 잠시 들어오면, 생체는 이 쇼크로부터 회복되기 때문에, 쇼크상태와는 반대의 생체반응이 일어난다. 즉, 체온은 상승하고, 혈압은 저하하며, 혈당치도 상승하고, 신경계통은 활동하기 시작하며, 근육의 긴장도 증가한다. 이 시기에는 스트레스의 원인인 스트레스 인자에 대한 저항력이 생길 뿐만 아니라, 만약 다른 새로운 스트레스 인자가 들어온다 할지라도, 그것에 대한 저항력이 생기기 시작한다. 이것을 교차저항이라고 한다.

② 저항기(stage of resistance)

저항기란 경고반응시기를 지나서 스트레스 인자가 계속 가해지면, 스트레스 인자에 대한 저항력이 생기고 현재의 스트레스 인자에 대해서 생체가 안정된 반응을 보이는 시기이다. 이 시기에는 스트레스 인자에 대한 저항이 계속되고 있으며, 스트레스 인자와 생체사이에 균형이 이루어진 시기라 할 수 있다. 이 시기에는 현재의 스트레스를 유발시킨 스트레스 인자에 대한 저항력은 강해지나, 다른 스트레스 인자에 대한 저항력은 약해진다.

③ 피빙기(stage of exhaustion)

보다 오랜 기간동안 스트레스 상태가 지속되면 생체는 현재의 적응 상태를 그 이상 지속할 수 없게 되어, 마침내 파괴되어 버리는 시기가 오는데, 이것을 피빙기라고 한다. 생물이 적응해 가기위해서 필요한 에너지는 스스로의 한계가 있기 때문에, 너무 오랜 기간 스트레스 인자가 지속되면 마침내 파괴되어 버리고 만다. 결국, 체온은 저하되고 흉선이나 림프관은 위축되며, 부신피질의 기능은 떨어지고, 체중도 감소하여 결국 사망에 이르게 된다.

2) 스트레스와 병

현대사회에서 스트레스가 문제시 된 것은 그것이 심신의 건강을 해칠 가능성을 많이 지니고 있기 때문이다. 물론, 모든 병이 스트레스로 인하여 발생되는 것은 아니지만 심신증을 비롯한 많은 질환이 스트레스와는 밀접한 관련이 있다고 여겨진다.

(1) 어떤 특정한 병에 걸리기 쉬운 체질을 가진 사람에 대해서 스트레스가 그러한 병을 유발할 인자가 되는 경우.
(2) 스트레스가 잠재되어 있는 병을 악화시킬 수 있는 인자로 되는 경우.
(3) 이미 신체적인 병이나 정신적인 병에 걸려 있는 사람에 대해서, 스트레스가 그러한 병의 상태를 악화시키는 인자로 되는 경우.
(4) 스트레스가 신체적인 병이 발병되는데 매우 중요한 역할을 하기도 하거나, 심신병 발병의 요인이 되는 경우.

(5) 스트레스가 불면증 등과 같은 가벼운 정신장애나 신경증, 우울증, 심인반응 등에 관여하는 경우 등이다.

3) 성격특성과 스트레스

성격요인이 가끔 스트레스를 유발시키는 경우도 있다. 일반적으로 보면, 신경질적 성격특성을 지닌 사람은 정서적으로 불안정하고, 스트레스에 대한 내성이 약해져, 사회에 적응하기 어려워진다. 그리고, 성격에는 별 문제가 없을지라도 생활하고 있는 주위의 환경에 스트레스 인자가 많다면, 당연히 스트레스를 받을 수밖에 없다. 그런데, 최근에 허혈성심질환과 성격 및 행동패턴에 관한 흥미있는 보고가 있다. Friedman과 Rosenman의 연구가 바로 그것인데, 그들은 임상적 경험을 통하여 허혈성심질환에서 특이한 행동패턴을 추출하고, 그것을 "Type A행동"이라고 명명했다.

Type A형 행동패턴을 지닌 사람은 정열적이고 완전주의자이며, 일과 여가를 즐기는데 있어서도 여유가 없으며, 언제나 시간에 쫓기는 경향을 보인다. 그리고 항상 행동이 격렬하며, 말투가 빠르고, 언제나 상대방의 이야기를 끊어서 자신이 들어가려고 안절부절하는 사람들이다. 역으로, Type A가 아닌 사람(Type B행동)은 어떠한 때에도 긴박감을 느끼지 않고, 일할 때에도 특별히 흥분하지 않는 조용한 타입이다. 전형적인 Type A의 사람은 도시 인구 중에서 약 10% 정도이며, 대부분의 사람은 Type A요소와 Type B요소를 모두 지지고 있다.

Friedman과 Rosenman에 의하면 Type A의 사람은 Type B에 비해서, 혈중 콜레스테롤과 중성지방이 높고, 임상적으로 관상동맥질환의 출현율이 7배나 높다고 한다. 또한, Type A의 사람을 8년간 추적 조사한 결과, Type A는 Type B에 비해서 관상동맥질환의 하나인 협심증 및 심근경색의 발병이 2배 이상이나 높다고 보고하고 있다. 더욱이, 동일한 대상 군에서 5년간 조사된 관상동맥질환에 의한 사망자 25명 중에서 88%인 22명이 Type A라고 결론지었다. 이러한 사실로 미루어 볼때, 성격요인으로 인한 심리적 스트레스와 발병은 매우 깊은 관계가 있다는 것은 설득력 있는 것이라 평가 할 수 있다. 만약, 자기 자신이 Type A라고 느낀다면, 이 요소를 조금이라도 줄이기 위한 노력을 하지 않으면 안 된다. Type A행동의 특징은 유아기에 그러한 징후가 형성되며, 관상동맥성 심질환도 이미 10살~20살 사이에 그 위험인자군이 형성되기 때문에, 젊을 때부터 바른 생활습관을 확립하는 것이 무엇보다도 중요하다.

4) 스트레스 해소와 스트레스 내성

스트레스는 인간의 주위에 언제나 있으며, 어느 정도는 필요하다라고 하는 것은 스트레스가 생활이나 행동을 함에 있어서 촉진제나 활력의 근원이 되기 때문이다. 문제는 "과도한 스트레스"가 쌓여, 그러한 상태가 계속되는 경우이다. 이럴 때에는 어떠한 방법으로든 스트레스의 근원을 제거해야 한다. 예를 들면, 학교, 가정, 직장에서 "인간관계의 갈등"으로 인하여 스트레스를 받았다면, 그 장소에서 곧 갈등을 조정하여 해소할 수도 있으나, 현실적으로는 매우 어렵기 때문에 여러 가지 방법으로 해소하지 않으면 안 되는 경우가 많다. 그 하나가 흔히 말하는 기분전환이라고 하는 것이다. 그러기 위해서는 스트레스 근원으로부터 심리적으로 거리를 둠으로써 가능할 수도 있는데, 그러기 위해서는 공간적으로나 시간적으로 생활환경을 바꾸어야 한다. 이것은 여가의 3기능(휴식, 기분전환, 자기개발)가운데 하나의 기능에 해당하는 것이다. 스트레스 해소라는 관점에서, 기분전환의 방법을 분류하면 다음과 같이 4가지로 나눌 수 있다.

(1) 내성형 탈출

이것은 말 그대로 자신의 마음의 움직임이나, 언행을 그 내면에서 되돌아보며 "마음의 휴식"을 찾아내려고 하는 것인데, 구체적인 예로서는 종교, 신앙, 취미, 독서, 교양강좌 등이 있다.

(2) 수업형 탈출

이것은 학문, 기예, 심신을 정진해 가면서 "기분전환"과 "마음의 휴식"을 얻을 수 있으므로, 유도, 검도, 궁도, 태권도 등과 같은 무도나 그 이외의 일반적인 스포츠, 좌선등을 들 수 있다. 무도의 경우에는 "심, 기, 체"가 하나로 되는 것에 그 뜻이 있으며, 일반스포츠의 경우에도 단련이 주된 목표이나, 오락, 발산요소도 강하다.

(3) 오락형 탈출

이것은 오락을 하면서 "기분전환"을 하는 것으로, 도박, 바둑, 장기, 마작, 영화, 연극, 음악, TV, 라디오, 스테레오, 여행, 스포츠관람 등을 들 수 있다.

(4) 발산형 이탈

이것은 언어나 행동자체가 스트레스 해소와 연결되며, 수다떨기, 술집에서 한잔하기, 떠들썩한 곳 배회, 쇼핑 등이다.

이러한 스트레스 해소법과 더불어, 각종 스트레스 인자에 견딜 수 있는 다음과 같은 라이프스타일을 확립해 두는 것도 중요하다.

① 규칙적이며, 적당히 바쁜 생활
② 일찍 자고 일찍 일어나기, 기상, 취침시간의 규칙성, 필요에 따라서는 충분한 수면시간 확보
③ 적당한 휴식을 취하고 피곤을 빨리 해소 시킨다.
④ 정기적인 운동을 연령과 체력에 맞추어 행한다.
⑤ 균형 잡힌 식사를 정해진 시간에 하고, 결식은 하지 않는다.
⑥ 술도 적당량이면 좋다.
⑦ 취미를 가지고 생활을 윤택하게 한다.
⑧ 모든 일에 크게 신경 쓰지 않고, 가능하면 유쾌한 기분으로 생활할 수 있도록 마음가짐을 지닌다.

5) 몇 가지 의식적인 긴장해소 방법

원인을 분명히 규명할 수 없지만 어떤 불수의식 신체기능은 인간의 의지로 통제할 수 있는 것이다. 따라서 다른 근육의 기술을 습득하듯이 근육을 이완시키는 기술도 연습을 통해 습득할 수 있다.

(1) Jacobson의 점진적 이완법

의도적으로 긴장을 해소하려고 노력하기 전에 긴장된 근육이 어떤 것인지를 인식해야 한다. 이 기법은 근육을 강하게 수축한 다음 이완시킨다. 대근군이 먼저 이완되고 다음에 소근군이 이완된다. 수축의 강도는 점차 줄어들어 동작이 정지된다. 긴장을 푸는 첫 단계로서 긴장의 느낌을 아는 것이 중요하다. Jacobson은 눈근육과 입근육의 이완을 강조했는데, 이 근육들이 다른 근육들보다 전체조직의 반응을 유발한다고 믿었기 때문이다.

(2) 자율적 이완 훈련법

이완은 시나리오 각본에 따른 수동적인 수축으로 일어난다. 이 훈련은 매일 몇 차례씩 조용한 방에 누워 눈을 감고 실시한다.

이 기법은 사지가 무겁다거나 심장 및 호흡을 조절하고 이마를 차게 할 경우에 주로 이용되어 왔다. 이렇게 함으로써 스트레스로 생긴 변화와는 다른 변화를 준다. 종교에서 말하는 명상이 이러한 범주에 속하는 것이다. 이때 개인은 조용히 앉아서 비밀사항이나 문구를 반복하면서 산만해진 생각을 없앤다. 연구결과에 의하면 이 기법에 익숙한 사람은 산소 소비량을 줄이고, 두뇌의 전기적 활동을 변화시키며 신진대사, 혈중 젖산량, 체온 및 심박수를 줄일 수 있음이 밝혀졌다.

(3) 바이오 피드백에 의한 자율적인 이완 훈련법

바이오 피드백 훈련은 인체의 생리적 과정을 조정하고 무의식적인 신체기능에서 일어나는 증거를 시각적, 청각적으로 제공해 주는 기계를 이용하는 것인데, 자율적인 언어로 피험자는 이완을 하고 근전도 활동을 줄이고 혈압 및 심박수를 낮추며 뇌파를 변화시키는 것을 배워 왔다.

(4) 상상훈련법

자율적인 언어를 생각하면서 매트리스와 침대로 푹 빠져드는 느낌을 시각화할 수 있고, 아무도 끈을 잡고 있지 않은 풀어진 꼭두각시 인형의 상태를 상상할 수 있다.

어떤 사람은 무겁다는 느낌보다 붕붕 떠 있는 느낌에서 더 잘 반응을 한다. 그러나 어떤 상상을 하든 그것은 불안과 산란한 마음을 없애도록 도와주는 자기 최면의 형태이며 동시에 마음을 비운 상태에서 불필요한 긴장을 푸는 것이다.

(5) 긴장을 풀어주는 운동

전에 근육이완 운동을 경험하지 않았을지라도 쉽게 이용할 수 있는 몇가지 긴장을 풀어주는 운동을 다음에 제시해 두었다.

요가 운동이나 보통 리듬감을 살린 운동, 또 스트레칭을 포함한 운동 등이 긴장해소에 도움이 된다.

6) 긴장해소 운동

(1) 목돌리기

머리를 천천히 원을 그리며 회전시킨다. 시계방향으로 먼저 실시한 후 반대방향으로 행한다. 운동 시 눈을 삼고 입을 벌리게 한다. 수회 반복한다.

(2) 어깨올리기

어깨를 가능한 높이 올린 후 내린다. 수회 반복하고 어깨를 올릴 때 숨을 들어마시고 내릴 때 내쉰다.

(3) 몸통펴고 굽히기

서서 최대한 높이하고 발끝과 모든 근육을 신전시킨 후 무릎을 굽히고 몸통과 머리 팔을 내리면서 웅크린다. 2~3회 반복한다.

(4) 몸통 올리기

상체를 굽히고 가볍게 일으켜 세운다. 한발에서 다른 발로 체중을 옮기면서 몸통을 좌우로 흔든다. 이때 발꿈치를 그대로 바닥에서 떨어지게 한다. 그 후 등 아래쪽을 가볍게 구부려 몸전체(특히 목)을 처지게 한다.

(5) 긴장과 이완

팔을 머리 위로 뻗고 측면으로 눕는다. 널빤지 같이 몸을 쭉 뻗은 후 이완시킨다. 이때 어느 방향으로 이완시켜도 좋다. 이완상태로 몇초간 지속하면서 완전히 몸을 풀어버린다. 반대쪽으로 실시한다.

[연구 문제]

1. 흡연 시 인체 미치는 영향에 대해서 서술하시오.
2. 흡연 시 경기력에 어떤 영향을 미치는지 서술하시오.
3. 흡연의 대책 방법에 서술하시오.
4. 알콜이 운동수행에 미치는 영향에 대해서 서술하시오.
5. 전신적응증후군의 세 가지 양상에 대해서 서술하시오.
6. 스트레스 해소 방법 5가지에 대해서 서술하시오.

[참고 문헌]

김태운, 서국웅, 백영호(2001). 평생몸만들기와 건강생활, 부산대학교 체육과학연구소.

박명수, 조성희(2001). 무용가를 위한 매트 운동 필라테스의 유연한 몸과 정신 수련법, 서울: 삼신각.

신옥희(2002). 파워 필라테스, 서울: 아카데미북스.

이광웅, 강봉균, 김영상, 김원, 백상기, 윤권상 등(2003). 생명 생물의 과학, 서울: 교보문고(주).

이동춘, 서유진, 박영만(2001). 건강과 생체의 기능, 세종출판사.

이사겸, 황경식(2007). 연령증가에 따른 신체구성, 혈압 체력 및 건강생활 습관의 차이와 상관관계, 한국체육학회지.

정혜만, 윤평진, 위승두, 서영환(2002). 연령적 추이에 따른 습관성 흡연이 폐기능에 미치는 영향. 운동과학.

최승욱, 백영호, 곽이섭(2007). 횡경막 호흡과 마늘 분말 섭취가 중년 남성 흡연자의 신체조성, 심박수, 혈압 및 면역글로빈에 미치는 영향, 생명과학회지.

통계청(2006). 사망원인 통계결과.

Conway, T. L. & Cronan, T. A.(1992). Smoking, exercise, and physical fitness, Previous medicine, 21, pp.23-734.

Coulter, H. D.(2001). Anatomy of hatha yoga, Body and Breath Inc. : Honesdale, pp.67-138.

Sherman, C. B.(1992). The health consequences of cigarette smoking pulmonaty disease, Medical Clinics North America, 76, p.355.

제9장 바른 자세, 걷기와 생체역학

1. 바른 자세

자세(posture)란 신체 각 분절(segment)간 상대적인 배열을 의미하며, 신체를 지지하는 특정 방법으로 정의된다. 자세에 따라 근육과 관절에 가해지는 부하 크기는 달라지고, 각 분절구조가 형성하는 자세에 따라 신체 안정성은 결정된다. 자세문제가 기형이나 통증을 주는 경우를 제외하고는 대부분 사람들은 올바른 자세의 중요성을 무시하는 경우가 많다.

이상적인 자세에서 인체분절은 완전히 정렬되어 있고, 토크와 스트레스는 운동사슬을 통해 최소화되어 있다. 중력은 항상 인체에 작용하기 때문에 이상적인 자세는 인체분절들이 수직으로 정렬되고 중력선이 모든 관절 축을 통과한다. 바로 선 자세에서 정상적인 중력선은 관절축 중심 가까이 지나가게 되고, 축 중심을 통과하지는 않는다. 직립시 인체 각 분절이 좌·우 균형 있게 정렬된 경우 각 분절이 무게 중심선으로부터 같은 거리를 유지하거나 무게 중심선 위에 놓이게 되어 근육이나 관절에 불균형 의한 부하를 가하지 않는다〈그림 9-1〉.

올바른 자세에 대한 관심과 주의는 자세와 관련된 다른 문제로 나타날 수 있는 근골격질환과 같은 2차적 문제를 사전에 예방할 수 있다. 바른 자세의 일반적 특징과 중요성은 아래와 같다.

1) 바른 자세유지는 미적인 면에서도 중요하다

사람의 첫 인상은 외모에 의해 판단되는 경우가 많으므로 좋은 자세는 민첩하고, 자신감 있고, 매력적인 인상을 심어주는데 도움을 준다.

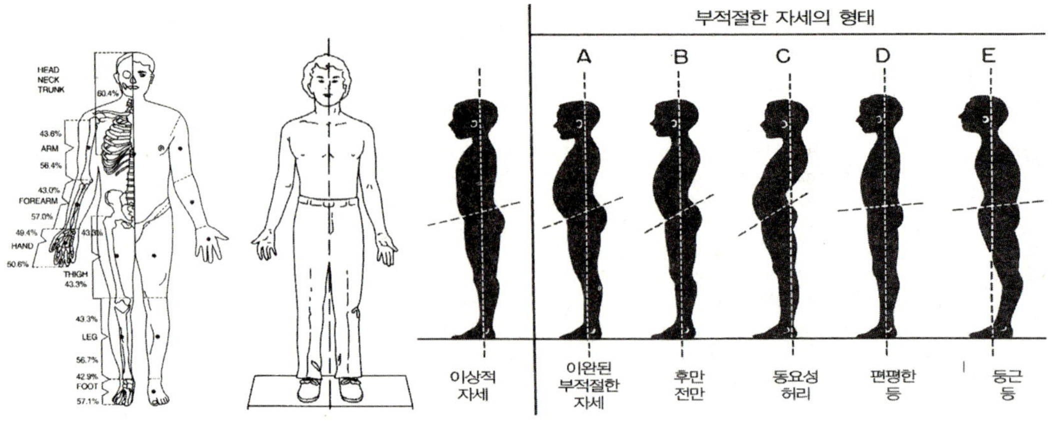

〈그림 9-1〉 인체분절의 좌우균형과 직립자세(Neumann, 2002)

2) 개인 체형에 따라 다양한 자세가 나타날 수 있다

선 자세에서 머리가 몸의 중앙에 오고, 어깨는 뒤로 젖히며 긴장을 풀고 가슴을 펴고 배는 나오지 않아야 한다. 척추는 옆에서 보면 완만한 곡선 형태를 이루어야 하고 뒤에서 보았을 때 곧게 펴져야 한다. 둔부를 적당히 기울였을 때 치골은 흉골 윗부분에서 제일 아래쪽 밑으로 곧게 내려와야 한다. 무릎은 긴장을 풀고 슬개골은 앞으로 곧게 향하도록 한다. 발은 앞으로 똑바로 놓여야 하며 체중은 발바닥 경계선 바깥쪽 발의 둥근 부분과 발가락에 걸쳐서 뒤 축 위에 놓여야 한다.

3) 나쁜 자세는 근골격계질환을 야기시킬 수 있다

(1) 자세의 변화 또는 인체분절의 정렬이 흩어지면 다른 분절 변화를 야기시켜 스트레스를 증가시키고 인체구조 단위면적당 힘이 증가한다. 지속적 나쁜 자세로 근육길이가 짧아진 위치로 계속 유지되면 근육 섬유분절(sarcomeres)을 상실하고 완전한 관절가동범위가 일어나지 않는다. 따라서 근육 길이-장력(length-tension)에 변화가 온다.

(2) 머리가 앞으로 기울어진 자세는 두통, 목, 어깨통증을 유발할 수 있다.

(3) 아래로 축 처진 어깨는 심폐능력을 손상시킬 수 있다.
(4) 무릎을 과도하게 긴장시키면 무릎부상 원인이 될 수 있다.
(5) 좌 · 우 균형이 잡히지 않은 자세는 근육과 관절에 편향된 부하를 가하여 관절통증, 연골과 인대 손상 등으로 인한 관절질환 원인이 될 수 있다.

4) 자세는 유전성, 선천성, 질병뿐만 아니라 환경요소 영향을 받는다

꽉 끼는 의복, 장기간의 피로누적, 부적절한 가구(의자, 침대 등), 감정, 성격, 나쁜 작업습관과 작업환경, 신체활동부족으로 인한 체력 약화, 올바른 자세에 대한 지식부족 등이 자세 불량을 만드는 요소들이다.

5) 자세교정 운동은 근골격계 균형유지를 목적으로 한다

관절 한쪽 근육이 반대편 근육보다 더 강하면 관절부위 자세는 더 강한 근육쪽으로 당겨진다. 교정운동은 양쪽 근력을 균등하게 하기 위하여 단축된 근육은 이완시키고 신장된 근육은 강화하는 내용으로 구성되어야 한다.

6) 척추전만은 허리의 과긴장과 통증을 야기시키고 부상의 위험을 크게 한다

골반이 앞쪽으로 기울어지게 되면 천골이나 요추의 신경통로에 압박을 가해서 허리통증이나 좌골 신경통을 유발하기도 한다. 전문가들은 척추전만증이나 복부가 약한 사람들의 경우 척추 과긴장을 야기 시킬 수 있는 어떤 운동도 피할 것을 권하고 있다. 척추전만의 위험성은 여자는 물론 남자에게도 부담이 크다.

7) 목 부위가 허리부위보다 더 큰 과긴장을 받는다

목 부위는 허리와 똑 같은 전만을 이루고 있으며 역학적으로 같은 문제를 지니고 있다. 머리가 앞으로 기울어진 잘못된 자세는 뒤쪽 목 근육에 만성적 긴장을 일으키게 된다. 이런 근육에 압박이 가해지게 되면 두통을 일으키거나 얼굴, 두피, 어깨, 팔 그리고 흉부에 통증을 가하는 압박성 근염을 유발하기도 한다.

8) 요통(low back pain)

요통은 인구의 약 90% 이상이 일생 중 한번은 경험하고 있으며 발생원인은 영향인자가 너무 많아 한마디로 결론 내릴 수 없다. 그러나 가장 중요한 것 중 하나가 바른 자세와 생활 습관이다. 일상생활에서 자세가 나쁘면 지속적으로 척추에 부하를 가하여 서서히 요통이나 척추질병을 유발한다. 요통이 있는 경우 대부분 디스크(추간판 탈출증)를 걱정하지만 디스크로 인한 요통보다 일상생활 중 잘못된 자세나 무거운 물건을 들다 척추부위 근육과 인대 손상으로 인한 요통이 가장 흔한 원인이다. 그러므로 요통 원인에 대한 정확한 이해가 요통예방에 필수적이다.

(1) 허리통증은 예방할 수 있다

전문가들은 척추통증의 95%가 긴장성 근염증에 의해 발병한다고 믿고 있다. 과긴장된 근육은 길이가 짧아지고 탄력성이 떨어지며 운동부족에 의해 약화되어 “허리증후근(lower back syndrome)”을 일으킨다. 허리가 약화되었을 땐 가벼운 운동도 허리의 통증을 유발할 수 있다. 물건을 들어 올릴 때 잘못하면 요추디스크에 심한 압박을 가하게 되고 요부근육과 인대에 상당한 부담을 주게 된다. 우리가 즐겨 행하는 운동종목들도 허리에 심한 과긴장을 초래하기도 한다. 또한 침대와 같은 생활가구의 잘못된 사용도 허리에 과긴장을 가하게 된다.

(2) 근육이 피로하거나 약화된 근육은 자주 허리의 통증을 유발시킨다

허리통증은 운동부족으로 유발될 수 있다. 운동부족은 근육약화를 초래해서 쉽게 피로감을 느끼게 한다. 좌업 생활자는 특이 척추 좌상에 걸리기 쉽고 복부와 등 근육이 쉽게 약화된다. 복부가 약화되면 골반이 앞으로 기울어져 척추전만을 유발시킨다.

(3) 요통 예방 수칙

① 앉아 있을 때, 서 있을 때, 걸어 다닐 때 자세를 바르게 한다.
② 정상체중을 유지하고 스트레스는 즉시 해소 하도록 한다.

③ 잠자리는 평평하고 단단한 것으로 베개는 알맞은 높이를 유지한다.
④ 가능한 몸 가까이 물건을 붙인 상태에서 물건을 들거나 옮긴다.
⑤ 일상생활에서 한 쪽 발에 체중을 싣고 오래 서 있는 행동을 피하고, 발 받침대를 사용하는 것을 생활화한다.
⑥ 규칙적인 운동을 한다.
⑦ 작업환경을 개선하고 허리상해 요인을 제거한다.

(4) 올바른 자세를 통한 요통예방

① 수면 자세

좋은 누운 자세는 덜 아픈 쪽을 아래로 옆으로 눕거나, 바로 누울 때는 베개를 양 무릎 아래 받쳐주어 양무릎이 구부려 진 상태가 좋다〈그림 9-2〉.

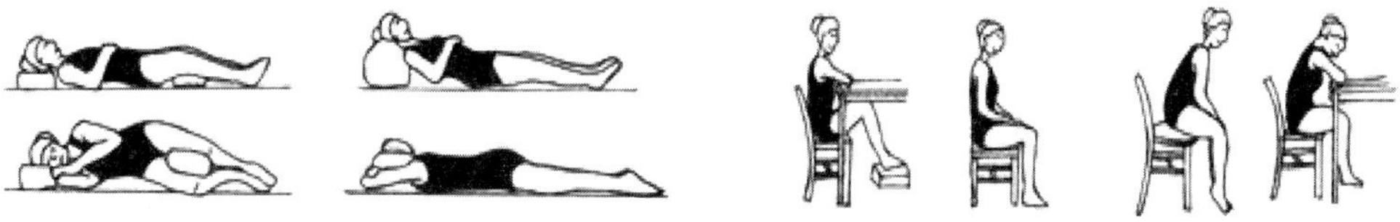

〈그림 9-2〉 좋은 누운 자세, 나쁜 누운 자세, 좋은 앉은 자세, 나쁜 앉은 자세

② 앉은 자세

등받이와 팔걸이가 있는 의자를 사용하며, 등이 의자에 닿도록 하고, 시트를 조정하거나 발판을 이용하여 무릎이 골반부보다 높게 위치하도록 한다〈그림 9-2〉.

③ 서 있을 때

배에 힘을 주고, 허리를 펴고, 무릎을 굽힌 자세가 좋다. 만일 오래 서 있어야 할 때는 한쪽 발을 발판 위에 둔다〈9-3〉.

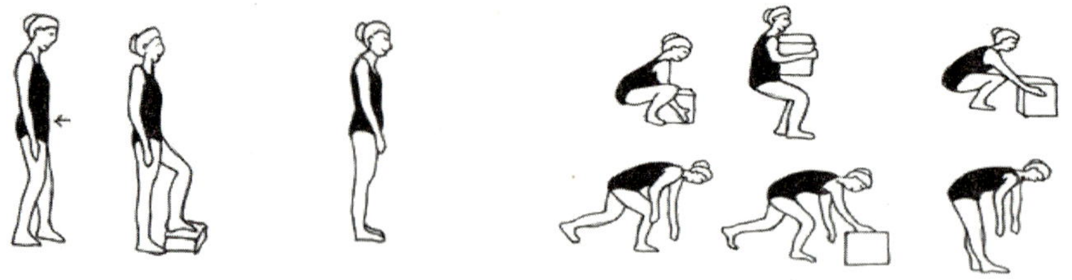

〈그림 9-3〉 좋은 선 자세, 나쁜 선 자세, 좋은 들기 자세, 나쁜 들기 자세

④ 물건을 집거나 들어 올릴 때

먼저 무릎을 굽히고, 작은 물건을 주울 때에는 무릎에 한 손을 기대고, 큰 물건을 들어 올릴 때에는 물건에 최대한 가까이 접근해서 들어올린다〈9-3〉.

(5) 운동을 통한 요통예방

지지대 역할을 하는 허리주위 근육을 최적 상태로 만드는 것이 목적이다.

① 골반 후방경사운동

등으로 바닥을 누르며 엉덩이 근육을 8초간 가볍게 수축하여 꼬리뼈를 들어준다.

② 복근 강화운동

바로 누운 자세에서 무릎을 굽히고, 머리를 5~10㎝정도 들면서 복근에 힘을 준다〈그림 9-4〉.

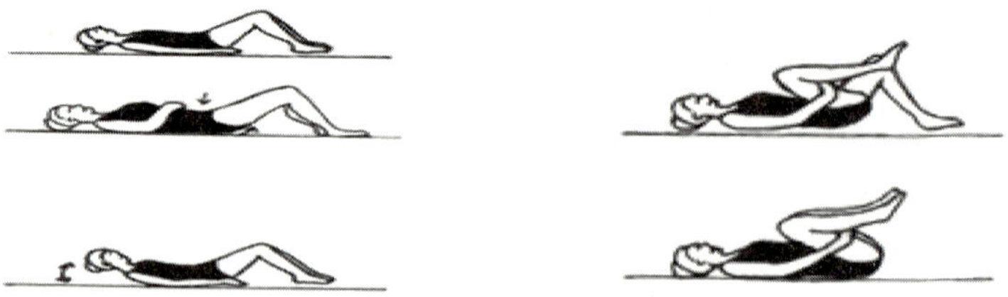

〈그림 9-4〉 복근 강화운동과 무릎 가슴으로 가져가기 운동

③ 무릎을 가슴으로 가져가기

누운 자세에서 한쪽 또는 양쪽 무릎을 양손으로 잡고, 가슴에 가깝게 붙이고 8초간 유지시킨다〈9-4〉.

④ 엎드려서 숨쉬기 운동

무릎을 꿇은 채로 엎드려서 숨을 들이쉬면서 등을 위로 굽히고, 숨을 내쉬면서 아래로 굽혀준다〈그림 9-5〉.

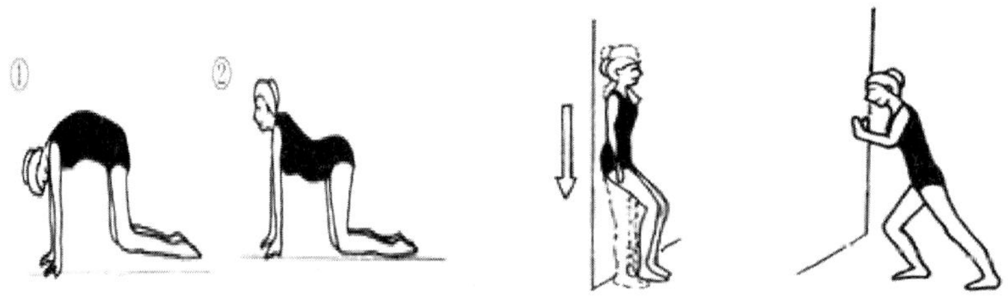

〈그림 9-5〉 엎드려 숨쉬기 운동과 벽 운동 1, 2

⑤ 벽 운동 1

벽에 등을 대고 선 자세에서 발을 어깨 넓이로 벌리고 편안한 허리 위치를 취한다. 벽을 타고 무릎을 구부리면서 반쯤 앉은 자세에서 5초간 유지한 뒤 천천히 벽을 타고 일어선다.

⑥ 벽 운동 2

손을 뻗어서 벽에 대고 발은 엇갈리게 선 자세에서, 상체를 벽 쪽으로 기울이면서 벽을 민 자세로 5초간 유지한다. 이때 뒷다리의 무릎이 굽혀지거나 발뒤꿈치가 들려서는 안된다〈그림 9-5〉.

운동은 매일 아침, 저녁 15분 정도가 적당하고 만약 운동 중 통증이 생기면 그 단계에서 멈추어야 한다(http://www.dongeui-med.or.kr/).

2. 건강보행법

보행(walking, ambulation)이란 개인의 필요에 의해 한 장소에서 다른 장소로 신체를 움직이는 것으로 가장 보편적인 일상 활동의 하나이다. 정상적인 성인에게 보행은 쉬운 과제이지만 어린이나 노인에게 보행은 힘든 과제가 될 수 있다. 어린이가 정상적인 보행을 습득하는데 약 7년이 소요되며 노인이 보행기능을 상실해 가는 것에서 알 수 있듯이 보행은 대단히 복잡하고 정교한 신경근 복합동작이다. Patla(1995)는 "개인의 독립수준과 삶을 질에 자신의 힘으로 한 장소에서 다른 장소로 이동할 수 있는 능력보다 더 중요한 것은 없다"라고 보행의 중요성을 강조하고 있다.

이상적인 보행이란 보행으로 인한 에너지 소모를 최소화할 수 있는 효율성과 낙상(fall)이나 손상을 예방할 수 있는 안정성을 가진 보행을 의미한다. 위기상황을 제외한 일상적인 보행에서 가장 중요한 것은 보행 시 에너지 효율 극대화로 이상적인 보행동작에는 에너지 사용을 최소화하기 위한 여러 역학적 원리가 적용되어있다. 이 에너지 효율 극대화를 위한 보행특징은 현대사회에서 운동이나 체중감량을 위해 보행을 할 경우 운동시간을 길게 해야하고 더 큰 동작으로 힘들게 걸어야하는 문제를 가져왔음을 이해해야 한다. 〈그림 9-6〉은 보행 중 에너지변화를 보여준다.

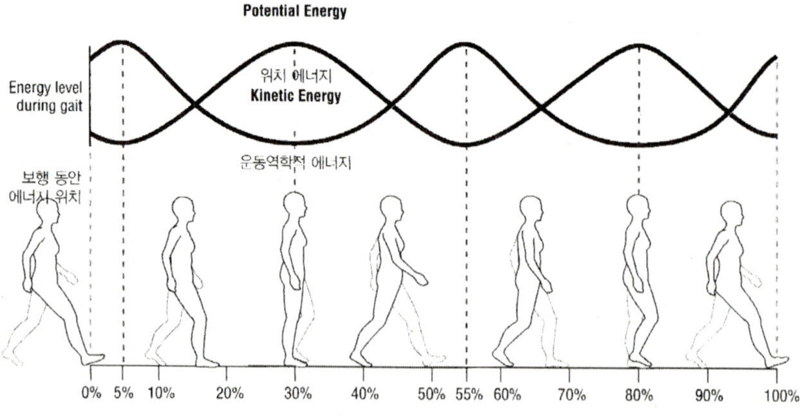

〈그림 9-6〉 보행 중 운동에너지, 위치에너지 변화

1) 정상보행 특징

(1) 무게중심점 이동

직립자세에서 인체 무게중심점은 신장의 55% 높이인 제2천추 바로 전방에 위치하나 보행 중에는 상하, 좌우로 규칙적으로 움직인다. 보행주기 동안 무게중심점 상하, 좌우 이동 범위는 각각 5cm, 4cm이다.

(2) 골반경사(전방경사 5° 후방경사 5° 필요)

보행동안 고관절 관절낭 및 고관절 굴곡근, 신전근에 의한 힘의 합에 의하여 골반회전과 좌우 이동이 발생한다. 보행 시 골반의 좌우 이동범위는 약 5㎝이다.

(3) 엉덩이관절 각

발뒤꿈치가 지면과 닿을 때 약 30° 굴곡, 발가락이 지면과 떨어지기 전에 약 0° 신전이 발생한다.

(4) 무릎관절 각

발뒤꿈치가 지면과 닿을 때 약 5° 굴곡 후 보행주기 15% 동안 부가적인 10~15°의 굴곡을 유지한다. 이와 같이 무릎관절 굴곡은 지지하고 있는 다리 방향으로 체중이 점차 이동함에 따라 충격흡수와 체중수용의 목적을 수행하기 위한 것이며 대퇴사두근의 원심성 활동에 의해 무릎관절 각이 조절된다. 발뒤꿈치 들기 직전 거의 완전한 신전상태가 된다.

(5) 발목관절

배측굴곡 10° , 저측굴곡 20° 필요하며 발목관절 저측굴곡 제한 시 밀기를 감소시켜 걸음 길이를 짧게 만든다.

(6) 체간과 상지의 움직임은 보행동안 균형을 유지하고 에너지 소비를 최소화하는데 기여한다.

2) 보행 효과

가벼운 운동으로만 인식하는 걷기 효과는 결코 가볍지 않다. 저강도 운동인 걷기를 장시간 하는 것은 달리기와 같은 고강도 운동을 단시간 하는 효과를 뛰어넘는다. 걷기는 한국인의 5대 질병(고혈압, 심장병, 당뇨병, 뇌졸중, 암)의 예방을 넘어 치료에까지 적지 않은 영향을 미치고 있다(http://www.walkingkorea.com/).

(1) 호흡능률이 높아져 산소섭취량 증가
(2) 다리와 허리 근력 증대
(3) 심장과 폐 기능 향상
(4) 비만 개선
(5) 뼈 밀도 유지 및 향상
(6) HDL 콜레스테롤 증가, LDL 콜레스테롤 감소
(7) 고지혈증 개선
(8) 고혈압 및 당뇨병 개선
(9) 스트레스 해소

3) 올바른 보행법

(1) 무게중심 : 보행 동안 인체 무게중심점의 이동범위는 상하, 좌우 방향으로 각각 5cm, 4cm 수준으로 유지한다.
(2) 정상 보행치 : 건강한 성인의 보행속력, 걸음속도, 걸음길이는 각각 1.37 m/s, 110 step/min, 72cm 이다〈그림 9-7〉.
(3) 팔 : 양팔은 자연스럽게 아래로 늘어뜨리고 엄지손가락이 가볍게 허벅지를 스치는 듯한 기분으로 앞뒤 방향으로 흔든다.

(4) 배 : 아랫배에 가볍게 긴장감을 줄 정도로 숨을 들이마신 상태를 취한다.

(5) 얼굴 : 얼굴은 정면을 향하고 시선은 정면 30m 정도를 내다본다.

(6) 가슴 : 배를 내밀거나 상체를 구부려 무게중심이 어느 한쪽에 쏠리지 않도록 가슴을 편 상태로 허리를 꼿꼿이 세워준다.

(7) 무릎 : 무릎을 스치듯이 걷는 걸음걸이는 하체를 심하게 흔들어야만 가능하다. 무릎을 약간 벌린 상태로 걷는 것이 올바른 걸음걸이이다.

(8) 골반 : 골반 뼈가 바로 설 수 있도록 엉덩이는 살짝 조여 준다는 기분으로 선다. 보행할 때 좌우 골반 뼈가 5cm 정도 앞뒤로 이동하는 것이 중요하다. 또한 엉덩이도 중앙을 중심으로 5cm 가량 좌우로 반복하는 정도의 움직임을 유지한다.

(9) 발 : 신체의 진행방향선과 발 장축사이 각도는 7° 정도, 양 뒤꿈치 중심 사이 거리는 7~9cm 범위를 갖는다.

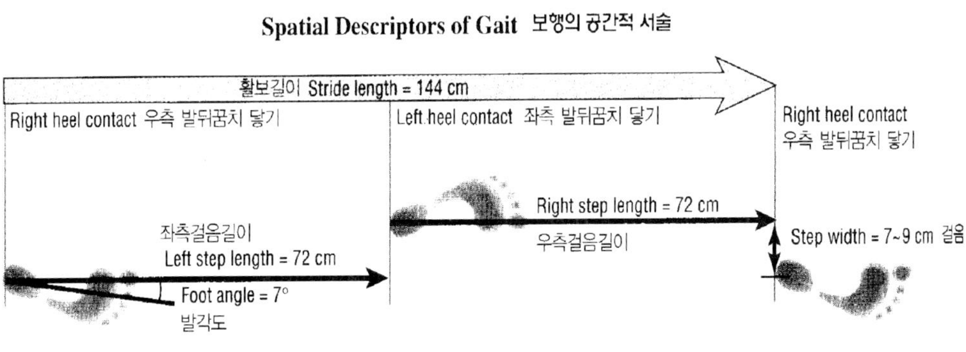

〈그림 9-7〉 정상보행의 공간적 데이터

3. 건강생활과 생체역학

인체의 자세와 동작을 생체역학적으로 이해하고 원리를 적용하면 일상생활과 직업현장에서 부상을 예방하고 동작효율과 동작기능을 향상시킬 수 있다.

생체역학(Biomechanics)이란 생명체의 움직임의 원인과 결과를 물리학적 지식을 이용하여 연구하는 학문으로 생체가 동작을 수행할 때 부상을 예방하고, 동작효율을 향상시키며, 기능을 향상시키는 것을 실용적인 목적으로 하고 있다. 물리학 관점에서 볼 때 물체 움직임의 원인은 힘으로 인체 움직임에 영향을 미치는 주된 힘은 근육에 의한 근력, 중력에 의한 체중, 인체와 접촉하고 있는 지면에 의한 지면 반력 등이다. 지표면에서 생활하는 인간에게 중력은 제어할 수 없는 영역이지만 역학적 지식을 이용하면 중력에 효과적으로 대처하거나 이용할 수 있으므로 인체에 가해지는 부하를 감소시켜 부상을 예방하고 동작효율과 기능을 향상시킬 수 있다. 이 장에서는 인체를 역학적인 관점에서 살펴보고 일상생활과 직업현장에서 안전과 동작효율을 향상시킬 수 있는 방법을 알아본다.

1) 인체의 역학적 이해

일상적인 동작범위에서 볼 때 인체 움직임에 관여된 부분은 근육과 뼈로 인체는 근육과 뼈의 적절한 배치와 조합에 따라 힘을 효율적으로 사용하거나 동작범위 혹은 동작속도를 증대시키는 기계구조로 되어있다. 직립은 인간을 다른 동물과 구분시키는 가장 큰 특징의 하나이지만 직립에 따른 인체의 역학적 부담 또한 대단히 크다. 인체는 구조와 기능에 따라 관절을 기준으로 구분되며 이 구분된 각 부분을 분절(segment)이라 한다. 인체가 분절의 집합체인 것은 움직임의 자유도를 높이는 큰 장점이 있는 반면 잘못된 분절정렬은 근육과 관절에 지속적인 부하를 가하여 만성적인 근골격계질환(musculoskeletal disorder)을 발생시킬 수 있음을 이해해야 한다.

(1) 인체지레

지레(lever)란 축을 중심으로 회전하는 단단한 막대시스템을 의미한다. 모든 지레는 힘점, 저항점, 회전축이 있으며 인체에서 뼈는 막대, 근육은 힘, 관절은 회전축 역할을 한다. 지레는 이 점들의 배열에 따라 3가지로 구분되며 인체는 주로 1종과 3종 지레로 이루어져 있다〈그림 9-8〉.

① 제1종 지레 : 회전축이 힘점과 저항점 사이에 있는 구조로 시소와 배구 스파이크 시 팔 동작이 제1종 지레 동작이다.

② 제2종 지레 : 저항점이 회전축과 힘점 사이에 있는 구조로 공사현장의 힘수레

와 중량물을 들고 팔을 천천히 내리는 동작(신장성 수축)이 제2종 지레동작이다. 제2종 지레는 적은 힘을 사용하여 큰 효과를 발휘하는 것을 목적으로 하는 구조다.

③ 제3종 지레 : 힘점이 회전축과 저항점 사이에 있는 구조로 노 젓기와 팔꿈치를 굽히는 동작이 제3종 지레 동작이다. 제3종 지레는 저항점 부위의 속도와 동작범위를 증가시키는 것을 목적으로 하는 구조이다.

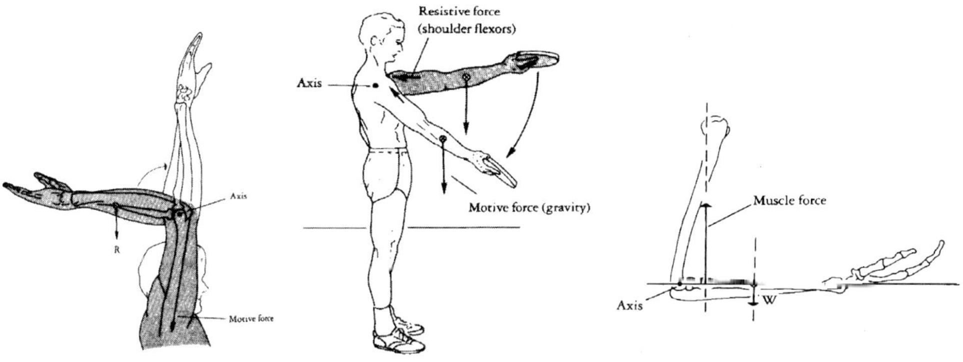

제1종 지레 동작 제2종 지레 동작 제3종 지레 구조

〈그림 9-8〉 인체지레 종류(Kreighbaum, et al., 1995)

2) 업무와 생체역학

미국 국립직업안전보건청(NIOSH, the National Institute for Occupational Safety and Health, www.cdc.gov/noish)에 의하면 업무와 관련된 근골격질환(WRMD, work-related musculoskeletal disorder)에 영향을 미치는 업무환경은 물건잡기(gripping), 무릎 꿇기(kneeling), 들기(lifting), 불편한 자세, 동작의 반복, 굽히기, 머리위로 향하여 일하기, 비틀기, 멀리 있는 물건잡기 등이다. WRMD 예방에 효과적인 방법은 생체역학 원리를 이용하여 작업환경, 업무절차를 수정하는 것과 인간공학적으로 설계된 도구, 장비를 사용하는 것이다.

(1) 사무실

사무실 작업은 육체적으로 큰 힘을 필요로 하지 않으나 장시간 반복수행에 의한 신체부담이 WRMD의 주원인으로 사무 전산화의 영향으로 컴퓨터 사용 환경에 의한 VDT 증후군(visual display terminal syndrome)이 대표적이다(www.osha.gov). 모니터 위치, 책상과 의자 높이, 조명 등을 포함한 VDT 작업환경, 특히 인간공학적으로 설계되지 않은 컴퓨터 자판이 사무실 WRMD의 주요인으로 지적되고 있다. NIOSH는 사무실 WRMD 예방을 위하여 VDT 작업환경, 조건조건, 작업자세, 손목의 해부학적 각도와 타이핑자세를 고려한 변형된 자판 등을 제시하고 있다〈그림 9-9〉.

① VDT 작업 기준

A) 컴퓨터 작업시간은 다른 작업과 교대 등을 통해 가능한 짧게

B) 데이터 입력은 자율성 없어 부담 가중되므로 1시간 연속작업 후 10분간 휴식

C) 모니터 밝기, 문자와 도형 및 배경색 등 고려

D) 의자 30~40cm, 작업대 55~70cm 높이 조절

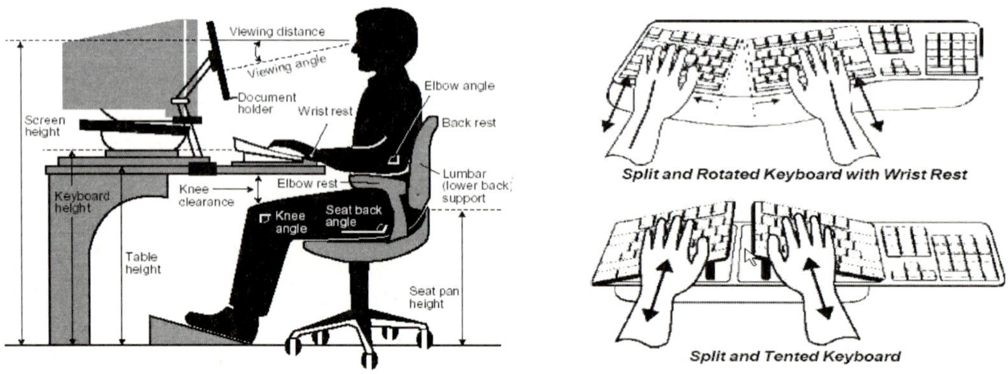

〈그림 9-9〉 VDT 자세 요소(www.osha.gov/)와 변형된 자판(1997).

② 올바른 VDT 작업 자세

A) 등 각도 : 의자 등받이에 기대어 앉았을 때 90~120°

B) 팔꿈치 높이 : 자판 높이와 같은 높이
C) 팔 각도 : 위팔과 아래팔 각도 90° 이상
D) 위팔 위치 : C) 상태에서 위팔을 옆구리에 자연스럽게 붙인 상태
E) 손목 각도 : D) 상태에서 아래팔과 손목, 손등 수평
F) 화면 거리 : 눈과 화면중심 40cm 이상
G) 화면 경사각 : 눈높이가 화면 상단보다 약간 높은 상태에서 화면중심과 직각
H) 앉는 상태 : 의자 앉는 면과 대퇴부 사이에 손가락이 들어갈 정도 틈새확보

(2) 중량물 들기

중량물을 들거나 옮기는 전제조건은 자신의 육체적 능력한도 내에서 동작을 수행하는 것으로 남녀 모두 가장 경제적인 무게는 체중의 35% 수준이다. 물체를 들거나 옮기는 이상적인 방법은 물체의 크기, 무게, 모양, 위치 등에 따라 다르지만 일반적인 원칙은 다음과 같다〈그림 9-10〉.

① 물체 가까이 서서 기저면을 넓게

발을 앞뒤로 물체 가까이 서거나 물체를 두 발 사이에 둔 자세를 취해야 한다. 이런 자세로 물건을 들어 올리는 목적은 지렛대의 힘팔 길이를 짧게 하여 물체무게가 인체에 가하는 부하를 줄이기 위함이다.

② 물체 무게와 상관없이 등을 곧게 펴고 엉덩이와 무릎을 굽혀 쪼그려 앉기

물건을 들어 올릴 때 등을 지레대로 사용되어서는 안된다. 척추 근육의 과도한 긴장을 막기 위해 등을 굽히지 말고 물건을 집어야 한다. 허리만 굽히면 무게 중심이 웅크렸을 때 보다 높으므로 허리를 굽힌 자세는 웅크린 자세보다 부상위험이 클 뿐 아니라 안정성도 낮다.

③ 무릎은 필요한 만큼만 굽히기

필요보다 더 낮게 웅크리는 것은 에너지 낭비일 뿐 아니라 무릎을 너무 많이 굽히면 슬관절이 손상을 입을 수 있다. 무릎을 굽히면 굽힐수록 관절에 가해지는 비틀림이 크면 클수록 다리근육에 가해지는 장력은 더 커진다.

④ 물건을 몸에 가깝게 잡고 하지근육으로 일어서기

물건을 몸에 가깝게 하고 들 경우 물건 무게에 의한 인체중심에 가하는 토크가 작아진다. 또 다리근육은 인체에서 가장 큰 힘을 발휘할 수 있다.

⑤ 등 펴고 머리 위 물건 내리거나 올리기

물건을 허리위로 올리는 것은 어떤 경우라도 비효율적이다. 불가피할 경우 사다리를 사용하여 올라가도록 한다. 높은 곳에 있는 물건을 내릴 때는 앞발에 체중을 싣고 물건을 잡고서 뒤쪽으로 한 걸음 물러나면서 물건을 내린다.

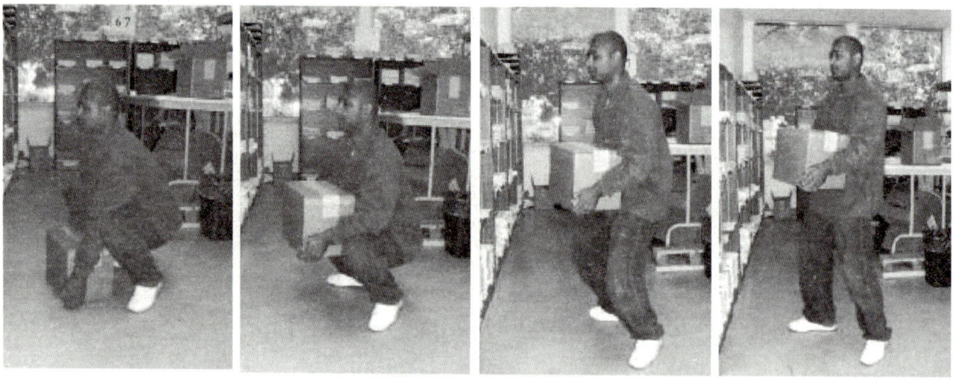

〈그림 9-10〉 올바른 들기 동작(2007)

(3) 중량물 들고 운반하기

물건을 허리보다 높이 들고 운반할 때 부하균형을 위하여 몸을 뒤로 젖히게 되어 요추부위에 큰 부하가 가해지므로 물건은 허리보다 낮게 몸 가까이 들고 운반해야 한다. 또, 무게가 몸 한쪽에만 가해지거나 좌·우 차이가 클 경우 인체에 불균형 부하가 가해져 근골격 상해위험이 증가하므로 좌·우 양팔에 균등한 무게를 들고 운반하는 것이 바람직하다. 불가피할 경우 균형유지를 위하여 반대 팔을 올려 무게중심을 잡아야 한다〈그림 9-11〉.

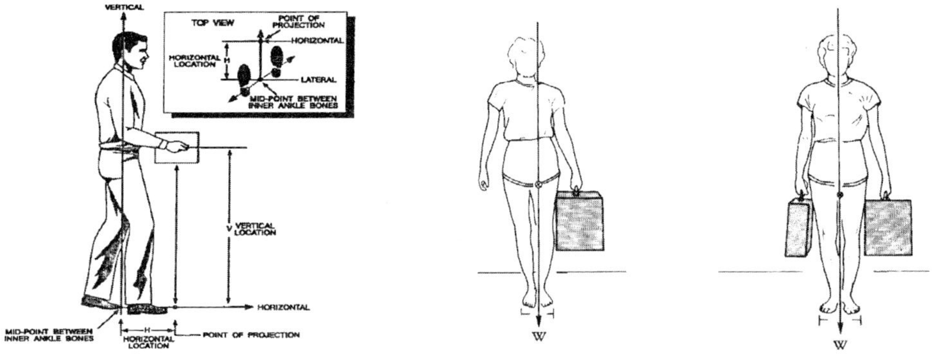

〈그림 9-11〉 중량물 들고 운반하기와 좌우 균형

(4) 중량물 밀기, 끌기, 회전이동

밀거나 당기는 것 중 어느 것이 더 효율적인가는 논쟁거리이지만 물건의 크기, 모양, 마찰 등에 따라 다르다. 이론적으로는 끄는 것이 들어 올리는 것 보다 3~4배 적은 힘이 들지만 밑으로 누르는 힘이 필요할 경우 미는 것이 유리하고 위로 힘을 가해야할 경우 당기는 것이 더 효율적이다. 미는 것은 힘을 아래로 가하기 때문에 마찰력은 증가하나 물체가 가까이 있으므로 조정하기는 더 용이하다. 냉장고와 같이 다루기 어렵고 너무 무거운 물건은 물건을 회전시킬 때 사용하는 피봇(pivot) 방법을 사용하여 한쪽 끝을 옮기고 난 후 다른 쪽 끝을 번갈아 옮기는 방법을 이용하도록 한다〈그림 9-12〉.

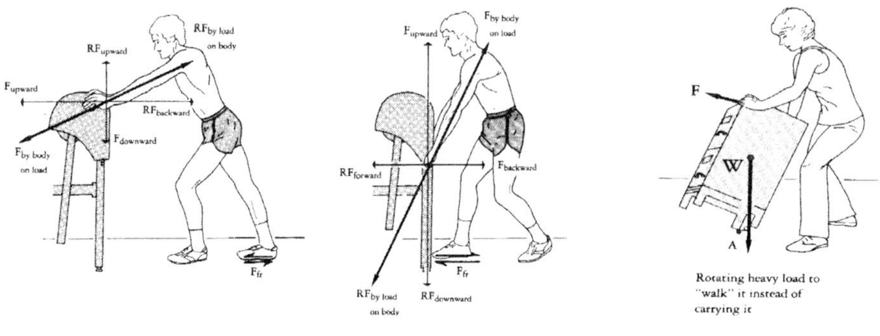

〈그림 9-12〉 중량물 밀기, 끌기, 피봇이동

(5) 인간공학적 장비, 도구 활용

① 신발

일상생활과 작업현장에서 신발은 대단히 중요한 역할을 한다. 작업현장에서 사용되는 신발은 환경에 따라 발 보호와 부상예방을 위하여 전문가에 의하여 선택되고 있다. 그러나 우리가 일상생활과 레저활동에서 간편히 사용하는 신발은 용도에 따라 개인이 직접 선택해야하므로 주의가 요구된다. 신발선택에서 가장 중요한 것은 특정상표에 대한 선호도나 외적으로 드러나는 미적요소보다 기능이다. 그러나 많은 경우 기능을 편안함으로 오해하는 경우가 있어 이에 대한 관계를 명확히 할 필요가 있다. 인체에서 발의 가장 중요하고 큰 기능은 인체의 이동으로 발에는 이동 효율성 향상에 핵심적인 역할을 하는 족궁(foot arch) 메커니즘이 있다. 족궁은 인체의 효율적인 이동을 위한 기능구조로 편안함과는 다르다. 따라서 족궁에 이상이 없는 건강한 사람은 신발 선택시 편안함 보다는 발 기능을 최대로 발휘시킬 수 있는 기능성 신발을 선택해야 한다. 그러나 질병으로부터 회복이나 치료를 목적으로 하는 경우는 목적에 적합하게 설계, 제작된 신발을 사용해야한다〈그림 9-13〉.

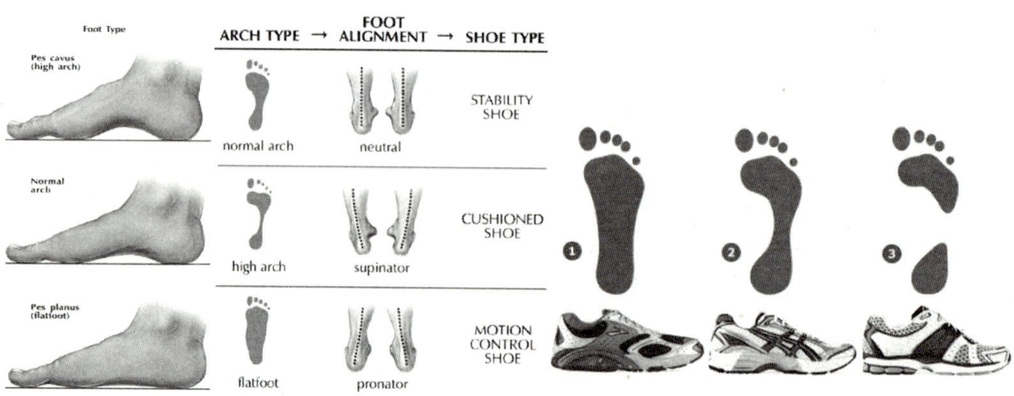

〈그림 9-13〉 족궁형태에 따른 직립자세와 이를 보정하기 위한 기능성 신발

② 도구

일상생활에서 많이 사용하는 도구들도 사용자세가 나쁠 경우 근골격질환을 초래할 수 있는 부하를 가하며 일부 개선품들도 인체에 더 큰 부하를 가하는 것으로 밝혀져 도구 사용과 선택에 주의를 요한다. 〈그림 9-14〉는 인간공학적으로 설계되지 않은 집게의 유해성과 손가락 모양이 있는 손잡이가 모든 사람에게 적합하지 않다는 것을 보여주고 있다.

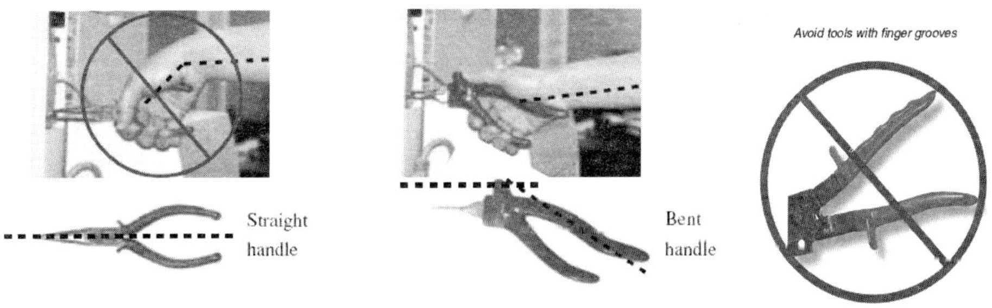

〈그림 9-14〉 인간공학적으로 설계된 도구와 피해야할 도구(2004)

③ 허리보호벨트(back belt)의 오용

의하면 작업현장에서 부상과 질병의 20%는 허리부상이며 허리부상 예방에 가장 효과적인 방법은 인간공학을 활용한 작업환경과 작업목표의 재설계이다. 허리보호벨트의 허리보호 효과에 관해서는 과학적 근거가 부족하지만 많은 작업장에서 허리보호를 위하여 허리보호벨트가 사용되고 있다. 허리보호벨트의 오남용은 작업현장에서 허리부상 위험을 더 증가시킬 수 있으므로 NIOSH는 여러자료를 통하여 허리벨트의 문제점을 경고하고 있다(publication 94-127).

3) 레저 · 스포츠 활동에서 생체역학

인체역학 원리는 일상생활과 마찬가지로 레저 · 스포츠 활동에도 적용된다. 일반적으로 레저 · 스포츠 활동은 일상생활보다 더 빠르고 큰 부하가 인체에 가해질 가능성이 크므로 상해예방과 운동기능 수행을 위하여 더 큰 주의가 요망된다.

(1) 안정된 자세

다양한 레저·스포츠 활동에서 자세의 안정은 부상방지와 기능수행에 중요한 역할을 한다. 일반적으로 자세의 안정에 가장 큰 영향을 미치는 요소는 기저면과 중력중심선의 관계로 중력중심선이 기저면의 가장자리로 갈수록 안정성이 낮아지고 무게중심점의 높이가 낮을수록 안정성이 높아진다〈그림 9-15〉. 안전성의 개념에서 고려해야 다른 상황은 안정성이 높은 것이 항상 좋은 것은 아니라는 것이다. 예를 들어 단거리 달리기의 출발준비 상황에서는 안정이 무너지지 않는 한도 내에서 불안정한 자세가 신호에 반응하여 더 빨리 출발할 수 있으므로 더 좋은 자세이다. 기저면 넓이, 무게중심점 높이 이외에 자세안정에 영향을 미치는 요인은 물체의 질량, 마찰, 심리적 요인, 생리적 요인 등이 있다.

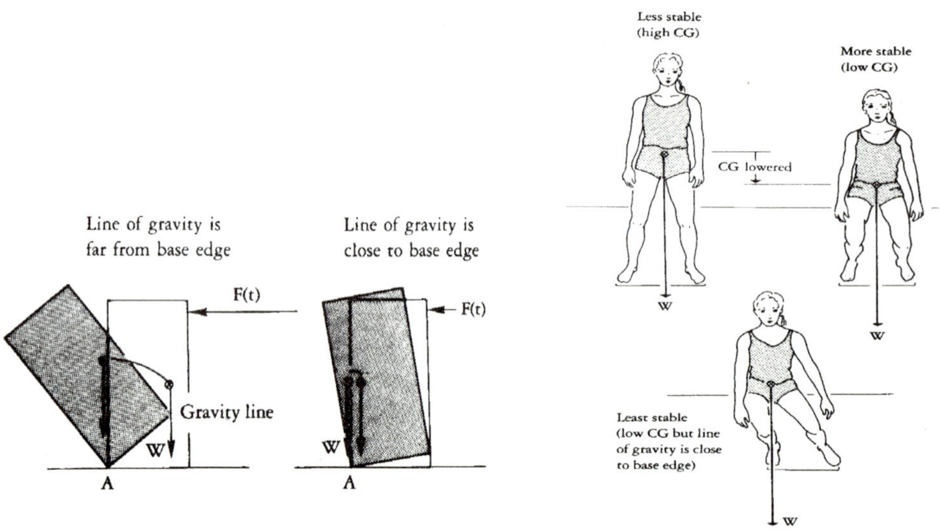

〈그림 9-15〉 자세안정의 기본개념과 무게중심점 높이와 안정

(2) 충격감소

날아오는 물체를 받거나 외부로부터 충격을 받을 때 충격감소를 위하여 적용되는 일반적인 원리는 다음과 같다.

① 가능한 넓은 면적으로 외부충격을 받아들인다. 공을 받을 때 손가락 끝으로 받는 것보다 손바닥으로 받는 것이 상해를 줄일 수 있다. 충격이 팔 전체에 가해질 때 보다 팔꿈치에만 가해지면 더 큰 상해를 입을 수 있다.
② 가능한 충격이 가해지는 시간을 증가시킨다. 공을 받을 때 팔을 굽히며 뒤로 물러서면서 받거나 멀리뛰기 시 착지면을 넓게 하고 무릎을 굽혀 착지시간을 길게 하는 것은 모두 충격을 적게 하기 위한 것이다.

(3) 달리기와 위치이동

축구시합 중 달리기, 복싱 스텝, 농구 수비 때 뒤로 달리기 등 레저 · 스포츠 활동에는 신속한 인체 위치이동 요구가 증대된다. 인체 위치이동에는 여러가지 방법들이 있으나 대부분 스포츠 상황에 적용될 수 있는 일반적인 지침은 다음과 같다.
① 신속한 이동을 위하여 예측되는 방향으로 몸을 기울일 것
② 재빠른 정지를 위하여 무릎을 굽혀 무게 중심을 낮추고 발을 벌려 기저면을 크게 하고 반대방향으로 몸을 기울일 것
③ 신속한 이동을 위해서는 필요이상으로 지면에서 떨어지지 말 것. 인체 전체 움직임에 필요한 힘은 발이 지면과 접촉함으로써 발생하므로 발이 지면에서 떨어져 있으면 몸을 움직일 수 없게하고 있음과 같다.
④ 커브를 돌때는 낮게 천천히 돌거나 원의 반지름을 크게 또는 몸을 회전중심 방향으로 기우려 원심력을 줄일 수 있다.

(4) 점핑

레저 · 스포츠 동작 중 인체가 지면을 떨어져 공중에 있는 동안 인체제어를 위한 기본지침은 다음과 같다.
① 땅에서 뛰어오르면 무게중심의 방향은 변하지 않지만 신체내 무게중심의 위치는 변한다. 점프된 상태에서 팔이나 다리를 들어 올리면 무게중심이 올라가 공중에 매달린 것 같이 보인다.
② 공중에서는 지지할 것이 없으므로 신체일부가 한 방향으로 움직이게 되면 움직이지 않는 신체부분은 반대방향으로 움직이게 된다. 다이빙에서 머리가 밑

으로 가면 발은 위로 올라가게 되고, 머리와 발이 밑으로 쳐지면 엉덩이는 위로 올라가게 된다.

③ 몸체나 다리의 동작을 빠르게 변화시키고자 할 때는 회전반경을 줄여야한다. 예를 들어 공중돌기에서 다리나 팔을 몸 가까이 접어야 한다.

[연구 문제]

1. 올바른 자세의 개념을 설명하시오
2. 잘못된 자세조절에 따른 근골격계 질환을 예를 들어보시오
3. 정상보행과 비정상보행의 차이를 설명하시오
4. 인체 동작에 인체역학 원리를 적용할 경우 얻을 수 있는 이점을 쓰시오
5. 인체는 힘의 효율적인 사용보다 동작범위와 동작속도를 증가시키는 것에 더 적합한 구조라는 것을 인체지레로 설명하시오
6. 평상시 올바른 자세유지가 근골격질환 예방에 중요한 이유를 설명하시오

[참고 문헌]

구봉호, 김호봉, 남기석, 배성수, 엄기매, 정형국, 채윤원(2004). 임상운동학, 서울: 현문사. pp.292-301.

김선진, 박승하(2001). 정적 자세 제어 전략의 발달 단계적 분석, 한국스포츠심리학회지, 12(1), pp.15-33.

김선진, 한동욱(2002). 자세유지의 발달적 조절 전략에 관한 연구, 한국체육학회지, 41(5), pp.827-836.

김태운, 서국웅, 백영호(2001). 평생몸만들기와 건강생활, 부산대체육과학연구소.

이동우(2005). 인간의 자세조절 메카니즘에 대한 연구, 한국운동역학회지, 15(1), pp.45-61.

정석, 유재응, 김경, 송창호, 조병모, 장인수, 김장환, 이성용 역(2006). 보행분석, 서울: 영문출판사.

Kendall, F. P., McCreary, E. K., Provance, P. G., Rodgers, M. M., & Romani, W. A. (2005). Muscles testing and function with posture and pain, 5th ed. Philadelphia, PA : Lippincott Williams & Wilkins.

Kreighbaum, E., & Bartheles, K. M. (1995). Biomechanics: a qualitative approach for studying human movement. New york, NY : Allyn and Bacon

NIOSH. (1996). Back belts : do they prevent injury?,(publication 94-127).

NOISH. (2007). Ergonomic guidelines for manual material handling,(publication 2007-131), www.cdc.gov/noish.

NOISH. (2004). Easy ergonomics : a guide to select non-powered hand tools, (NOISH publication 2004-164), www.cdc.gov/noish.

NOISH (1997). Workplace use of back belt,(NOISH publication 94-122), www.cdc.gov/noish.

NOISH. (1997). Alternative Keyboard, (NOISH publication 94-148), www.cdc.gov/noish.

Neumann, D. A. (2002). Kinesiology of the Musculoskeletal System, St. Louis, MO : Mosby, Inc.

OSHA. (2008). www.osha.gov/.../Video Display/

Patla, A. (1995). A framework for understanding mobility problems in the elderly. In Craik, R. L., Oatis, C. A. (eds): Gait analysis: theory and application, St. Louis, MO : Mosby-Year Book, Inc.

Shumway-Cook, A., Woollacott, M. H. (2006). Motor control: Translating research into clinical practics, 3rd ed. Philadelphia, PA :Lippincott Williams & Wilkins.

Winter, D. A. (1995). Human balance and posture control during standing and walking, Gait & Posture, 3(4), pp.193-214.

http://www.dongeui-med.or.kr/

http://www.walkingkorea.com/

제10장 피로회복과 운동상해 및 응급처치

1. 피로의 원인

일반적으로 피로란 인체의 기능상 운동을 지나치게 함으로써 나타나는 운동 수행 능력의 감소 상태를 말한다. 피로의 실제적인 생리적·심리적인 원인은 매우 복잡하지만 운동을 수행하는 동안 심리적·신체적 과제의 강도와 시간에 밀접한 관련이 있는 것으로 나타난다. 피로에 관한 정의는 "피로는 원하는 강도의 수준에서 운동을 더 이상 지속할 수 없는 수준으로 정의 할 수 있다.

1) 에너지원의 소모

우리가 운동을 수행할 때 공급되어지는 에너지는 운동시간, 운동강도에 따라 다르다. 즉 높은 강도의 운동을 수행할 경우 무산소성 에너지 공급과정에서 충당되지만, 운동 초기에 즉각적인 에너지원은 근육에 저장되어 있는 PC이다. 격심한 운동 시 PC의 고갈은 매우 빠르게 나타나며 ATP를 재생산하는 인체의 능력은 저하된다. 그리고 혈액에 의해 근육에 전달되는 글루코스가 지구력 운동 시 많은 양의 에너지를 제공한다. 그러나 근육의 글루코스 사용이 간으로부터 방출되는 글루코스의 양을 초과하게 되면 근육은 근육내에 저장되어 있는 글리코겐에 더 많이 의존하게 된다. 따라서 근 글리코겐의 고갈은 가속화되어 피로를 초래하게 된다.

2) 젖산(피로물질)의 축적

젖산이 운동수행을 저해하는 물질이라는 사실에 대해 일반적으로 동의하고 있다. 젖산은 포도당의 무산소 대사에 의해 생성되는 것으로 운동 중에 근육세포의 ATP

요구가 미토콘드리아(mitochondria)에서 재합성되는 양을 초과할 경우에 생성되는 것이다. 이와 같은 젖산의 생성은 운동강도, 운동시간, 훈련 상태에 의해 영향을 받게 된다.

근육과 체액에 생성된 젖산은 해당과정 효소들의 기능을 저하시켜 글리코겐의 추가적인 분해를 방해하며, 근섬유의 칼슘 결합 능력을 감소시킴으로서 근육 수축을 방해하는 것으로 알려져 있다. 따라서 운동수행 시 혈중 젖산 농도의 분석은 에너지 대사과정을 바탕으로 한 생리적인 운동능력의 평가는 물론 운동수행 후의 피로상태를 평가하기 위해서 가장 중요한 과정이라는 것을 시사하고 있다.

3) 항상성의 혼란

인체는 외부환경의 변화에 대하여 인체내부의 환경을 언제나 일정하게 안정 상태를 유지하려는 경향을 있는데, 이를 항상성(homeostasis)이라 한다. 만약 인체 내에서 항상성이 유지되지 못한다면 운동수행은 물론 생명유지조차 할 수 없게 된다. 가령 높은 강도로 운동을 수행할 때 혈장 내에서 K+의 농도가 급격히 증가되어 정상상태를 유지하기 어렵게 된다. 이 같은 현상은 근막의 Na-K ATPase 조절기능이 한계에 달하여 세포 밖으로 유출된 K+에 의해서 근막이 탈분극 되어 근수축의 혼란을 초래하여 근피로가 발생되는 것이다. 또한 운동 중에 많은 양의 열이 방출되는데 이때 에너지 효율은 약 20%이고 나머지 80%정도는 체외로 방열된다. 항상성이 잘 유지될 때는 이 방열에 의해 체표면에 가까운 혈관은 확장되고 발한이 순조롭게 촉진되어 체온이 조절되지만 장시간 운동으로 탈수상태에 이르면 항상성에 혼란을 초래하여 과도한 수분의 손실과 혈액량의 감소 등으로 인하여 심장으로의 환류량이 적어 심장기능이 저하되고 산소섭취량의 감소, 체온 조절의 장애, 전해질의 손실로 이어져 운동수행 능력이 급격히 떨어지게 되는 것이다.

4) 신경계의 기능 감소

신경계의 기능은 운동을 적절하게 조절하는 것이다. 운동은 근섬유를 활성화 시키는 것으로 신경자극이 운동종판을 통해 전달되면서 섬유막을 활성화시켜 근형질

세망으로 부터 칼슘이 방출되도록 한다. 방출된 칼슘이 트로포닌과 결합하면서 근수축이 이루어진다. 피로는 근섬유막으로 신경자극 전달을 방해하므로 운동신경에서 근섬유막으로 자극을 전달하는 물질인 아세틸콜린의 방출을 둔화시킨다. 또한 중추신경계가 피로의 원인일 수 있다는 사실이다. 한 연구 결과는 고강도의 격렬한 경기를 수행할 때 중추신경계의 피로가 뚜렷하였으며, 피로해진 신경세포들이 다시 회복하는데 골격근의 회복시간보다 7배의 시간이 더 필요한 것으로 보고하고 있다.

2. 피로의 특징

피로의 영역은 대단히 광범하다. 피로는 사람이 하는 운동의 여하에 따라 강해지는 것이 아니고, 그 사람의 건강상태, 신체상태, 운동부하조건, 정신상태, 운동환경의 사회적 조건 등 그 사람의 생활조건 모두가 관계되기 때문이다. 자기 자신이 적극적으로 활동하고 게임의 책임을 시는 경기가 피루를 주게 하는 일도 있으며 타인의 계획에 따른 기초체력의 트레이닝과 같이 되풀이하는 재미없는 단조로운 동일동작도 피로하기가 쉽다. 피로에 대한 특성은 다음과 같다.

1) 피로는 축적되는 성질을 갖고 있다. 피로는 누적되는 것이다. 피로가 점차적으로 더해지므로 축적의 한도를 어떤 일정범위 내에서 억제하여야 한다.

2) 피로는 1일 24시간의 리듬에 좌우된다. 사람은 24시간의 생리적 리듬을 갖고 있으나 이 리듬은 평소 수면을 취하고 있는 밤에 있어서 기능저하가 크고 이 시간에서의 노동에 의한 피로는 크며 낮 시점의 피로는 적다.

3) 피로는 다음날까지 지속되는 경향을 갖고 있다. 피로는 낮과 밤에서 활동과 휴식의 리듬에 좌우되어 회복을 하게 하나 그 정도를 초과해서 균형이 깨지면 다음날까지 계속하게 되며 이 지속도 하루에 끝날 때도 있고 계속될 때도 있다.

4) 피로는 회복의 가능성이 있다. 피로는 축적과 회복의 교차로 되는 것이며 회복 부족분이 축적된다. 이 축적은 휴식, 휴양, 수면 및 적극적 휴식 등에 의해 회복을 할 수가 있다.

5) 정상상태가 성립하는 작업은 작업을 계속하여도 피로하지 않는 것이다. 정상상태가 성립할 수 있는 동적 작업에서는 산소의 소비와 섭취의 밸런스가 정상적으로 유지되어 호흡순환기계의 기능도 일정리듬으로 행하게 되어 유산의 과잉 축적도 생기지 않게 되므로 피로가 축적되지 않고 운동은 장기간 계속된다.

6) 육체작업은 일반적으로 정신작업에 의한 피로보다는 피로회복이 쉬운 것이다. 육체적 피로의 회복은 정신적 피로보다 회복이 쉬우므로 양자 동시의 회복대책을 강구해서 정신피로대책을 촉진하는 일정의 전환요법도 시도되고 있다.

7) 피로에는 성차·연령차가 있다. 피로가 나타나는 속도와 피로에 견딜 수 있는 생리적 한계·회복속도 등의 피로성에는 성차·연령차가 있어 나이가 많음에 따라 피로성은 크고 남자보다 여자가 일반적으로 피로성이 높다고 보고 있다.

8) 피로에는 적응성이 있다. 피로한 작업을 되풀이해서 실시하고 있으면 나중에는 피로해지지 않게 된다. 이것은 인체의 부분적으로도 정신적으로도 볼 수 있는 내 피로성이며, 트레이닝 효과라고 생각되는 현상이지만 초기는 중추의 억제가 잡히는 것, 이차적으로는 근육 등 작업의 효과기에 나타나는 것이라 생각되고 있다.

9) 피로는 기능저하를 가져오며 지속될 경우 장해를 일으킬 수 있다. 피로가 나타나는 것은 생명의 방위반응이라 볼 수 있으나 피로상태로 작업을 계속하면 나중에 사고·재해·착오·실패 등 이상사태나 여러 가지 장해를 일으키고 그래도 계속하면 쇠약해져 회복이 불가능한 상태까지 될 때가 있다.

10) 피로는 생체상의 경고반응이다. 피로를 느끼게 하는 것은 운동이나 작업을 중지시키는 유력한 정보이며 심신의 파괴를 미연에 방지하기 위한 경고지만 피로수준의 얕은 시기에 생기는 경우와 깊은 시기에 나타나는 등 훈련에 따라 좌우된다.

스포츠의 트레이닝은 이러한 피로현상의 원칙에 따라서 피로가 덜 오도록 심신의 기능를 개선함으로써 그에 대한 저항성을 향상시키려는 것이다.

3. 피로예방 및 회복을 위한 영양

1) 피로예방을 위한 영양

(1) 에너지 소비강도와 에너지 섭취의 밸런스를 유지하여 체중의 감소 혹은 지나친 과체중이 생기지 않게 할 것. 체중의 감소는 체성분의 소모와 생체기능의 저하를 초래하고 지나친 과체중은 기능에 저항을 주어서 피로가 생기기 쉽게 한다. 특히 이러한 일은 여름철의 트레이닝에서 주의하여야 한다.

(2) 심한 트레이닝이나 스포츠는 에너지소비의 증대에 따라 에너지의 발생을 위한 산화환원반응에 관여하는 비타민 B군(B1·B2·니코틴산 등)의 요구를 늘리는 것이므로 이것들 비타민류는 일상 트레이닝기에서의 섭취에 충분히 유의를 하지 않으면 안 된다. 또 비타민 C는 부신피질의 기능에 관여하고 스트레스에 대해 방위적으로 작용하는 것이므로 비타민 C도 항상 충분히 섭취해 두는 것이 중요하다.

(3) 스포츠 빈혈을 막기 위한 단백질과 철의 충분한 섭취. 땀에 의한 염분이나 칼슘의 손실에 대응하기 위한 미네랄의 충분한 섭취도 피로예방에 중요한 일이다. 요컨대 운동강도에 대응해서 각 영양소의 소요량을 확보하는 것이 피로예방의 원칙이다.

2) 피로회복을 위한 영양 피로는 심한 운동의 결과로 에너지원(글리코겐), 비타민류, 미네랄의 소비를 높여서 생체 물리화학적 상태로 변화를 시켜서 대사기능을 저하시켜 나아가서는 신경계와 내분비계의 조절기능을 혼란시키는 것이므로 피로의 회복에는 적당한 휴양과 소모한 영양소의 공급이 필요하다.

(1) 장시간의 지구성 스포츠나 장기간의 하드 트레이닝에 따른 피로에 있어서는 글리코겐의 소모가 크므로 특히 당분(포도당)의 보급이 중요하다.

(2) 비타민류의 충분한 섭취는 운동에 의한 소모분을 보충함과 동시에 물질대사

기능의 저하를 표상으로 되돌리고 신경의 피로를 회복시켜서 호르몬계의 작용도 정상으로 한다. 특히 신경긴장을 수반하는 경기에 따른 피로에 대해서는 비타민은 유효하다.

(3) 미네랄 특히 식염, 칼슘의 충분한 보급은 산-염기평형이나 삼투압의 흩뜨림을 회복시켜 근육의 피로를 낮게 한다. 또 철의 섭취는 스포츠 빈혈의 회복에 필요하다.

이상 말한 영양소의 섭취법에 대해서는 다음의 「식욕감퇴시의 영양」에서 식사하는 섭취법을 참고로 하기 바란다.

4. 일상 시 피로회복을 위한 영양섭취

적당한 피로는 쾌감을 주기도 한다. 식욕도 나며 밤에는 숙면하게 되어 건강에 보탬이 되기 때문이다. 그런데 일시적인 피로가 아니고 장기간에 걸친 피로를 그대로 방치하게 되면 문제가 생기게 된다. 피로가 쌓여 재기불능 직전까지 축적되어 급히 입원하지 않으면 안 되는 지경에 이르고 만다.

피로는 되도록 쌓이지 않게 풀어버리는 것이 상책이다. 체질적으로 쉽게 피로를 느끼는 경우(체액의 변화·조절 기능의 상실 에너지 대사의 이상)도 있으니 건강인이 갑자기 피로해지기 쉬워졌다는 것은 역시 그때까지 자기도 모르는 사이에 피로가 조금씩 축적되었기 때문이다. 그런 때엔 피로회복에 대한 대책이 빠를수록 좋은 것이다. 피로회복에는 다음의 4개 단계가 있다.

1) 피로에 의해 생겨나는 유산의 처리이다. 이것에는 비타민 C와 유기산이 가장 효과적이다. 일반적으로 비타민 C와 유기산은 과일에 많이 들어있다. 비타민 C는 유산을 처리해서 제거하는 카르니틴이라는 물질을 많이 만들게 해서 좋은 것이다. 유기산이란 새콤한 맛을 갖는 것으로 구연산 · 주석산 · 사과산 · 초산 등으로 탄수화물대사를 순조롭게 하므로 유산을 제거하는 특성을 가지고 있다. 그래서 요즘 식초를 적당히 먹으면 건강에 좋다는 말이 생겨나기도 했다.
2) 체내 에너지의 분해, 해독 등 대사산물의 화학 변화가 쉽게 일어나도록 하기

위해 비타민 B1과 B2를 충분히 섭취하는 일이다. 에너지를 얻기 위해 사람들은 탄수화물을 이용하는데 탄수화물은 에너지를 내기 직전에 유산을 만들어 내게 된다. 이 유산이 쌓이지 않고 곧 분해되게 도움을 주는 것이 비타민 B이다. 비타민 B_1을 많이 가지고 있는 식품은 현미 · 보리 · 좁쌀 · 콩류 · 감자 · 효모 등이다. 비타민 B_2를 많이 가지고 있는 것은 광어 · 우유 · 김 · 동물의 간·표고 · 계란류 · 치즈 · 청국장(담북장) 등이다.

3) 체액과 혈액을 약한 알칼리성으로 유지하는 일이다. 약한 알칼리성이 유지되지 않으면 피로를 느끼기 쉬워지는 것으로 알려져 있다. 체액과 혈액의 이러한 성질을 조정하는 것이 바로 식품이다. 식품을 분류하는 한가지 방법으로 산성 식품과 알칼리성 식품이 쓰이기도 한다. 육류, 어패류와 같은 산성식품을 먹을 때엔 채소와 같은 알칼리성 식품을 꼭 곁들여야 하는 것이다.

4) 필수 아미노산을 많이 가지고 있는 양질 단백질을 충분히 섭취하는 일이다. 저항력을 기르기 위해 가장 중요한 것이 단백질이기 때문이다. 그래서 육류, 우유, 어패류, 두부 등을 적절히 먹어야 한다. 두뇌 노동에 대한 피로이면 꿀이나 설탕을 보급하면 일시적인 회복효과가 있다. 술도 소량이면 효과가 있다. 술에 약한 사람이라면 오렌지 쥬스에 꿀을 타거나 매실 엑기스에 꿀을 타서 마시면 좋을 것이다. 극도로 정신이 흥분상태가 되어 있을 때라면 적당한 탄수화물을 먹으면 좋다. 그러면 아드레날린(adrenalin)의 분비가 억제되어 숙면을 취할 수 있다.

5. 운동피로의 누적에 따른 식욕 감퇴시의 영양

피로누적에 따르는 만성피로의 상태는 중추신경의 피로가 심하고 소화기능도 저하하며 식욕의 감퇴도 생기는 것이다. 특히 이와 같은 상태는 여름철의 트레이닝에서 현저하게 나타난다. 이와 같은 경우의 피로회복을 위한 영양은 식욕의 증진을 도모하는데 다음과 같은 점을 고려한다.

1) 에너지 섭취량은 「보통강도」의 레벨(2,500Kcal) 정도로 낮춘다. 이때의 휴양은

소극적인 안정휴양으로 에너지 섭취량을 상당히 낮추는 것보다도 가벼운 트레이닝을 가한 적극적 휴양 방법으로 에너지섭 취량은 적게 "보통 강도"의 레벨로 유지하는 것이 식욕을 늘리고, 기능회복을 빠르게 하는 오히려 효과적인 것이다. 그리고 트레이닝의 증가에 따라 에너지섭취량을 늘려간다.

2) 단백질 섭취량은 트레이닝기에서의 체중 kg당 2g보다 적게 하고 체중 kg당 1.5g정도로 하며 지방 섭취량은 총 섭취 칼로리의 25%정도로 한다.

3) 비타민류는 운동에 의한 소모량을 보충함과 동시에 피로회복을 촉진하기 위해서 「보통 운동시의 비타민 소요량」보다도 많이 섭취하도록 노력한다. 종합비타민제를 사용하는 것도 좋다. 칼슘이나 철의 충분한 섭취에도 유의한다.

4) 식사하는 법으로서 다음 점에 신경을 쓴다. 주의할 것은 식욕이 없다고 해서 청량음료(콜라, 탄산수소, 가공쥬스 등)를 너무 많이 마시지 않도록 하는 일이다.

(1) 소화가 좋은 식품을 택한다. 동물성 단백질 식품으로서는 계란, 치즈, 햄, 소시지, 백미, 생선 등을 섭취한다. 야채도 연하게 요리하도록 한다.
(2) 운동에 의한 염분의 손실을 보급하기 위해 염분의 수프, 된장국, 열매 절인 것 등을 사용한다. 이것은 식욕을 높이는데도 도움이 된다.
(3) 비타민 C원으로서 과일, 천연과즙을 적극적으로 섭취한다.
(4) 칼슘의 급원으로서 우유, 분유를 이용하고 철의 섭취를 위해서는 간을 이용하도록 한다.
(5) 향신료를 사용한 자극성이 있는 요리는 식욕을 증진시키는 역할을 한다(계피, 바닐라, 고추, 후추 등)
(6) 디저트로서 아이스크림, 요구르트, 푸딩(서양식 계란찜 요리) 등을 가한다.
(7) 극심한 피로의 상태에서 식욕이 대단히 감퇴되었을 때의 주식은 죽, 국수, 오트밀(눌린 보리죽) 등을 사용한다.

6. 피로회복을 위한 운동

1) 웜 업(준비운동)

운동시간은 저강도의 체조 형태와 스트레칭 운동으로 시작되어야 한다, 그러한 준비운동은 심박수와 호흡량 두 가지 모두를 증가시키며 뒤이어 시작될 때 보다 활발한 운동 동안 심장, 혈관, 폐, 그리고 근육이 효율적이고 안전하게 가능하도록 준비시킨다. 또한 적절한 준비운동은 운동 프로그램의 초기 단계 동안에 경험하는 근육과 관절의 부담을 덜어주며 부상의 위험을 줄일 수 있다. 준비운동은 5~10분의 스트레칭으로 시작한 다음, 뒤이어 실시될 운동 형태를 사용하면서 5~10분 동안 실시한다.

2) 웜 다운(정리운동)

심한 운동을 갑자기 중지하면 구토감, 어지러움, 현기증 등의 증상이 나타나기도 하고 심한 피로가 남기도 한다, 이것은 운동에 의해 항진되어 있던 각종의 생리기능이 안정시의 수준으로 되돌아오는 과정에 있어서 기능 상호간의 조화를 잃어버리기 때문에 일어나는 것이다. 이것을 막기 위해서는 격한 운동 후에는 곧바로 안정상태를 취하지 말고 얼마간 가벼운 운동을 실시하여 높아진 기능을 서서히 안정수준으로 유도하는 것이 필요하다. 이와같은 운동을 웜 다운(정리운동)이라 한다. 격렬한 운동을 하여 높아진 혈중 젖산이 회복기에 감소되지만, 그 감소 속도는 안정을 취하고 있는 것보다 중·저강도 운동을 했을 때 더 빨라진다. 이것은 "혈중젖산량이 정적휴식 때보다 웜 다운 등의 동적휴식 때 훨씬 빠르게 감소한다."는 생리학적 근거가 있다. 웜 다운은 웜 업의 역순으로 실시하는 것이 권장되며, 본 운동 시 실시했던 운동 형태를 따르며, 처음에는 약간 강하게 실시하여(40~60%$\dot{V}O_2max$) 점차적으로 가볍게 해가는 것이 가장 효과적이다.

7. 스트레스에 대한 비타민의 중요성

스트레스 기간 중 신경계와 내분비계 기능을 적절히 유지하기 위해서는 높은 수준의 비타민이 필요하다. 이 중에는 비타민 B복합체와 비타민 C가 있다. 가능하면 가공식 보다는 자연식을 많이 섭취하는 것이 좋다. 균형있는 식사를 통해서 필수 비타민을 섭취하는 것이 바람직하며 때로는 아침에 물을 마셔 체내 노폐물을 배설, 신진대사를 촉진시킴으로써 스트레스에 대한 저항력을 높일 수 있다.

사람은 뇌의 건강에 따라 몸의 건강이 좌우된다. 특히 뇌를 많이 쓰는 시기에는 두뇌관리가 더욱 중요하다. 두뇌 활동을 왕성하게 하려면 각종 영양소를 골고루 섭취해야 하는데, 그 중에서도 양질의 단백질, 비타민 B군, 칼슘, 유기산, 불포화 지방산, 글루타민산 등이 풍부한 식품을 먹어야 한다.

1) 비타민이 부족하면 기억력·집중력이 감퇴한다. 생선·치즈·우유·콩·두부·달걀·살코기 등은 양질의 단백질로 꼽을 수 있으며, 뇌의 신경세포를 이루는 주요인이다.

2) 비타민은 뇌신경의 질서를 바로 잡아주고 주의력·집중력을 향상시켜준다. 비타민 B_1은 쌀겨·쌀눈·시금치·쑥·셀러리·우엉·동물의 간·달걀노른자·호두 등에 많으며, 뇌의 유일한 에너지인 포도당대사를 도와주는 비타민으로써 백미를 주식으로 하는 동양인에게 가장 부족되기 쉬운 영양소이다.

3) 비타민 B1이 부족하면 뇌의 활동이 떨어지고 신경이 예민해져서 작은 일로도 곧 잘 화를 내게 된다. 식욕과 스태미나도 저하되고 몸이 무겁게 느껴지기도 한다. 시금치·무청·부추·샐러리·쑥·유제품·달걀 등에 많은 비타민 B2는 체내 호흡과 관련이 깊으며 부족 시 하품이 자주 나고 졸음이 오며 온몸이 나른한 상태가 된다. 또 입안이 마르거나 손끝이 저리는 수도 있다. 비타민 B12는 쇠간·돼지간·닭간·달걀·콩 등에 많으며 빈혈을 예방, 부족하면 기억력과 집중력이 떨어지며 손발이 저리며 냉한 체질이 되기 쉽다.

4) 비타민 C는 뇌신경의 기능을 활발히 해준다. 딸기·양배추·풋고추·레몬·귤·시금치·고구마·미나리 등에 많으며, 부족하면 자주 피로감을 느끼고 감기에 잘 걸리며 잇몸에서 피가 나는 괴혈병에 걸리게 된다.

5) 유기산은 두뇌에 영양과 산소를 공급해 왕성한 활동력을 주는 영양소이다. 매실·오미자·모과·딸기·귤·사과·포도 등에 많이 함유되어 있다. 또 뇌를 맑게 해 피로를 덜어주며 해독작용과 살균력이 있어 질병에 대한 저항력을 키워주고 여름철 식중독 예방에도 효과가 있다. 해조류·생선뼈·청과·작은 생선·녹색야채·우유·유제품 등에 풍부하다.

6) 칼슘은 뇌신경의 이상 흥분을 진정시키고 알칼리성 체질을 유지해주는 영양소이다 특히 칼슘의 부족으로 산성체질이 되면 피로하기 쉽고 저항력이 약해져서 뇌신경 세포의 기능에 저해가 온다.

7) 불포화지방산은 뇌의 유지와 발육에 꼭 필요한 영양소이다. 참기름·호두·땅콩·고등어·정어리·식물성기름 등에 많으며 뇌의 약 60%는 불포화지방산으로 구성되어 있다. 특히 바다생선은 EPA·DHA가 풍부하다.

8. 운동상해

운동 상해란 운동 연습이나 경기 중에 입게 되는 신체의 부상을 말한다. 여기서 운동은 스포츠는 물론 일반 체육활동 모두가 도함된다. 그리고 운동상해는 외부로부터의 충격에 의해 발생되는 외상과, 무리한 운동을 장기간 반복함으로써 발생되는 스포츠 장애로 구분 할 수 있다. 외상은 단 한번에 발생되는 상태를 말하며, 스포츠 장애는 과도하고 지속적인 스포츠 생활을 장기간 동안 반복되는 신체 운동으로 인해 서서히 진행되는 신체적 기질적 변화에서 발생되는 것을 말한다. 운동 상해는 신체의 기능을 약하게 할 뿐만 아니라 운동의 수행이나 생활에 지장을 가져오므로 운동상해의 원인을 바로 알고 주의해야 한다. 해부학적 손상부위와 형태를 분류하여 보면 다음과 같다.

1) 골

(1) 골 절

제일 흔한 스포츠손상으로 골절을 들 수 있다. 가격에 의한 직접 외상이나 낙상, 회전, 비틀림 등으로 인한 간접 외상에 의한 원인이 많다. 골절은 폐쇄성 혹은 개방성 골절로 나눌 수 있으며, 골절 형태에 따라 불완전 골절, 완전 골절, 그리고 횡, 사선, 나선형, 분쇄상 및 분절 골절 등으로 분류된다.

골절 증상은 국소 부위의 종창, 피하출혈, 압통, 경우에 따라 변형 및 운동제한, 이상 가동, 염발음 등을 나타낸다. 골절 치료의 목적은 해부학적 및 기능적 회복을 수상전의 상태로 획득하는 것이다. 비전위 골절이나 불완전 골절은 부목이나 석고고정, 보조기를 이용하여 치료할 수 있고, 불안정한 전위 골절은 수술적 처치가 필요한 경우가 많다.

2) 관 절

(1) 탈구/이탈구

탈구는 두개의 골로 구성된 양측 관절면의 완전한 분리 현상을 말하며, 아탈구는 관절면의 일부가 접촉되어 있는 상태를 말한다.

해부학적 특성

관절은 각각 해부학적 특성에 따라 서로 다른 안정성을 갖게 되는데, 특히 고관절의 경우 깊숙한 비구내에 대퇴 골두가 깊숙이 파묻혀 안정성을 나타낸다. 그러나 어깨관절이나 수지관절같은 경우는 상대적으로 쉽게 탈구가 일어나게 된다. 고관절, 주관절, 발목관절과 같이 비교적 안정된 과절의 경우 탈구가 일어나기 위해서는 강한 외력이 필요하며, 따라서 탈구가 발생될 시에는 골절이나 혈관, 신경 손상 등 동반 손상의 발생 빈도가 높다. 모든 탈구나 아탈구는 반드시 관절 주위의 관절낭이나 인대의 손상이 따르게 된다.

검사 방법

무든 탈구는 방사선 촬영을 통해 관절 주위에 골절과 동반되었는지를 확인하고, 혈관이나 신경 손상 유무를 확인하여야 한다.

치료법

탈구된 관절은 배부분 쉽게 정복이 되나, 경우에 따라 근이완제 등을 주사하거나 전신마취를 시켜 충분히 근육이 이완된 상태에서 정복할 필요가 있다. 탈구된 관절을 정복한 후에는 손상된 인대나 관절낭이 완전히 치유가 되도록 충분한 고정기간이 필요하다. 경우에 따라서는 제한된 범위 내에서 조기 운동을 허용하거나 특정한 근육운동을 통해 관절의 안정성에 도움을 준다.

3) 인 대

(1) 염 좌

관절의 안정성은 관절낭과 주위의 인대 구성에 의해 유지된다. 인대 손상은 염좌라고 하는데, 몇 가닥의 섬유질 파열을 동반한 경도(grade Ⅰ)로부터 전반적인 섬유질 손상을 받은 중등도(grade Ⅱ), 완전히 끊어져 육아적으로 관절의 불안정을 보이고 고도(grade Ⅲ)까지 3등급으로 분류된다.

grade Ⅰ손상 : 인대에 대한 그트레스에 통증을 나타내나 관절의 이완증세를 보이지 않는다.
grade Ⅱ손상 : 스트레스에 통증 및 이완은 보이나 확실한 end point를 나타낸다.
grade Ⅲ손상 : firm end point없이 육안적인 관절의 이완 증세를 나타낸다.

grade Ⅰ과 grade Ⅱ손상의 처치

인대 손상에 대한 일차적인 처치는 휴식을 취하고 얼음찜질을 시행하며, 압박 및 손상 부위를 거상하여 초기에 출혈 및 종창을 최소화 시키는게 중요하다.

grade Ⅲ 이상의 처치

grade Ⅲ 이상의 육안적인 불안정성을 보이는 관절은 수술적 처치로서 인대의 끊어진 양끝 부분을 봉합한 후 완전한 석고 고정이나 제한된 운동을 허용하는 보조기를 장착시켜 치료하는게 원칙이다. 수술적인 방법으로 파열된 인대를 직접 봉합을 할 수 없는 경우 다른 인대를 이용하여 보강해 주거나 재건술을 시행하기도 한다. 손상된 인대조직의 치류를 촉진시켜 주고, 관절의 강직 현상을 방지마며, 관절 주위의 근육 강화 운동을 시행함이 원칙이다.

4) 근 육

(1) 근염좌

관절 혹은 관절들을 연결해 주는 단위 근육들의 기능은 크게 관절의 안정성 및 운동성을 유지시키 주는데, 근 손상은 가장 흔한 muscle tendon unit의 운동상혜로써 주어진 스트레스에 감당하지 못하여 부분적이거나, 전체적인 근섬유의 손상을 입게 된다.

근손상 정도에 따른 분류

근손상은 3등급으로 나눌 수 있으며, grade Ⅰ손상은 소수의 근 섬유 파열로 국소 부위통증을 나타내나 근력의 소실은 없으며, grade Ⅱ손상은 상당한 수의 근 섬유 손상으로 통증과 종창을 동반하며, 근 수축은 통증을 재발시키고, 근력의 감쇠 및 통증에 의한 운동 제한 소견을 보이게 된다. grade Ⅲ손상은 완전한 근 섬유 파열로 근육과 건의 이행 부위에서 잘 일어난다.

치료법

근손상의 일차적 치료는 출혈, 종창 및 염증을 최소화 시키는데 있고, 아울러 전기치료, 마사지, 스트레칭 등을 통하여 효과적인 상흔이 형성되도록 도와주며, 점차적인 근력 향상을 통하여 완전한 근 기능회복을 얻도록 하여야 한다.

(2) 좌상

근육좌상은 특히 축구, 농구, 하키 등 접촉하는 운동의 경우 상대방 선수나 장비 등에 의해 직접 부딪혀 발생되는 대단히 흔한 손상이다. 자주 발생되는 부위는 대퇴부의 전면 부위다.

응급처치

출혈과 부종의 최소화 및 전기 치료나 마사지, 스트레칭 등의 방법으로 응고된 혈액의 흡수를 촉진시켜 주는 것이다. 경미한 손상인 경우는 계속 운동에 참여할 수 있지만, 심한 좌상의 경우에도 특히 선수가 시합을 계속할 경우에도 출혈량이 많아지고 열, 과격한 마사지 등에도 출혈량이 증가되기 때문에 주의를 요한다.

(3) 근경련

근경련은 대단한 통증이 동반된 갑작스런 불수의적 근육수축을 나타내며, 일시적으로 전신이 쇠약해질 수 있다.

가장 많이 발생되는 부위

가장 많이 발생되는 부위는 하퇴부의 장딴지 근육이다. 그러나 어느 근육에도 발생될 수 있다. 근 경련의 원인으로서는 탈수, 혈중 낮은 칼륨 및 나트륨 수치, 불충분한 탄수화물 섭취나 과한 긴장성 근육 등이다.

이때 치료로서는 영향을 받은 근육의 스트레칭, 마사지 및 이에 대한 원인 제거를 해야 한다. 예방 목적으로 운동 후에 스트레칭이나 마사지 등으로 적절한 회복을 통해 항상 정상적인 근육조직의 유지가 필수적이다. 운동시작 2~3시간 전에 충분한 고 탄수화물 음식의 섭취가 필요하다. 또한, 충분한 수분 및 탄수화물 섭취와 전해질의 불균형 방지가 필요하다.

9. 운동수행능력 향상, 상해예방 위한 아침식사의 중요성

1) 아침을 거를 경우 공복시간은 대략 18시간으로 장시간 저혈당 상태에서 점심을

먹을 경우 고혈당이 되면서 많은 인슐린이 필요하게 된다. 따라서 인슐린을 분비하는 췌장에 많은 부담을 주게 된다. 또한 혈당의 감소로 집중력의 저하와 사고의 위험이 증가하는 것으로 보고되고 있다.

2) 아침식사는 생활의 활력소로 하루 중 가장 중요한 식사다. 이른 이동시간이나 부족한 수면 등으로 식욕마저 떨어져 자칫 소홀해지기 쉽다. 그러나 아침식사는 오전에 필요한 에너지를 확보하고 내장의 활동을 활발하게 촉진시키기 때문에 매우 중요하다.

3) 수면 중에는 외부로 향하는 기능은 쉬고 있지만, 대뇌와 근육, 전신의 세포는 그 내부에서 비교적 활발한 신진대사를 하고 있다. 그 에너지양은 300~500Kcal 정도, 즉 가벼운 한번의 식사에 해당하는 양이 수면 중에 쓰이고 있는 것이다. 또한 단백질 등 몸을 구성하는 성분, 비타민·무기질 등 대사를 하는데 윤활유 역할을 하는 성분도 수면 중에 소비된다. 그런데다 아침식사 후 점심식사까지 3~4시간 있어야 하므로 잠자리에서 일어난 후 오전 중에 활동을 시작하기 전 아침식사를 하는 것은 생리적으로 매우 중요한 일이다.

4) 아침식사를 거르는 일은 하루 섭취해야 할 영양의 균형을 잃게 된다. 아침 끼니를 거르면 점심이나 저녁 또는 밤참을 많이 먹게 된다. 이 같은 습관은 위장이나 그 밖의 소화기에 해롭다. 아침식사를 거르거나 아침식사·점심식사 모두 간단히 한 후 모자라는 분량만큼 저녁식사에서 충분히 보충한다 하더라도 대개의 경우 영양소 양이 부족되기 쉬워진다. 아침과 점심식사에서 부족한 양을 저녁식사에 한꺼번에 듬뿍 먹게 되면 대뇌와 근육의 작용이 무뎌져 다른 일을 하는데 지장이 생긴다. 또한 몸이 하루에 필요로 하는 영양소를 한꺼번에 보충하는 경우 그 양이 많을수록 영양소의 이용면에서 손실이 커진다.

5) 늦은 밤까지 경기를 해야 하는 경우에는 저녁식사만으로는 부족하게 된다. 소화가 잘되며 신체활동에 필요한 양질의 단백질이나 비타민이 적당히 들어있는 수프나 즉, 과일, 야채 쥬스 등을 섭취하도록 하는 것이 좋다. 밤은 수면

에 들어가 휴식하는 시간으로 인체의 조직과 세포, 위, 뇌도 또한 휴식을 취해야 한다. 그러므로 밤참을 먹는 것은 인체에 부담을 줌으로 유의해야 한다. 단것이나 칼로리가 높은 식품은 피하고 특히 지방질이 많고 고기 종류와 청량음료는 제한하는 것이 좋다. 뇌신경 활동에 영향을 주는 것은 영양소만이 아니다. 장의 소화력과 흡수력이 뛰어나고 심장이 튼튼해야 두뇌활동이 활발해진다. 장이 튼튼하지 못하면 음식이 소화 흡수될 때 뇌의 혈액을 빼앗겨 뇌활동은 둔해진다.

6) 하루 중 아침 9시에서 11시 사이에 심장마비나 뇌졸중이 제일 많이 발생한다고 하여 이 시간대를 서카디안 현상(circadin cycle)이라고 부른다. 이 시간대에 급사를 하는 까닭은 인체 아드레날린 분비가 많아져 혈압이 더 오르기 때문이다. 또한 이 시간대에는 혈소판의 농도가 올라간다. 혈소판이 상승하면 혈액이 더 끈적거리고 뇌졸중이나 심장마비 가능성이 증가한다. 여기에 아침까지 굶으면 혈소판이 더 증가해지고 가능성이 훨씬 높아지는 것이다.

7) 한 연구에 의하면 아침식사를 하면 기초대사율이 3~4%가 증가하고 거르면 이만큼 낮아진다. 이를 1년 동안 모아 계산하면 아침식사를 거르는 사람이 7Kg 정도나 체중이 더 늘게 된다.

8) 아침식사를 거르면 담석증, 변비, 장암의 발생률도 증가한다. 이유는 쓸개에 담긴 담즙이 쏟아져 나와야 하는 데 식사를 거를 때마다 담즙이 그대로 남아 있기 때문이다. 아침식사를 할 때 가벼운 야채나 섬유질을 섭취하면 변의 양이 많아지고 장의 움직임이 활발해진다. 이래서 장에 쌓인 발암물질도 씻겨 나가게 된다. 이러한 채소를 중심으로 섭취하게 되면 정신적·정서적 안정에 큰 도움이 된다. 채소 등의 식품을 좋아하는 선수는 치아의 발달이 좋고 잇몸의 상태도 좋아 소화력과 정서적 안정이 생긴다. 또한 운동과 시합에 시달리다 보면 변비인 선수들이 많은데, 이때 식물성섬유 부족으로 변비가 되기 쉬워 불안감이 오며 차츰 신체의 리듬이 깨지게 된다.

10. 운동상해 예방을 위한 철분, 칼슘 및 칼륨섭취의 중요성

1) 철분은 체내에서 운반(hemoglobin), 저장(myoglobin), 이용(cytochrome) 등, 에너지 대사에 직접 관련하여 스테미너를 지배하고 있기 때문에 식사중에 철분 부족이 되지 않도록 잘 배려하는 것이 바람직하다(계란, 고기, 생선 다량함유).

2) 칼슘은 골격의 발육, 발달기에 있는 청소년에게는 특히 중요하며, 체내의 수축운동에도 관여하고 있기 때문에, 스포츠선수에게는 중요한 미네랄이다. 치즈와 우유, 요구르트와 계란 등도 칼슘원으로서 중요한 식품이다.

3) 칼륨부족은 체내경련의 원인이 된다는 이론에 있어서 미국의 챔피언들은 칼륨을 많이 포함하고 있는 바나나를 많이 먹고 있다. 또한, 칼륨은 야채나 과일에 비교적 많기 때문에, 식사나 디저트로 이러한 식품을 충분히 이용하는 것이 중요하다.

4) 운동이 심할 경우 다리 등의 근육에 경련을 일으키는 것은 발한 등에 의한 칼륨의 대량손실이, 근육내의 칼륨부족 상태를 만들기 때문이다. 체내에 있어서 칼륨은 거의 모든 세포내에 존재하고 혈액중 칼륨의 대부분은 적혈구내에 있다. 칼륨이 거의 들어있지 않은 식사를 계속하여도 칼륨은 뇨중과 변중에 각각 300~500mg씩 일정하게 배설된다. 땀중에도 나트륨의 1/7 정도가 배설된다.

5) 세포외액의 칼륨농도가 저하하면 심장의 전도도와 수축의 이상, 근육의 마비 등의 이상증세가 생긴다. 피넛츠는 100g중에 600mg, 바나나는 350mg의 칼륨을 포함하고 있다. 사과는 120mg으로 바나나의 1/3이다.

6) 체내에서 칼륨은 글리코겐 저장이 증가할 때 그와 함께 체내의 저장량이 증가한다고 한다. 이것은 소화흡수가 빠르다고 하는 바나나의 전분 영양면 때

문이다. 글리코겐 축적에도 유효하다는 것을 고려할 때 바나나로 칼륨을 보급하는 것은 합리적이라 하겠다.

11. 응급처치

응급처치는 돌발적인 상황이나 위급한 환자 의사의 치료를 받기 전에 행해지는 즉각적이고 임시적인 처치를 말한다. 사고나 질병을 예방하기 위함이 첫 번째 목적이며, 환자의 고통과 불안 경감과 상처 악화 방지하여 빠른 회복을 위하는데 있다.

※ 위급상황 시 행동 요령(3C)

① 현장조사(check)
(시각, 후각, 청각 환자의 상태에 따라 응급처치가 달라진다.)
② 신고(call)(장소, 환자상태, 응급처치방법, 본인이름, 연락 가능한 번호를 말하고 끊어도 되겠습니까? 라고 묻는다)
③ 적절한 처치 및 도움(care)

※ 응급처치원이 지켜야할 사항

① 처치원 신분임을 밝힌다.
② 처치원 자신의 안전을 확보한다.
③ 환자에 대한 생사의 판정은 하지 않는다.
④ 원칙적으로 의약품을 사용하지 않는다.
⑤ 어디까지나 응급처치로 그치고 전문 의료요원의 처치에 맡긴다.

1) 쇼크(shock)

(1) 자세

쇼크가 일어나면 심장과 뇌로 흐르는 피의 양이 적어지므로 머리와 몸을 수평으로 눕혀 이 기관에 흐르는 피의 양을 많게 한다. 머리에 부상이 없으면, 하체를 20~30cm 정도 높여 눕게 해 준다.

(2) 보온

단순히 따듯하게 하는 것이 아니라 정상적인 체온을 유지할 수 있도록 한다. 체온이 떨어지는 환자는 따듯하게, 체온이 높은 환자는 시원하게 해 준다.

(3) 음료

의식이 없거나 희미한 환자에게는 원칙적으로 음료를 주면 안 된다. 이는 기관으로 잘못 들어가 질식할 위험이 있기 때문이다. 또 머리, 배, 가슴의 손상 내출혈 대출혈 등으로 수술을 해야 하는 환자에게도 음료를 주어서는 안 된다.

2) 구조호흡(rescue breathing)

폐기능이 정지된 상태 이므로 즉시 인공호흡을 해야 한다. (몇 분만 숨을 안 쉬어도 뇌에 심각한 장애가 초래됨)

(1) 현장조사/연락/의식유무확인

(2) 1차 호흡확인

-환자의 자세는 그대로 유지하고 환자의 얼굴가가이 대고 10초간 호흡확인

(3) 환자의 자세교정

-환자를 똑바로 눕혀 신체의 뒤틀림이나 부상의 악화를 방지한다.

(4) 기도개방 (머리 뒤로 젖히기/ 턱 끌어올리기)

(5) 2차 호흡확인

-기도개방을 유지하고 환자의 입과 코 가까이 귀를 대고 환자의 가슴을 본다.

-환자의 가슴이 오르내리는지 살피고, 호흡하는지 들어보고 코와 입에서 공기가 나오는지 10초간 확인한다.

(6) 두 번 충분히 불어놓기

-기도개방을 유지하고 이마에 얹은손의 엄지와 검지로 코를 막고 공기를 주번 불어넣기를 2초간 실시.

-처치원의 귀를 환자의 코에 대고 가슴의 오르내림을 지켜본다. 공기가 나감을 보고, 듣고, 느낀다.

(7) 맥박확인

-한손으로 환자의 이마를 눌러 머리를 뒤로 젖힌 상태에서 다른 손의 검지와 중지를 목젖에 두고 경동맥을 찾아 확인 한다.

(8) 규칙적으로 불어넣기 시작

-맥박 확인 후 맥박이 없고 호흡이 없으면 즉시 규칙적으로 불어넣기 실시.

-5초마다 한번씩 불어넣기 하되, 2초간 걸쳐 불어 넣는다. 1분 (약 12회)

(9) 맥박재확인

-기도개방유지. 경동맥을 찾아 10초간 호흡과 경동맥 재확인

(10) 규칙적으로 불어넣기/ 맥박확인 반복

-5초마다 한번씩 불어넣기. 불어넣는 시간은 2초

-1분 간격으로 맥박 재확인

3) 심폐소생술(CPR)

(1) 현장조사/연락/의식유무확인

(2) 1차 호흡확인

-환자의 자세는 그대로 유지하고 환자의 얼굴 가까이 대고 10초간 호흡확인

(3) 환자의 자세교정

-환자를 똑바로 눕혀 신체의 뒤틀림이나 부상의 악화를 방지한다.

(4) 기도개방 (머리 뒤로 젖히기/ 턱 끌어올리기)

(5) 2차 호흡확인

-기도 개방을 유지, 환자의 입과 코 가까이 귀를 대고 환자의 가슴을 본다.

-환자의 가슴이 오르내리는지 살피고, 호흡하는지 들어보고 코와 입에서 공기가 나오는지 10초간 확인한다.

(6) 두 번 충분히 불어놓기

-기도개방을 유지하고 이마에 얹은 손의 엄지와 검지로 코를 막고 공기를 주번 불어넣기를 2초간 실시

-처치원의 귀를 환자의 코에 대고 가슴의 오르내림을 지켜본다. 공기가 나감을 보고, 듣고, 느낀다.

(7) 맥박확인

-한손으로 환자의 이마를 눌러 머리를 뒤로 젖힌 상태에서 다른 손의 검지와 중지를 목젖에 두고 경동맥을 찾아 확인 한다.

-맥박이 없으면 심폐소생술 실시

-맥박은 있고 호흡이 없으면 구조 호흡실시

(8) 30회 가슴 (흉부)압박

-분당 100회 속도로 젖꼭지 사이 가슴중앙을 약 4~5cm정도 누른다.

(9) 두 번 충분히 불어놓기

-머리를 뒤로 젖혀 기도개방 후 두 번 충분히 불어넣기를 매회 1분간 실시

(10) 가슴압박과 호흡의 반복

-30회 가슴압박과 두 번 불어넣기를 2분 동안 5주기 반복해 실시

(11) 맥박재확인 초가

-머리를 뒤로 젖히고, 경동맥을 차자 10초간 호흡과 맥박 재확인

(12) 가슴 압박과 불어넣기 주기 실시

-30회 압박과 두 번 불어넣기의 주기를 반복

-매 2분마다 호흡과 맥박을 10초간 재확인

구조자가 -1명일때 : 심장마사지 15회, 인공호흡 2회의 비율로 실시한다.

-2명일때 : 한명은 심장 마사지, 한명은 인공호흡을 합니다. 심장마사지는 1분에 60회 속도를 시행하고 인공호흡은 심장마사지 5회에 1회하는 정도로 시행한다.

4) 지혈법

(1) 출혈이 심하지 않은 경우

-감염 예방을 위하여 상처를 함부로 건드리지 않는다.

-흙이나 더러운 것이 묻었을 때는 흐르는 깨끗한 물로 상처를 씻어 준다.

-소독된 거즈를 상처에 대고 드레싱한 후, 의사의 치료를 받게 한다.

(2) 출혈이 심한 경우

-출혈이 심하면 즉시 지혈을 하고 출혈부위를 높게 하여 안정되게 눕힌다.
-지혈 방법은 직접압박법, 지혈점 압박법, 지혈대 사용법 등이 있다.
-출혈을 멈출 수 없을 때 지혈대를 사용한다.
-지혈대는 신경이나 혈관에 손상을 줄 수 있고, 팔이나 다리에 괴사를 초래할 수 있으므로 30분에 한번 씩 느슨하게 해준다.

[연구 문제]

1. 피로의 특성에 대해 서술하시오.
2. 피로예방과 회복을 위한 영양섭취 방법에 대해 서술하시오.
3. 상해예방이란 무엇인가 서술하시오.
4. 운동수행력 향상 상해예방을 위한 아침식사의 중요성에 대해 서술하시오.
5. 뇌를 위한 영양에 대해서 각 영양소 별로 서술하시오.
6. 응급처치 시 행동요령과 처치원이 지켜야 할 사항을 서술하시오.

[참고 문헌]

강남이, 김순미, 정혜경, 조미숙(2000). 최신 영양생리학, 지구문화사.
김종외 박만석, 박정스, 이성홍, 현춘식(2000). 환경미생물학, 형설출판사.
김태운, 서국웅, 백영호(2001). 평생몸만들기와 건강생활, 부산대학교 체육과학연구소.
대한스포츠의학회(2001). 스포츠의학, 도서출판 의학출판사.
대한적십자사(2007). 응급처치.
대한정형외과 의학자(1999). 정형외과학, 제 5판. 최신의학사.

백영호, 염종우(2003). 최신 운동영양학, 제일출판.
서영환(2005). 스포츠 영양학, 대경북스.
성동진(1997). 운동처방을 위한 스포츠영양학, 홍경.
안응남, 김현태(2003). 경기력 향상을 위한 스포츠 영양학, 홍경도서출판.
양점홍(2002). 최신 트레이닝학, 부산대학교출판부.
Jack H. Wilmore / David L. Costill(2006). 운동과 스포츠 생리학, 대한미디어Arthur EE, Arthur LB, et al(1986). Atheletic training and sports medicine, American Academy of Orthopedic Surgeon, pp.308-13.
Amman W, Matheson GO(1991). Radionucleide bone imaging in the detection of stress fracture, Clinical Journal of Sports Medicine 1. pp.115-122.
Benda C(1989). Outwitting muscle craps Is it possible, The Physician and Sports Medicine, 17(9), pp.173-178.
Curwin S, Stanish WD Tendonitis(1984). It's Etiology and Treatment, Collamore Press, Lexington.
Garrett WE. Muscle strain injuries(1990). Clinical and basic aspects, Medicine and Science in Sports and Exercise, 22(4), pp.436-443.
Ha KI. Overuse injuries(1996). Clinical Sports Medicine, pp.17-26.
herring SA, Nilson K.L.(1987). Introduction to over use Injuries, Clinics in Sports Medicine, 6(2), pp.225-239.

〈저자 소개〉

서국웅(徐國雄)
- 부산대학교 사범대학 체육교육과 교수
- 이학박사
- 한국운동역학회 회장 역임

김태운(金泰運)
- 부산대학교 사범대학 체육교육과 교수
- 체육교육학박사
- 부산체육학회 회장 역임

백영호(白永鎬)
- 부산대학교 사범대학 체육교육과 교수
- 이학박사
- 한국체육학회 부회장

오덕자(吳悳子)
- 부산대학교 사범대학 체육교육과 교수
- 이학박사
- 대한무용학회 부회장

신상근(辛尙根)
- 부산대학교 스포츠과학부 교수
- 이학박사
- 한국발육발달학회 부회장

서국은(徐國殷)
- 부산대학교 스포츠과학부 교수
- 이학박사
- 한국운동역학회 상임이사

건강과 평생몸만들기

2008년 8월 4일 인쇄
2008년 8월 7일 발행

편저자 서국웅·김태운·백영호
오덕자·신상근·서국은 공저

발행인 김 인 세

발행처 부산대학교출판부
등록 제카 11-2 1992. 9. 10
주소 부산시 금정구 장전동 산30번지
전화 051-510-1932
전송 051-512-7812

정가 11,000원

ISBN 978-89-7316-307-6 03690